U0304899

宋祚民行医集

名誉主编　宋祚民
主　　编　李　建　宋文芳

中医古籍出版社

图书在版编目（CIP）数据

宋祚民行医集/李建，宋文芳主编．—北京：中医古籍出版社，2015.6

ISBN 978 - 7 - 5152 - 0795 - 7

Ⅰ.①宋… Ⅱ.①李… Ⅲ.①中医学 - 临床医学 - 经验 - 中国 - 现代 Ⅳ.①R249.7

中国版本图书馆 CIP 数据核字（2015）第 053649 号

宋祚民行医集

李 建 宋文芳 主编

责任编辑 孙志波
封面设计 映象视觉
出版发行 中医古籍出版社
社 址 北京东直门内南小街 16 号（100700）
印 刷 三河市华东印刷有限公司
开 本 880mm×1230mm 1/32
印 张 14 彩插 4 幅
字 数 348 千字
版 次 2015 年 6 月第 1 版 2015 年 6 月第 1 次印刷
印 数 0000 ~ 4000 册
书 号 ISBN 978 - 7 - 5152 - 0795 - 7
定 价 45.00 元

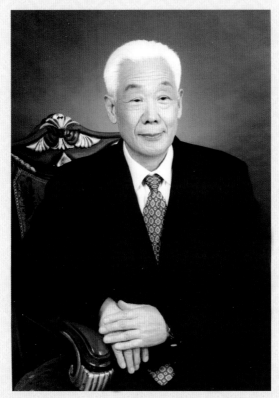

宋祚民

境止無学

乙丑仲冬

■ 宋祚民教授墨迹

宋老手迹

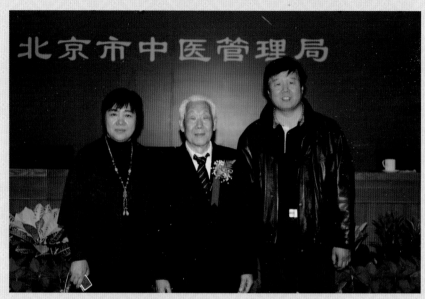

宋老与两个徒弟合影

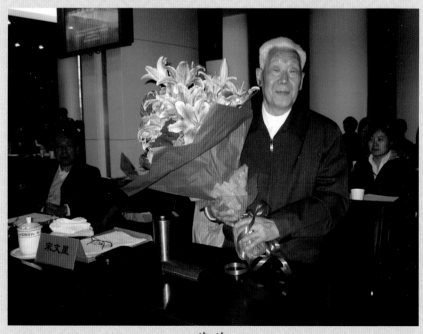

捧花

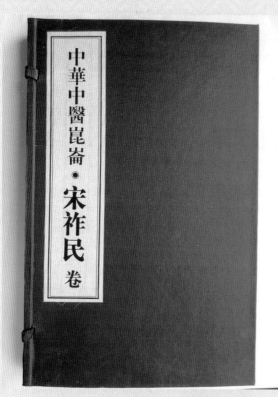

已经出版的宋祚民传

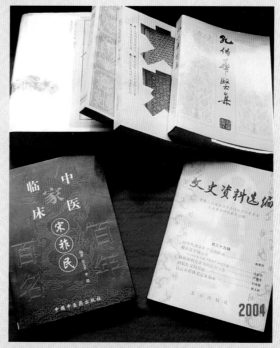

已经发表的部分著作

编委会

名 誉 主 编　宋祚民
主　　　编　李　建　宋文芳
参与编写人员　宋祚民　吴普增　宋文芳
　　　　　　　李　建　叶　明　张维广
　　　　　　　杨景海　贾少林　叶茂茂
　　　　　　　宋　瑾　郑　军　汪　蕾
　　　　　　　张　丽　韩　谨　林　燕
　　　　　　　宋文兴　宋文成　宋文瑞
　　　　　　　宋文琪　刘晨涛　方　旭

序

宋祚民先生，全国名老中医，著名中医儿科专家，北京中医医院儿科重要奠基人之一。先生毕一生之力，倾心于中医儿科事业，为中医事业的发展做出了卓越贡献。

20世纪80年代，当我作为住院医师工作在北京中医药大学东直门医院之时，已闻宋老之名，知宋老在儿科学方面的建树：北京四大名医之传人，师从孔伯华，善治温病，重视脾胃，以温病理论指导治疗血液重症，疗效显著。运用唐容川"止血宁血，化瘀养血"之法治疗血友病，深受中西医界的称赞。认为小儿咳喘多由痰热，治疗上"一清到底"，效速而持久。六十多年的临证，宋老对儿科常见病、难治病多有发挥，其对儿科疾病的诊疗经验至今仍是我院儿科诊疗常规中的重要组成部分。

宋老几十年来不仅勤于临床，更对中医教育有突出贡献。宋老早年工作在北京中医学校，讲授温病学、中医诊断学，是北京市第一届西学中教育的核心。目前著名的中西医结合名家如危北海、周耀庭等均受宋老当年的培养，北京儿童医院胡亚美院士、原中苏友好医院（友谊医院）祝寿河院长、首都儿科研究所方鹤松等诸多西医儿科名家均曾受教于宋老。作为全国名老中医，宋老一直对中医传承工作高度重视，体现了一名老中医对中医人才培养的情怀，先后以师带徒名义培养院内外徒弟多名，尤其年过九十岁的宋老仍坚持门诊服务于患儿，更以此平台传授学术给徒弟。

宋老精通中医经典并以此指导临床，发前人未发，善于从奇经八脉论治虚损，曾以此理论治愈《黄帝内经》所记载之"赤色出于两颧""黑色出于天庭"等案例，从奇经论治而获奇效。奇经为病，历代虽有述及，只言片语，无法真正指导临床，叶天士、王孟英始有论治，《得配本草》更有奇经药物43种。李时珍认为"正经之脉隆盛，则溢于奇经"，因此宋老认为"十二经脉溢满而亢盛奇经，十二经脉衰则奇经不盛，补肝肾，补脑充髓之品皆于营养奇经八脉"，以此理论治疗临床难治病可获奇效。

今在我院儿科组织以及宋老亲自指导下，完成了《宋祚民行医集》一书，收录了宋老七十来年临床治疗精华——病证证治、医案、医话等，这些内容对儿科、内科均有重大的指导意义。本书全面地反映了宋老的学术思想与临证精华。在此祝宋老健康长寿。

2014·12·26

序

宋祚民老先生启蒙私塾，幼遇不幸，遂立志学医，就学于北平国医学院，又拜京华四大名医之一孔伯华为师，侍诊数年，1946年悬壶济世，1950年创办德胜门联合诊所造福一方，后到中医进修学校及南京中医学院师资班深造后，来到北京中医进修学校任教，教授温病学及中医基础等课程，带教学生到医院临床实习，后因学校停课，于是调到北京中医医院儿科从事临床医疗及教学工作。至今已七十载。宋老以其精湛的医术，治愈无数患者，也赢得同行的称道和赞许。

宋祚民老先生先后被评为北京市第一批、全国第三批名老中医学术经验继承带教老师，还曾担任中国中医药学会儿科分会理事、北京中医药学会常务理事，儿科委员会主任委员，中医儿科学科带头人，北京中医医院儿科主任等职务。

在学术上，宋祚民勤求古训，博采众长，重视温病，擅治各种热证，探求医源医理，总结血液病治疗撮要，对小儿诸病，注重调治脾胃，临床上专攻脑病、心肌病及各种疑难杂症。在科学研究上，自行创制方剂，如止泻散、悦脾汤，心肌炎I、II、III号方，生血糖浆，育血I、II号等。其中止泻散、悦脾汤在临床应用中，效果显著。

笔者1990年在北京市老中医继承工作中，正式拜宋祚民为师。从此，耳提面命，聆听教诲，受益匪浅。宋老学识渊博、医德高尚、经验丰富，使学生佩服至极。遂萌生一个心愿：将宋老治疗疾病的经验总结成书，以飨同道。2000年笔者共同主编了《百年百名中医临床家——宋祚民》在中国中医药出版社正式出版，反映很好。后来，笔者之一李建又根据宋老口述，整理出了宋老行医的经历与治病实例，写成《中华中医昆仑·宋祚民传》正式出版。此次，以这两本书为蓝本，又增加一些内容，重新加以整理、补充，成为这册《宋祚民行医集》奉献给大家，希望对医之来者，能有所帮助，对同道、同人有所借鉴，我们的愿望足矣。

本书在编著过程中，得到了宋祚民老师的大力支持。他老人家亲自担任指导与审阅。亦得到了北京中医医院领导和儿科同人的关心与支持。特别是刘清泉院长亲自撰写序言，对宋老的由衷赞美和钦佩溢于言表，让我们十分感动。在此，表示衷心的感谢！

李建　宋文芳

2014年深秋于北京

目　录

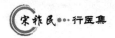

第一章 行医路

宋祚民行医之路

宋祚民（1925— ），北京市人。全国名老中医之一，全国第三批老中医药专家学术经验继承工作优秀指导老师。

宋祚民幼读私塾 10 年，奠定治学基础；后痛感庸医误人，15 岁立志从医。1944 年毕业于北平国医学院，系京华名医孔伯华嫡传弟子，于 1946 年在中央考试院考取中医资格后，在家挂牌行医。1950 年在北京市带头创办中医联合诊所，当中医联合诊所如雨后春笋般建立起来后，他则进入南京中医学院师资班进修学习，回京后成为北京市第一批西学中班的带教老师，为学生讲授中医基础与临床。这批西学中班的学生后来许多人都成为中医界的名师、名家以及全国老中医药专家学术经验继承工作指导老师。

20 世纪 60 年代中期，宋祚民致力于中医临床，到北京中医医院儿科从事中医儿科的临床与教学，经过十余年的努力，为该院中医儿科病房的建立立下了汗马功劳，任儿科主任。因其对中医儿科事业卓著的贡献，他成为中华全国中医学会儿科委员会理事，北京中医学会儿科委员会主任委员，北京中医学会常务理事，北京市第一批名老中医专家，全国第三批老中医药专家学术经验继承工作带教专家，并被聘为北京中医研究所顾问，《北京中医》杂志编委，《中级医刊》特邀编审，中华

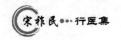

全国中医学会儿科委员会顾问，北京中医学会顾问等。

宋祚民杏林耕耘七十载，在中医理论、临床、教学诸方面均有建树。擅治温热时令病、血液病、心肌炎、肾病、中风、肺炎、脑炎、厌食等内、妇、儿科各种疑难杂证。著作有：《孔伯华医集》，并参与或主编了《中医症状鉴别诊断学》《小儿血液病学》《乙型脑炎证治手册》《大脑发育不全》等。在《北京中医》《中医杂志》等专业杂志上发表论文数十篇。其门徒有吴普增、宋文芳、李建、叶明、张维广、杨景海、贾少林、李辛、叶茂茂、宋瑾等十余人。宋祚民的临床经验由李建、宋文芳整理编辑成《中医百年百名临床家——宋祚民》一书，2002 年由中国中医药出版社正式出版发行。

一、幼遇不幸　立志学医

1925 年 3 月 23 日，北平德胜门外一个鬃行工人宋子铭家喜得贵子。这是家里的第二个孩子，因是第一个男孩，宋子铭十分高兴，脸上的笑意掩去了因劳累而悄然爬上的细细的皱纹。琢磨了好几天，起名叫"祚民"。"祚"为福之意，希望这个小孩将来能造福于民，并成为一个有福之人。

宋子铭祖籍山东掖县（今莱州市），清末时随父逃荒来到北京，从事体力劳动，以求温饱。后来宋子铭在鬃行做工，十分辛苦，但自从有了宋祚民后，他生活有了动力，不管做工回来有多累，也要抱着孩子耍一耍，想当初，生宋祚民姐姐时，宋子铭可不是这样，因为是女孩，他不高兴了很长时间。宋子铭对宋祚民十分宠爱，他很小就被送到学堂念书，以期望孩子将来能大有作为。

宋祚民 6 岁时，心灵上受到第一次创伤，天降不祥，不幸将腿骨摔伤，造成终生遗憾。那是他上学之前，当时家住在东四附近的猪市大街（现叫五四大街），那里有个新建的商

场——东四商场。商场内有个说石鼓弦儿（一种曲艺项目）
的，有一天街坊的孩子，跑来求宋祚民陪他去找他父亲，说他
父亲正在商场里听"石鼓弦儿"艺人唱曲儿呢。宋祚民就跟
他一块去了。说书场在楼上，楼梯特别窄，还特别陡，在散场
时，街坊的孩子找到了他父亲，宋祚民也就跟着一起下楼梯。
天很黑，没有灯，宋祚民没注意到楼梯下面还有一个高台阶，
他一步迈下去，踏空了，摔倒在地，当时感到腿特别疼，歇了
一会儿，勉强往回走，走到家一看腿全肿了。他奶奶特信针
灸，她自己一有病就找针灸大夫。见孙子的腿肿了，她就找来
了给她扎针的那个大夫，那扎针大夫给宋祚民留下了特深的印
象。只见他拿出针来，不用酒精消毒，而是在自己嘴边这么一
抿就算消毒了。当时是冬天，还穿着棉裤，他拿着针隔着棉裤
就扎进去了，扎了两针，可第二天腿肿得更厉害了，并且开始
发热，膝盖摔破的地方一直就不封口，后来又化脓了，最后成
了骨结核。宋祚民学医以后，曾想过：当时为什么会感染上结
核呢？可能是那个扎针大夫所用的针，在给自己扎针前，扎过
别的结核病人，因没有消毒，就使他感染上了结核，也可能是
那个大夫自己就患有肺结核，用嘴抿针恰好将病菌弄到了针
上。那次，他的腿病闹了好长时间，那个大夫听说后，急忙逃
到亲戚家躲了起来。为给儿子治病，宋子铭又给找了不少的大
夫，都没能看好，最后还是赵炳南的老师丁幼臣给治疗了一段
时间以后，才逐渐好了起来。但是宋祚民的左腿膝部已经不能
弯曲了，留下了终生的残疾。真是"庸医杀人不用刀"啊。

　　几年后宋祚民的母亲突然去世，使他心灵上再次遭到创
伤。当时他母亲刚生完小孩两个月，便腹泻不止，家人也没在
意，以为是喝凉鸡汤所致，宋子铭也没给找大夫。当时宋祚民
已有姐弟四人了，只靠父亲一人挣钱，家境已大不如从前了，
生活时常出现窘况，如果请大夫看病花钱，心里总要掂量掂

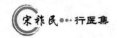

量。宋祚民的父亲看母亲的病越来越厉害了，不知听谁说大烟能止拉稀，就跑到街边的一个烟馆里买了个大烟泡，烧着大烟往母亲身上喷，因为让她吸，她不吸，母亲知道那是毒品，害怕上瘾不敢往嘴里吸。过了两天仍不见好，父亲才去请大夫看，大夫看后说："不要紧，就是吃得不合适闹的。"开了点药，就走了。没想到药吃过后，不仅腹泻没止住，还出现了红色的脓血，宋子铭赶紧又去请那大夫。宋祚民虽然年纪小，看到母亲病在床上也十分着急，就跟在父亲的后边去请大夫。大夫看了看说："不要紧，一般的肠炎。"就又开了药。宋子铭看大夫很轻松的样子，心中松了一口气。宋祚民盼着母亲赶紧好，就抢着去给母亲抓药。药抓来后，他又主动给母亲熬药。父亲看宋祚民个子还小，火炉较高，怕出危险，只好自己熬了起来。宋祚民热情不减，一会儿看看，一会儿又看看："药熬好了没有？"始终围在炉旁，盼着快点把药熬好，让母亲服下。父亲看在眼里，心里想：真是个孝顺的孩子，可惜腿有毛病，长大了，能干什么呢？宋祚民不知道父亲的心思，药熬好了，又争着端药给母亲，迈门槛时不小心，差点摔倒，药汤洒了许多。父亲赶紧把药碗接过去，母亲看着这一切，眼泪流了下来，用手摸着宋祚民的头，呜咽着说不出话来。药吃了一剂又一剂，病没见好反而愈加严重了。母亲不仅拉脓血，而且开始尿血，精神也愈来愈差，后来就昏迷了。宋子铭一咬牙，请来了当地的一位名医。名医看了看摇摇头说："不行了。这个病，本不是大病，但是给耽误了，如果一开始用对了药，是不会有生命危险的。"

宋祚民家虽然离协和医院不远，但是，当时能够进入该院看病的基本都是达官显贵，像宋子铭这样一个鬃行工人每日在贫困线上挣扎的劳苦大众，怎么有钱去协和医院看病呢？一般都是小病养着，大病扛着，实在不行了就只好等着了。所以那时候有钱人才能上大医院，即使病人抬到医院门口，你要是没钱，他就看着你也不管，哪管病人的死活，死也就死了。就这样没过多久，宋祚民眼睁睁地看着母亲离开人世，他哭得死去活来，很长时间都无法从悲痛中走出来。

"庸医假药，害人误己，尚有天良，切不可为"。宋祚民因母亲的去世，想到自己受伤的腿，心中十分悲愤，独自暗想：庸医实在是害人，将来我一定要做一个良医，给穷苦人家治病。并由此萌生了学医的念头。1939 年，宋祚民读完十年书，具备了初步的文化基础，把想学医的念头告诉了父亲，得到父亲的支持。第二年，父亲给宋祚民报了名，让他考入北平国医学院学习。自此，宋祚民便立志认真学习，力求博览群书，精通医理，擅使医术，成为一个具有仁爱之心，又有岐黄济世之术的当代名医。

二、学艺艰辛 从师深造

宋祚民就学的北平国医学院是中国近代较完善的一所私立中医教学机构。创建于 1930 年，结束于 1944 年，历时十五个春秋，共开设过 11 个班级（指按期正式毕业的班级。此外，该校还有 12、13 班的学生到学校解散时，尚未毕业，故未计算在内），先后培养造就出内科、外科、妇产、小儿、针灸、正骨以及药物、按摩等各类中医药人才 700 多名，为继承和发展祖国传统医药学遗产，做出过十分有益的贡献。在以后的数十年间，该学院毕业生遍及全国各地，大多数人已成为当今医坛骨干，有的还成为国内屈指可数的专家名流。这所国医学院是"四大名医"中的孔伯华与萧龙友两位先生倡议主办的。建院时孔伯华任院长，萧龙友任董事长。宋祚民有幸成了该院毕业最后一班（第十一班，1940—1944 年）的毕业生。

因为在 1929 年，汪精卫出任国民政府行政院长后，做出了"取缔中医"的荒唐决议，并准备实施，激起了中医中药界人士及广大民众的公愤。孔伯华先生作为北平中医中药界的请愿团团长，率队南下，向南京政府请愿。在全国人民的压力下，国民政府不得不收回成命。通过这次请愿斗争，孔伯华先生深感中医中药事业岌岌可危。尽管它历史悠久、传统深厚，但当局一旦运用行政手段，便可能被取缔，要想保存和发展中医事业，必须加紧培养人才，大力壮大队伍，提高人员素质。为此，他与萧龙友先生商定，在北平合办了这所私立国医学院。孔先生是位讲实际的人，他认为，当务之急是得培养出具有真才实学的医生。他呕心沥血、废寝忘食地操办这所中医学院，把自己绝大部分的诊费收入用在了办学事业上，而且十多年如一日，直至1944年国医学院告散为止。是年，侵华日军妄图强迫中国的医务人员为其侵略战争服务，日本人看到了北平国医学院的实力，于是软硬兼施，威逼利诱，要孔伯华先生交出国医学院，归伪政府接管。孔师大义凛然，拒绝听命，宣称："余以兢营十五年之学业，不欲委之外人。"从而忍痛解散了这所学校，由此宋祚民所在的第十一班成了北平国医学院的最后一期毕业生。

宋祚民毕业了，他想：这四年虽然学到了许多的中医知识，但觉得自己仍十分稚嫩，于是在学习期满时，与佟知箴、张以德、杨稚青一起，在孔伯华生日那天给先生叩头拜师，正式成为孔伯华的弟子，并开始跟随先生抄方、侍诊3年。孔伯华对宋祚民刻苦、努力地学习看在眼里，喜在心里，曾专为他写下了"青囊可济"和"胆大心细、智圆行方"的条幅留念，由此可见宋祚民乃孔老的得意门生。

宋祚民在国医学院上学时，孔伯华在应诊的同时，拿出自己相当大的精力，为学院的建设呕心沥血。他老人家不仅参加制定教学计划，安排教学内容，而且四处奔走，约请当时的著名中医大家来院任教讲课。宋祚民回忆，曾在学院任过教的专家名医和主讲的课有：瞿文楼主讲儿科，姚季英主授妇科和诊断学，曹仰洲专讲《黄帝内经》，安乾卿讲授《难经》，周吉人讲授《伤寒》，赵树屏讲授《医史》，宗馨吾讲授《金匮要略》，张菊人讲授《温病学》，孟庆三则专讲药物，焦会元施教针灸，孔仲华教授古典文学和中医常用术语等。这些先生都是临床经验丰富、学识渊博的社会知名人士，所以授业无不游刃有余，加之学生们大都求知欲很强，故而学习成绩普遍良好。

宋祚民在这样的环境中，更是刻苦学习，孜孜不倦，就像一块海绵一样全力吸收，恨不得长三个脑袋把几千年积累的中医理论全装进去。在当时，只有外地的学生能够住在学校，像宋祚民这样的本地学生，只能走读上课，每天晚上回家。

20世纪40年代初期的北平被日本人占领，宋祚民家住安定门城墙外，上学时骑一辆旧自行车，一般都走城里头，进德胜门，穿胡同到西四，走阜成门那个椎子胡同，不走锦什坊街，那里车多杂乱，绕过去就到学校了。

当时社会混乱，许多城门关得早，比如阜成门、安定门、德胜门是晚上6点关门，只有西直门晚上9点关。宋祚民上的学校虽在阜成门里，但下学一晚了，他就只得赶紧骑自行车奔西直门，先出城，不然就出不去了，而出不了城，回不了家，那麻烦就大了。出了西直门后，就没有马路了，火车道旁边有一条窄窄的土道，晚上行人少，又没有路灯，黑了瞧不见道儿，他骑在那个小窄道上，心里特害怕。小路旁边的有树，树上会掉下许多的蒺藜钩子，就是那种树的果实，果实上面有许多特别尖、特别硬的刺，它们落在土路上常常把车胎扎破，车就骑不了。有好几次宋祚民从德胜门推着车走回去，到家时已经夜里两点多了。有一年冬天刮大风，放学已经8点了，宋祚民一想火车道旁边那条窄窄的土道，又黑又有蒺藜钩子，就不想从那儿走。那时护城河都已经结了冰。宋祚民想，出了西直门，干脆走护城河，那冰上可以走，一滑还挺快，于是就下河走冰上，骑着车，正好有风，西北风正往东吹，那个快啊……但是危险就在眼前：那时候有人为了逮鱼在河中间凿了一个又一个的大洞，天气寒冷，洞口表面冻了薄薄的一层冰，风一刮，宋祚民眼睛睁不开，只能看个大概，哪注意到河上还有洞，那阵儿也没有路灯，结果扑通一声前轱辘栽进冰洞里头，把他给摔出老远，滑到河边，头撞在河沿上，一阵阵生疼。趴了一会儿，宋祚民觉得好一会儿，才缓过劲来了，慢慢爬起来去拽车，不想脚底下滑，怎么也拽不动。宋祚民真着急了，猛一使劲，脚下一滑，车没拽出来，人还险些给掉进那冰窟窿里。这可怎么办呀？车拿不出来，也走不了啦！宋祚民坐在冰上想了一会儿，就把手套垫在冰沿边上，车轱辘下边，慢慢地转那个轱辘，终于把车拽上来了，喘口气，歇一歇，才起身推着车慢慢地走回家。到家一看表，已经夜里两点了。

国医学院没有食堂，学生们都得从家里带饭，夏天带个凉窝头什么的，到那儿喝点开水，就着咸菜吃就行了。到了冬天就麻烦了，窝头冻得冰凉，没地方烤没地方热。不像现在有微波炉、有食堂什么的。那怎么办呢？当时，锦什坊街口有个卖老豆腐的，宋祚民和几个师兄弟商量一下，就上外边去吃老豆腐。那个卖老豆腐的是个挑扁担的摊儿，一边是一个锅，搁着老豆腐，另一边是个方盘搁着调料，摆摊时，就用扁担穿着两个木头闸当座儿，买他的老豆腐，可以坐他的座儿。有时没有座位，就只好蹲在一边，拿着自己的贴饼子，买一碗老豆腐，就算一顿午餐了。要是赶上刮风，土刮得满天都是，落在碗里、饼子、窝头上，吹一吹接着吃，吹不掉的也就吃下去了。碰上下雨，就更麻烦了，小雨还好，躲一躲就过去了，下大雨，卖老豆腐的来不了了，他们只能啃凉窝头。后来，每当宋祚民给徒弟们说起这段经历时，总是说："你们赶上好时候了，又有宿舍，又有饭厅，真是造化呀，你们一定要好好学习，要知道珍惜。"

当时虽然条件不好，但是大家都拼命学习。上学第一年，大家刚接触到古典医籍，非常生疏，孔伯华要求大家多念、多记，尤其是要背诵原文。宋祚民与裴学义坐同桌，宋祚民觉得一个人背书太枯燥了，就对裴学义说："咱们互相背吧。"于是，两人约定每人每天回家背三条，第二天一来到学校，就互相提问，互相背诵。别的同学见了，也要求参加，但人太多，效果不好，以后逐渐形成两三个人组成一个背诵小组。后来即使是课间，大家也在背，背《黄帝内经》《伤寒论》《难经》等经典，许多理解的、不理解的都通通先背下来，到现在宋祚民仍能出口成诵。他说："背诵时，许多原文意思是什么不理解、不明白，老师给你讲啊，有的时候也不太完全清楚，但是等到临床一用，就明白啦，还特清楚。"当时大家都比着背，今天背一条，明天背两条，天天记天天背。他说：那《伤寒论》不一共就有三百六十条吗？一天一条，一年就背下来啦，到现在也忘不了。

对中医的理论除了背经典外，宋祚民还特别注意听老师讲课。当时大部分老师都没口音，而左继云老师有点口音，瞿文楼老师讲课时，吐字特别清楚，也容易记住，比如说："太阳之为病，头痛项强而恶寒。"那"强""恶"字是这样写的，但是念的音就不一样了，"强"字念的时候念"僵"，僵就是不随便，不柔和；"恶"字念的时候念"误"，恶寒就是怕冷。这些条文，他们都一条一条地背下来，所以当老师讲到这里的时候，说：为什么强，什么是恶寒？中医中有取类比象，比如病了发热怕冷，是淅淅恶寒，就跟小鸟刚生出来，小鸟羽毛没什么呢，哆里哆嗦的那样儿就是淅淅恶寒。这让学生们一下子

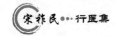

就记住了。那时候记忆力强，理解力差，但是理解力随着实践不断深入，尤其是一结合临床就逐步理解并得到应用。

宋祚民在学校学习刻苦，上完晚自习到家大多已经八九点钟了，他还要再读一会儿书才睡觉。那时没有电灯，家里点油灯，一个小盘，里面倒上油，用棉花搓一条棉绳放在油里，浸透了以后，再从油里拉出一个捻儿点着。他每天就着油灯把老师讲过的课再看一遍，顺便把第二天的课预习一下。宋祚民的姐姐也就着这个小灯，做一些针线活，给弟弟们缝缝衣服。自从母亲去世后，姐姐就承担起了家里的家务，因为操劳太多，脸蜡黄蜡黄的。宋祚民在看书时，一抬头，看到姐姐的脸，就暗下决心：一定好好学习，帮助父亲、姐姐挑起家里这个大梁，让父亲、姐姐、家人都过上好日子。

宋祚民在国医学院时，每当孔伯华先生讲课，一定会全神贯注、聚精会神地听课，唯恐有所遗漏。毕业后又争取到继续跟师学习3年，后来独立工作了，但每遇疑难病证仍常去老师家登门求教，他对恩师的医德、医道、医理、医术耳濡目染，对中医之道所悟日渐深刻。

孔伯华是一位医德高尚、医道深邃、医理渊博、医术精良的现代名医，他不仅临床经验丰富，而且医疗作风严谨，在辨识病证、因疾下药方面有独特建树，对温病学的研究更是高人一筹，为此深得社会各界推崇，他与萧龙友、汪逢春、施今墨同被誉为京城"四大名医"。孔伯华精通中医传统理论，并十分注重理论与实践的结合，他常教诲弟子们说："观书者当观其意，慕贤者当慕其心。"（语出唐人刘禹锡《辨迹论一首》）他反对唯古是好和泥古不化。他没有门户之见，常告诫弟子们要博采众长，唯贤是取，不可浅尝辄止。孔伯华非常推崇医家徐灵胎，并对徐氏辨证论治、灵活施药的科学理论，做了相当精辟的解释。他本人就是辨证施治的典范，经他诊治的患者，大多效果显著，甚至是药到病除。孔伯华对病人十分同情体贴，凡登门求治者，无论地位高低、财资厚薄、老叟稚童、轻病顽疾，他都精心调治，一丝不苟。尤其对家境贫寒的患者，非但不收诊费，有时还倒付药资。中华人民共和国成立前经孔伯华治愈的患者中，有达官贵人，也不乏贩夫走卒；中华人民共和国成立后求孔伯华先生诊治的患者中，有中央首长，但更多的则是普通工农大众。

宋祚民把老师的医德、医风点点滴滴都记在心里，并以之为榜样。他经常说："寡取易盈，好逞易穷，驽钝之材也。"（语出宋人岳飞《良马对》）意思是说，刚学到一点本领就满足，刚能辨认疾病就逞强，这是最没有出息的人的行为。宋祚民为人淳朴、正直，学习努力、认真，得到恩师孔伯华的关注与垂爱，收留在他的医寓诊所里实习抄方。他十分珍惜这一侍诊深造的机会，对恩师的教诲，耳提面命，随时记下，回家后，反复体会、揣摩，遇有不明之处，记在一旁，得机会再向恩师求教，恩师总是耐心解答，恩师对他的教诲，他永志不忘，常常向后人提起。

三、初试锋芒　悬壶应诊

1945年，宋祚民还在孔伯华医所实习抄方时，他妻子的一位亲戚突患脑炎，托人捎来口信，欲请宋祚民出诊。他到患者家中时，患者病势已十分垂危，已经穿好寿衣，停放榻上。家人说已经昏迷3日，水米不进。宋祚民观察后发现：患者面色如土，双目紧闭，脉搏极其微弱，呼吸时断时续，用手指掐按人中穴，毫无知觉，呼叫半天也无反应。这病确实危重，但作为医生，应千方百计予以抢救。从哪里入手呢？宋祚民想起，有一次随孔伯华到某医院病房会诊，一位患者也是脑炎，不省人事数日，二便失禁，双目对光反射全无，由于病人昏迷，不但无法服药，对针刺也全然麻木。孔伯华决定用新鲜西瓜汁化溶安宫牛黄丸给患者灌入，以芳香开窍、清热解毒。药灌入后病人果然微睁双眼，开始清醒了。接着孔伯华又用生石膏、鲜九节菖蒲根、金银花、连翘等数十味中草药调配治疗。几天后患者竟起死回生，病愈出院，上班工作了，而且未留下任何后遗症。想到此，宋祚民精神一振，便试着用老师的那个方法给病人调治，这位亲戚果然也奇迹般地痊愈了，未留任何后遗症。

宋祚民的这次初试锋芒被患者的街坊邻居交口称赞，都说："名师出高徒，不愧是四大名医之一孔伯华的传人。"于是不断有人上门，请宋祚民治病，日久天长，宋祚民也逐渐摸索出了一些诊病和治病的经验。但遇有繁复或少见的疑难病还不敢应治，每每都得求教于孔先生，而先生始终有求必应，向他传经授道。这为宋祚民的日后独立悬壶应诊，打下了坚实的基础。

1946年，宋祚民参加北平考试院举行的特种中医师考试，取得了合格证书，从此行医拥有了正式的资格，开始悬壶应诊，走上了独立行医治病的道路。

宋祚民自幼养成了吃苦耐劳的习惯，所以开业行医后，每天走家串户，风尘仆仆，他并不觉得苦。再加上此前时常看到恩师扶危济困的义举，受此影响，他感到为贫苦患者送医上门，十分应该，而且自然。有时遇上十分清贫的患者，就免收诊费或倒贴些药资。在一个隆冬腊月的深夜，北郊索家坟有位急性腹痛吐泻的患者虚脱昏迷，病势危急，上大医院看病没有钱，交通又不方便，其家属匆匆跑来敲门求医，宋祚民一听，立即相随而去。天黑风大，道路凹凸不平，许多地段无法骑车，中间还有一段地雷区，他们便时而骑行，时而步行，绕过地雷区，又越过两道冰河，才到了患者家。经过诊视、救治，这位急病患者终于转危为安。宋祚民后来向学生们说起这件事时，深有感触，自认为当时不过是凭着良心行医罢了，真正树立起为人民服务的思想，明确治病救人、救死扶伤的观念，则是在中华人民共和国成立以后，党和人民政府不断组织开业医生学习，才逐渐提高了觉悟。

四、北平解放　参加革命

1948 年底，宋祚民家搬到德胜门外北河沿，位于德胜门箭楼的西北侧，临近城墙护城河的北岸交战区。当时解放军已经住进了城外的村庄，到处是地雷，有的在铁丝挂着，有的埋在地下，非常危险。一次宋祚民在去西边饮马槽村为一急诊病人治病的路上，看到城墙外的环城铁路上有装甲跑车往返巡逻，不时地由南向北打炮，炮弹由空中呼啸飞过，炮弹后面旋转着火苗，然后听到爆炸的咚咚声。夜间还发射照明弹，箭楼窗口和下面的墙当中左右打开如扇形的洞，有机枪时时向外扫射，十分危险。宋祚民小心翼翼地躲避着，来到村口，见有解放军战士设岗，就跟战士说自己是大夫。战士听说是大夫，是给病人看病就放行了。当时城内是傅作义的军队，城外是解放军，形势十分紧张。宋祚民在家里什么消息也听不到，就自己组装了一个矿石收音机，通过电台的广播，关心着战事和时局的情况，因为生死攸关，就戴着耳机不放。1949 年 1 月 31 日前几天，听说协议提出了 31 条，让傅作义的驻军换防出城接受整编，可能有缴械投降的含义，但没有被接受，看来和平解放不是一帆风顺的。直到 1 月 31 日前，听说最终达成了协议，宋祚民听到这个消息，心才放了下来。终于不用再打仗了，老百姓终于可以安心地过日子了。

收音机里说解放军 1949 年 1 月 31 日从永定门进城，宋祚民就在那天骑着自行车到前门，站在五牌楼西边等着看。马路东西两侧人非常多，但都很有秩序，站在那里欢呼。解放军扛着枪，穿灰布军装，带皮帽子，迈着整齐的步伐浩浩荡荡地绕过正阳门由东向北行进。后边过来的坦克车上面有穿便服的人坐着向人群摆手，显得非常快乐。解放军入城后，德外地区实行了军管，设立了十六区人民政府，不久又改为十四区人民政府，还有军管的北郊公安分局。

在1949年的八九月间，为了准备迎接中华人民共和国建国活动，解放军198师军乐队的号手们住进宋祚民家的南屋。解放军纪律严明，每天打扫院子，为老百姓担水，给宋祚民留下了很好的印象。有一天夜里，宋祚民发现，有位小战士在院里来回转圈不停地走动，不睡觉，开始还以为他在巡逻，见他又没带枪，还用手托着脸不停地深吸气。等到天亮，宋祚民便问姓袁的号长："那个小战士为什么不睡觉？"号长很直率地说他牙疼得睡不着。宋祚民一听，便毛遂自荐说："我是中医大夫，能不能用针灸给他治一治。"号长很高兴，就把那战士带到了宋祚民住的北屋，也就是诊疗室，宋祚民给他扎了合谷、颊车等穴，针后小战士立刻就不疼了。第二天又针了一次，腮肿也消了，很快就参加号队的训练去了。

周围的人们看到后，都知道：这里有一个宋大夫，看病特别好。连十四区区政府和北郊公安分局的人员，上至局长和他们的家属，下至关押的犯人，有病都找宋祚民看病。公安分局的安柄荣股长，每月给开一个条子，写上小米若干斤，后来写白面两袋，按当时的市场价折合成现金，当作看病的报酬。

中华人民共和国成立初期，特别是1950年和1951年，北郊农村流行的各种传染病较多，尤其在冬季，小儿麻疹合并肺炎发病非常多。这种病现在看来不算什么大病，但在当时死亡率很高，对儿童健康威胁甚大。当时宋祚民就参加了政府组织的医疗小组，每天去巡诊，送医上门，晚上回来还参加政府组织的政治学习和业务学习。这些不仅让他在政治觉悟上有很大提高，而且还比较准确地摸索出一些预防和治疗小儿麻疹合并肺炎的规律。那时他不分上下班，也没有节假日，每天顶风冒雪地奔走于患者家中，因此受到患者及家人们的赞誉，也得到了政府有关部门的肯定，被北郊十四区政府指定为卫生委员会委员，后来还保送他参加了卫生部主办的中医进修班和西医预防医学班的学习。这两次学习使他的中医知识更加丰富，并且还学习了一些西医的理论与诊治技术，掌握了一些西医诊断手段。学习结束后宋祚民被聘任为北郊区公安分局嘱托医生。

五、创办诊所　贡献巨大

在宋祚民多半生的经历中，有一段特殊的经历是许多人都没有经历过的：这就是解放初期，他积极响应党的号召，率先创办了德胜门联合诊所，成为北京中医行业的楷模。

当时，政府开始对个体开业的医务人员进行集体化的改造，许多个体行医者都在观望、等待，尤其是一些拥有较多病人的大夫大多采取不闻不问的策略。宋祚民在家附近已经小有名气，病人也比较多，由于他与政府的工作人员接触较多，更加之政府保送他参加了卫生部医学班的学习，提高了他对共产党的认识：党现在号召个体开业的医务人员走集体化的道路，一定积极响应。宋祚民马上跟与自己关系比较好的吴振国大夫商量，两人一拍即合，又联合了佟知箴、曲溥泉、李全民和西医魏大夫，开始找地方，定规章制度，不几日就组织成立起了德胜门联合诊所。这是北京最早的四个联合诊所之一，宋祚民被推选为所长。

开办联合诊所，大家积极性非常高，没地方，就在德胜门外道边租了两间小门脸房；没器具，就利用自己家里的诊桌，甚至吃饭用的大铝锅，都拿来当消毒锅用了，有的甚至把家里的水壶、炉子，都搬到诊所。比如吴振国大夫还把家里的中药架子、药斗子拉来了，宋祚民从家里拿的东西最多，只要是联合诊所需要的而家里有的，他都统统贡献出来。国家没给一分钱，也没有任何赞助。

联合诊所的工作都包括哪些内容？由于是初创时期，大家都说不出个一二三来，于是就边摸索边干。每天除了在诊所给病人看病以外，还给本地段的老百姓做些预防工作，比如种牛痘等。有些病人病情比较重，或出门不方便，请人来说一声，宋祚民等大夫就抽时间去上门出诊。渐渐地宋祚民明白了联合诊所就是要大家联合起来，起到一个基层医院的作用，解决附近一些百姓和工作人员的医疗问题。因为一个人的医疗技术水平和能力是有限的，他可能擅长于治疗这类疾病，但可能对另一类疾病的治疗就不太有把握，所以把大家联合起来，互相取长补短，这样既可以解决患者的病痛，又能够互相促进，共同提高。

宋祚民联合诊所大夫看病技术好、对病人认真负责，使他们的信誉度在不断提高，附近国家机关的工作人员，比如警察、干部等，也都到联合诊所来看病。因为当时没有那么多医院，到了 20 世纪 50 年代中期，才成立了中医医院。在这以前，联合诊所服务模式比较符合当时的社会需求，中央政府和北京市政府对联合诊所的工作非常重视，北京市市长彭真、吴晗、王昆仑等领导曾亲自到宋祚民的德胜门联合诊所来视察，卫生部还请了两位前苏联的医学专家来参观，宋祚民把联合诊所的创办及工作情况向他们介绍后，得到了前苏联专家的赞扬，说这个办法有利于发展医疗事业，应该推广。于是，在报纸、电台一宣传，全国各地卫生部门的人到德胜门联合诊所来参观，天津的、山西的、上海的、黑龙江的……来看联合诊所是怎么白手起家，又怎么安排医疗及预防的。回去后他们也都办起了联合诊所。

那阵子把宋祚民忙得不可开交，一忙就容易出错。一次他为一个孩子种牛痘，别人在旁边说话，注意力不太集中，小孩突然身子一闪，没扎在小孩的胳膊上，一下子扎到自己的手上了。以至于宋祚民手上至今仍留着一个瘢痕。经过这事，宋祚民想：这可不成，开联合诊所是为了给患者解决病痛，这一批一批的参观者太影响工作了，就谢绝了一些参观者，其后工作才逐渐踏实了下来。

德胜门联合诊所医疗工作做得好，地段预防保健工作也做得不错，病人又很多，所以常常忙得吃不上饭。那时候值班不分昼夜，二十四小时都给看病，没有八小时坐班的概念，不管白天晚上，只要有病人来找，开门就请到里边给看病，需要出诊，医生抬腿就得走。最累的是出诊。有一次轮到宋祚民出诊，一上午骑着自行车跑了几十名患者的家，看完这家看那家，累得连吃饭的时间都没有。回到诊所，宋祚民一屁股坐在椅子上，就睡着了。

当时社会上流行麻疹，麻疹是中医儿科四大症——麻、痘、惊、疳之一。麻疹的死亡率很高，新中国成立前，每户人家要生几个孩子，不见得都留得住，许多都死在麻疹肺炎上。尤其是麻疹就怕合并肺炎，一合并肺炎，疹子一回去，很快就会出现心力衰竭。而且，麻疹属于传染病，其传染性非常强，一家人中往往老大出完了麻疹，老二跟着出，老三又接着，一个不落，所以看完这个，你以后还得来，连着看。每次去出诊，宋祚民常常要很晚才能回家。当时的人们对麻疹十分恐惧，因为这病的死亡率很高，尤其是麻疹合并肺炎、脑炎，治疗不及时，出疹不畅，疹子一憋回去，很快就会死亡。所以诊所的大夫们深感责任重大，在不出诊时，经常坐在一起探讨、研究如何治疗这个病，集思广益，把治疗方案反复修改，治疗的效果

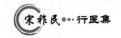

越来越好，很受患者的欢迎。许多人病好了，就送锦旗挂在墙上。他们还写了许多表扬信，上级医疗管理部门收到后很重视，常常来巡视，了解他们诊所的工作情况，并决定：树立德胜门联合诊所为先进典型。1956 年，首都举行庆祝社会主义改造胜利大会，德胜门联合诊所所长宋祚民作为先进代表被特别邀请登上天安门观礼台。

六、巧治疑难　救死济危

宋祚民名气愈来愈大，尤其是 1958 年来到北京中医学校后，讲课深入浅出、通俗易懂，带教时结合病例讲解，深受学员的欢迎。其中有一部分学员是各大医院的西学中医生，他们在回到各自单位后，一遇到疑难病证，就想起宋祚民老师。所以，宋祚民经常被邀去外院或外地参加会诊及疑难病案讨论。这些会诊和讨论，大都针对疑难病证、顽症或危急病症，通过实例解决问题，这种做法在当时十分流行。

1961 年北京儿童医院初建中医科，当时宋祚民正在北京中医学校任教，他带领本校西医学习中医班的学员到这家医院实习。正赶上有一个两岁小孩，因腹泻住院，但入院后昼夜啼哭，尤其到夜晚哭得更加厉害。她一哭影响全病室内其他床的患儿都不能入睡，并且哭成一片，甚至影响到隔壁室病儿休息，护士长对此十分苦恼。医生给她服用安眠药苯巴比妥，开始给小剂量 0.01g，即能入睡，后来服完药后亦哭闹不睡，于是逐渐增加至 0.03g，最后加到成人量 0.06g 后，小儿也只能闭目片刻后，仍然啼嚎不止，影响其他患儿睡眠。当时医院的医护人员十分着急，但又束手无策。她们听说有中医学校老师在此带教，于是就请宋祚民老师看看能否运用中药为其治疗。宋祚民查看病儿，见患儿消瘦、精神萎靡、烦啼不眠、干号无泪、口干唇裂，舌质鲜红少津，尿黄量少，指纹淡红，脉细且数。是因为久泻津液耗伤，故出现虚烦不寐。宋祚民认为属少阴病得之二三日以上，心中烦不得卧，应给黄连阿胶汤治疗。于是让学生写方：黄连两钱，黄芩两钱，芍药两钱，鸡子黄二枚，阿胶三钱，一剂，水煎，嘱予患儿徐徐服之。

第二天早晨宋祚民去查房，将走入病房时，护士长见他来了，神色焦急地说："您赶快去看看服药的那个患儿，是不是中毒了？怎么昏迷不醒，叫她也不应，摇她都不醒！"宋祚民急忙到患儿床前查看，听其呼吸平稳，脉已不数，入睡正酣。此为心阴得养，心神得安之佳象。因其阴液已耗，心神失守，干号不眠，煎熬时久，故出此象。当时告诉护士长不必打扰她，等她休息过后给予稀粥调养胃气即可。该患儿睡醒后，即要求吃食物，食粥后精神安静，未再啼哭，愈后出院。此病例由西学中班的高益民同学将其写成文章发表于某医学刊物。

1962年，宋祚民应邀去天坛医院会诊，患者是一名刚满6岁的吴姓女孩。家长述清晨五时左右发现孩子突然昏迷，接着出现喷射性呕吐，双目紧闭，嘴唇青紫。八时许送到医院，患者在路上已停止了呼吸，急救室赶忙进行抢救。十一时左右患儿浑身皮肤发青，脉搏基本停止跳动。经脊髓化验确诊为乙型脑炎并脑疝。当时医院凡能使用的抢治手段，全都使用上了，仍未能使患儿脱险。家长见状，痛哭失声，医生对此也叹无良策。

宋祚民查看病情之后，觉得患者似乎还有抢救过来的可能。中医认为："多病无元身，久病无元气。"元气乃生命之本。这个小患者既非"多病"又非"久病"，加上童稚之年生机盎然，元气未失便有可能促其生机。目前的状况只是脑功能障碍所致。中医学上管脑叫"髓海"，脑对全身神经系统有主导作用。这位小患者的呼吸停止与昏迷，都是"髓海"功能失灵所致，要想使之复苏必须直接作用其髓海。给药已无可能，针刺或可收到立竿见影之效果。宋祚民想起人体后面主管心动和呼吸的中枢穴位"脑户穴"，此穴是督脉上的一个穴位，在后脑、后发际正中直上2.5寸，历来被医家视为禁区，不可擅动，如果必须针刺则只能平刺0.5～0.8寸。但是眼下患者已停止呼吸数小时，不能安常守故了，应具体情况具体对待。于是宋祚民在征得家长同意后，大胆地从患儿脑户穴下进针，针深至一寸时，患儿突然深呼吸了一下；接着又捻针连续刺激，行针一分钟后患者呼吸了两次；继续捻针，并上下反复刺激，呼吸逐渐恢复，一分钟由两次增加到四次、六次……心动也开始加强加快，一分钟由一次增加到五次、十次，直到正常。此时，小女孩神志虽略有清醒，但双眼仍然微闭，基本处于昏迷状态。

宋祚民接着采用中药治疗，方中有九节菖蒲、川郁金、藿香、佩兰等十余味中药，还加用了局方至宝丹同服，给患儿灌服，以后又不断变换剂量，患儿终于由昏迷转为清醒，后来病愈出院，未留任何后遗症。第二年上学念书，其智力与一般儿童无异。家长对此感叹不已，特意给宋祚民大夫送来一面锦旗，以表示感谢。

20世纪五六十年代，国家的卫生政策是团结新老中西各部分医药卫生工作人员，组成巩固的统一战线，为开展伟大的人民卫生工作而奋斗。关键在于西医学习中医，团结中西医为人民服务。当时西医除上西医学习中医班外，尚有分批到中医临床学习的西医班组。如到北京中医医院来学习的北京大学一院的儿科专家、曾留学美国的秦振庭教授、北京儿童医院胡亚美院士、原中苏友好医院（现北京友谊医院）的祝寿河院长、儿科研究所方鹤松教授等。他们分批来北京中医医院门诊进行中医临床实习，宋祚民作为他们的带教老师指导他们的中医学习。

在祝寿河院长来北京中医医院门诊进行中医临床实习时，遇到了这样一例病例。当时正逢夏季，患腹泻的小儿较多。那时有一个五岁男孩由其父亲用双手托抱着匆匆忙忙地进入诊室并到宋祚民诊桌前说："大夫，您赶紧给看看吧，这孩子已经不行了！拉了三天稀，不吃不喝已经五天了，总是昏睡。"宋祚民当即查看患儿，见其脑袋向后下耷拉着，两腿弯着向下垂，大腿内侧肌肉松弛，面色发黄，双眼紧闭，神志不清，四肢发凉，两太阳穴塌陷，腹如舟状，严重脱水，病情较为危重。当时祝寿河在旁见宋祚民要给患儿开药方，就很着急地说："老师，是不是应该赶紧给他输液？他电解质已经紊乱了，十分危险！"宋祚民又看了看患儿，说："服用中药完全可以解决，就用我常用的止泻散。"让患儿家长赶紧去取药，并嘱其回家服中药后，只需给患儿多喝白米汤，不要进食别的食物。白米汤既当食物又当饮水来补充营养和补充体液。如经二十四小时后大便不泻稀水，形成稀稠样便，尿见多了，就可以徐徐加米粥吃，暂不能吃荤腥鱼肉之物。这样可以生发胃气，生津养液，分清泌浊，让消化功能健运，使体液得以恢复。

患儿服药三天后，来复诊，患儿随其家长走入诊室，经诊查腹泻已止，小便较前增多并能吃米粥及面片汤。当时祝寿河院长十分惊诧，他连连叹服地说怎么没给输液也好得这么快啊！病人诊完走后他立即用手掀起裤腿让宋祚民看，并说这病您能治吗？宋祚民一看他腿胫外侧有一条长约二寸的紫红色瘢痕，凸起于皮肤表面。于是说能治，当即用处方给他开了赵炳南创制的黑色拔膏棍五支，让他把药棍烤软后贴于瘢痕上，一天换一次药。结果他连续贴用了三支拔膏棍后腿上的瘢痕变平了。他非常高兴，对中医学产生了极大的兴趣，也加深了对中医的认识。祝寿河是研究肾病微循环的专家，他问宋祚民什么

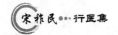

中药可以降血脂并促进微循环的改善，宋祚民说生山楂可以化瘀滞、降血脂，让血液循环流动通畅。祝寿河使用后效果果然非常好，后来在做学术报告时，祝寿河特别提出中药生山楂可以起到促进微循环改善的作用。

七、密云深山　医疗队员

20世纪60年代毛主席有一个"6·26"指示："要把医疗工作的重点放到农村去。"所以各地的医院纷纷组织医疗队下乡。宋祚民当时已经来到北京中医医院，并且参加了第二批的医疗队，队长是曹希平。医疗队去的那地方是密云的南石城。从南石城再往南走，有个地方叫水堡子，就是宋祚民下点的那个地方。那水堡子就是有一个石头城，拿石头盖的一个城门洞。当地吃水很困难，挑水得由住处下坡走老远，才到水井，打上水来再挑上山，所以医疗队把水看得特宝贵，洗脸都不敢浪费水。

那时候医疗队还是十分艰苦的，每个医疗队员都要做到"三同"：跟贫下中农同吃、同住、同劳动。宋祚民住的那家是一个老人，看到有人与他同住，老人十分高兴，常讲他们当地的革命历史，讲打日本的人和事。上级要求队员"三同"，不得上合作社买吃的，人家给什么你就吃什么。

当地人都非常朴实，一天三顿饭，早上喝粥，吃白薯，中午、晚上吃饭。有的家，对医疗队员特别客气，拿医疗队员当客人一样对待：吃饭的时候让你坐在中间，他家的老人坐在边上陪着，家里的主妇给你盛菜，都用小盆，扁豆啊粉条啊，一股脑给你端上来，他们把准备过年的东西，比如白面蒸馒头等都拿出来吃，让医疗队员十分感动。

有的队员去的地方比较远，比如驻二道河的，相比较是在平川的，还有上山的，最远最高的叫黄土梁莲花瓣，现在叫云蒙山，他们在那上边住，半个月下来一回，买粮食、买菜带上去。那地方非常危险，路上有个大山涧，上边有一块木头当桥，踩着这木头过去，挨着山边，还得扶着山，一不小心就可能掉下去，非常危险。据说那二道河子，必须过这河才能到那村子里，河里有一块大石头，那石头光溜溜的，当地人管它叫判官肚子。针灸科田捻民、王孟庸这两个人就住在那二道河子医疗点，出来、进去都得爬那判官肚子过去，都得小心翼翼地，生怕掉下去。医疗队一个星期开一次会，大家都回到总医疗点儿来开会，一见面，他们都说这环境太艰苦。宋祚民驻扎的那点儿离南石城5里地，这5里就是个大坡，上到那高山尖上，再往下走，宋祚民最发怵的就是往上爬，喜欢往下走，因为骑自行车，得推着车往山上走，费劲极了，到了山尖上，往车上一骑，顺坡就下。虽然有闸但是不能捏，一捏闸这车就得翻跟头，怎么办呢？就拿脚当闸。宋祚民的鞋底很厚，踩着前轱辘慢慢下，不用蹬一下就到南石城了。

　　宋祚民原来在城里头血压特别高，去了医疗队后，没事时，在炕上一坐，透过那支着的窗户，一眼就看见对面的山上，绿幽幽的山，清亮亮的水，秀丽壮美，就像一幅画似的，空气也好，宋祚民感到顿时头脑清醒，血压也不高了。由原来的170～180mmHg，变成120mmHg了，这是环境的原因。吃的也和城里不一样，在家里吃的肉多、油多，新鲜菜少，比如城里头卖菠菜，都不愿意要了，都长成树那么高了。在这儿，到做饭的时候了，就到地里薅一把菠菜，在河里洗洗，洗完了剁几刀，这大柴锅一烧，抓一把花椒瓣撒在锅里，扒拉着，一变焦黄，香味出来就放水，等水一开，把菠菜往里一扔，抓把盐调味儿，就算做好了。虽然一点油都没有，吃得还挺香。用柴锅现烙的白面饼和玉米面的贴饼子都非常香，在家吃两块就够了，到那里吃一张都不够，吃的虽然少油没盐的，但血压不

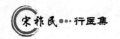

高了，看起来，疾病与饭食结构有很大的关系。

宋祚民现在回想起当时情形，说现在社会上得病的人太多了，糖尿病多，高血压多，血脂高等等。而小孩子们爱喝饮料，有些饮料里边含激素，小孩老早的就早熟，小男孩长胡子，小女孩9岁来月经。住在山里的人就显得特别结实，风吹雨打也不在乎。有一次，一个小女孩才6岁，给家里捡柴火去时，着了凉，发高热，躺在炕上一试表41℃，体温这么高！宋祚民就说你多喝水吧，给一片APC吃，结果一会儿她出了汗，体温开始往下降。第二天宋祚民准备去看看她，谁知刚走到那村口，还没进街，就看那孩子正爬树呢。宋祚民自语道："这孩子怎么好得这么快呀？"宋祚民做了一个比较：农村空气好，孩子吃的都是粗粮杂粮，所以壮实，越吃得细，越娇嫩，越不锻炼也就越萎缩，所以宋祚民下医疗队并不觉得苦。

下医疗队最怕什么？怕狼。山里许多山坡都有狼，不是经常出来，一般狼会晚上出来，但是晚上医疗队的人一般都不出来，所以也不太担心。最怕的就是晚上有急诊。有急诊时，一个大队医陪着都不成，得二个大队医加上书记一块把你接走去出急诊，怕你出问题。宋祚民住的水堡子山坡上头还有一个土台，那个土台上就有狼。一次宋祚民搭送钱的三轮摩托车进城，因为起得早，车一过那个土台，看见那狼都那么坐着，那两眼睛啊，紫蓝紫蓝地、金光闪闪地看着你，就像真要扑过来一样，真有些害怕，开车的说："你别理它，就没事儿。"还有一次遇见狼，是因为一个孕妇难产，孩子生下不来。她家门冲东，北房南边山坡大大小小地坐着一大片狼，大狼小狼一大溜，宋祚民从来没看见过那些狼，后来一问才知道这些狼是等着难产妇的孩子死了，扔出来当食物吃。宋祚民说："奇怪了，这狼它怎么就知道这家有病危的人呢？"村里的人拿铜锣敲着驱赶狼，它们却纹丝不动，就在那等着；拿土块儿扔，也

不理你就都那么坐着等着。后来打电话，来了一个救护车，宋
祚民陪着把孕妇拉到医院里头，做剖腹手术，孩子产下来了，
原来是脐带绕脖子了，幸亏做了手术，不然即使孕妇自己生下
来，孩子也活不了，所以那时候的医疗队，对农村的医疗起了
很大的作用。

那个地方寒冷，患咳嗽、喘的人特别多，有的老年人常年
咳嗽，重时就蹲在地下，扶着炕沿，不停地咳嗽喘气。当地缺
医少药，找这药没有，那药也没有，宋祚民看到没什么办法来
处理，就问当地的人："你这儿都长什么药？"让当地人带着
到山上去采药，采回来，晾干给压成药面，包成小包，给这些
咳嗽、喘的人吃，谁知，效果特别好。许多老年人的咳喘好
了，减量给孩子吃，也好了。后来宋祚民从医疗队返回城里
后，还不断有人到医院找宋祚民开这治疗咳喘的药面。再后来
为方便患者，宋祚民就把药面做成胶囊，用于临床治疗咳嗽。

八、重视脾胃　调养气血

宋祚民在中医界兢兢业业、踏踏实实、埋头苦干，对技术
精益求精，努力开拓治疗疾病新途径、新方法，尽全力解决病
人的痛苦，自行创制了一些新的方剂，如生血糖浆、止泻散、
悦脾汤等，在理论上，他提出重视脾胃，治疗疾病要多从脾胃
入手，老人、小儿尤其如此。

1. 首重脾胃　制悦脾汤

中医理论认为，脾胃为后天之本。小儿处于生长发育时
期，五脏六腑皆有赖于脾胃之滋润濡养，故脾胃对于小儿尤为
重要。脾胃的生理功能、病理变化古人多有论述，以李杲、张
景岳的论说最为精辟，后人多宗其说。宋祚民推崇李、张之
说，继承孔伯华老师衣钵，在临床中时时注意保护小儿脾胃，
不仅注意保护小儿脾胃之阳气，亦重视脾胃之阴。小儿脏腑薄

弱，为稚阴稚阳之体，其气血尚不充盛，依赖脾胃运化而生长发育。在病中更须依赖中气旺盛，抵御邪气，以图康复。因此宋祚民在治疗中，尤其是热病后期，常着重调理脾胃的升降功能，从脾胃入手，调理后天，荣养脏腑，补充先天，扶正祛邪，转化枢机，使病体复元。

宋祚民认为，脾胃位于中焦，升清降浊，共主饮食物的腐熟、泌别清浊，并将其水谷精微输布、营养全身。因此，体内脏器、筋骨、关节、经络皆有赖于脾胃水谷精微的运化、润养，所以说脾胃功能的强弱可以决定身体的强弱，也可以决定疾病是否能够迅速痊愈。

脾宜健，胃宜和，治疗时，不可大补，也不可大泻，脾胃适宜调理，这又是宋祚民治疗脾胃病的之秘籍。宋祚民曾言，脾胃互为表里，在五行中属土，土为生物之本，其不燥不湿，不冷不热，方能生化万物。但脾为阴土，喜燥恶湿；胃为阳土，喜润恶燥，湿土宜燥，燥土宜湿，因此，脾健胃和，则二气平和，阴阳相调，燥湿既济，升降得宜，中焦健运，无疾体健。故宋祚民总结前半生的临床经验，创制"悦脾汤"这一调脾方剂。悦脾汤在临床运用时常因人因时而异，加减治疗多种脾胃疾患，效果极佳。其门徒李建将宋祚民的悦脾汤总结归纳为《悦脾汤临床应用十法》，发表于1996年的《中级医刊》上。当时，文章写好后，几家大的医学杂志的编辑听说是宋祚民的经验，纷纷表示希望能交给他们刊用，宋祚民了解到《中级医刊》是面向广大基层医务人员的杂志，读者群十分渴望得到上级医师的学术指导，就让李建把文章交给《中级医刊》登载，并指导徒弟李建等人撰写了中医常见病讲座二十余讲，交给《中级医刊》刊用。正如他希望的，许多同道及基层医务人员来信来电咨询应用的细节，并将他的经验应用于临床，均收到较好的效果。

悦脾汤的基本方为：藿香、苏梗、竹茹、佛手、焦三仙、天花粉、乌梅、砂仁。其功用为：调脾和胃，升清降浊。主治脾胃失调之厌食、呕吐、腹痛、腹胀、腹泻、便秘等；此外，悦脾汤还可以治疗夜啼、汗证、鼻衄、紫癜以及感冒后的调理等许多疾病。悦脾汤中无大补大泻、大辛大热、大苦大寒之品，多为芳香平和之剂，调理中焦，协调升降，在运化中，让阴阳和谐，使脾胃达到动态平衡。

厌食患儿多以脾胃运化功能失调为主，是小儿多发且较难调治之顽症。因患儿常常由于过食生冷肥甘而导致本病，故又有人称之为"冰箱病"。本病因暴饮暴食致脾胃功能失调，中焦枢机不利，故宋祚民认为厌食虽有面黄肌瘦、倦怠乏力等虚弱之象，但其治疗应"贵在运，而不在补"，主张醒脾开胃，升清降浊，畅利中州，保护后天之本，以免影响小儿生长发育，故临床多以悦脾汤加玉竹、鸡内金、莲子肉治之；呕吐虽有多种类型，但小儿中焦脾湿不运，胃气上逆最为多见，故治以醒脾和胃、降逆止呕，以悦脾汤加姜半夏、刀豆子、橘皮等药；腹痛可见于胃肠痉挛、虫证、胃炎、胃十二指肠溃疡等多种疾病，其中医证型以脾胃虚寒型最为多见，治疗时可加木香、丁香、高良姜、炒白芍等；小儿腹胀多为脾失健运、湿滞气阻所致，可在悦脾汤的基础上，加大腹皮、厚朴、枳壳、枳实等；对于脾虚型腹泻可在悦脾汤中加苍术、茯苓、炒薏米、灶心土等药；若因脾阴不足，胃津缺乏，腑气不畅引起的小儿便秘，可养脾滋阴、蓄水行舟、润燥通便，治疗时用悦脾汤加生何首乌、肉苁蓉、决明子等；至于夜啼、汗证、鼻衄、紫癜等证，无一不适用于脾胃失调之证型，经适当加减，亦可以悦脾汤为基本方进行治疗，均可收到较好的疗效。

小儿腹泻，亦为脾胃失调所致。宋祚民认为腹泻之症，急时可导致津液随便而泻，气随液脱，引发脱证。缓时其饮食不

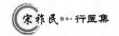

能充养肌肤，体弱消瘦，生长缓慢，故当采用健脾养胃敛阳止泻之法，方用悦脾汤之变方——止泻汤。

宋祚民认为，小儿脾胃虚弱不同于成人，因成人脾胃之气旺盛，一般不易致虚，但虚后不易恢复，小儿脏腑稚弱，较之成人易于损伤而致脾胃之气不足，但不易壅补，须振作脾阳。因之，成人健脾多用白术，小儿健脾则用苍术，以白术燥湿健脾益气，苍术则芳香醒脾除湿，可振脾阳之故。

2. 血证撮要　调气养血

小儿血液病既是多发病又是疑难病，宋祚民注重这方面的研究已有数十年，逐步摸索到了一点规律。血小板减少性紫癜、过敏性紫癜、贫血、血友病等，经过中药治疗后大多数效果理想。部分病人症状完全消除，血象化验恢复正常。

宋祚民认为，紫癜的出现与血络的失固、营卫的失和有着十分密切的关系。如《黄帝内经》说：若邪客于孙络，孙络满而外溢大络。孙络和大络都与营卫相通，而影响营卫的运行，致使营卫稽留迟滞，营卫不得配合流通运行，卫气不固而营血外溢，营血凝滞于肌表形成出血斑。因之营血虽然外溢，瘀于肌表，而实质仍为气血失调，治者应调内在之气血营卫，而不只单纯消肤表之瘀斑。故而化瘀宜寓于养血之中，药用柔和，如鸡血藤、赤芍、苏木之类。

从斑色论治：斑色鲜红，多属于血热，治宜凉血清热；斑色紫红，为既有血热，又夹血瘀，治宜凉血化瘀；斑色淡红，多为血虚气弱，治宜养血益气；斑色黄瘀，多属血聚，治宜养血温化，调养血络。斑色的变化，其由鲜红到紫红，到淡红，也是转化的全过程。因其总体为虚证，其病之本质为气阴不足，血失常道。时时要以调护脾胃、顾护气阴为主，故很少用行气破血化瘀之法，及至化瘀也多在补养之中通血络。

斑色鲜红为阴虚血热，可用育阴凉血之剂。如犀角地黄汤，因犀角已经禁用，可用水牛角代替。斑色紫暗或紫淡，属阴虚血弱，可用二至丸，药用如女贞子、旱莲草、桑葚、黄精、白芍、山药等味；消斑在有热时用紫草、茜草、青黛、藕节以凉血止血化斑。对于较年长之女童，其出紫斑不多，但月经量多而时间长，或一月两行，甚至淋沥不断，而近似漏症，治当调养经血，固摄冲任，如卫生汤之剂加减，如当归、白芍、党参、山药用量宜大，更添二至丸及滋补肝肾之品：菟丝子、鹿角霜、金樱子等。辛温燥烈之品少用，如川芎、当归之类，以其温则行，辛则散，易促血行，而血外溢。如必用时，当配以阴柔之药如生地、熟地等。要知阴虚血热，其血不宁，不宜助热，热则动血，而易于出血。

治法虽然应该清热凉血，血药用过凉又易损伤脾胃，而见食少腹痛便溏，服药期间，如过食生凉亦可出现此等征象。脾胃为后天之本，生化气血之源泉，脾胃运化功能减弱，对血液病的治疗影响较大，尤其再生障碍性贫血，亟须依赖脾胃吸收饮食物中的精微来充养，食疗将占有很重要的位置。因此用药须凉而不凝，温而不烈，固摄益气养血为治，气固则血止，气摄则血不外溢，化瘀而不动血，止血而不凝瘀，为治疗本病的要点。

曹某，女，13 岁，1981 年初诊。患者自 8 月份开始牙龈出血，去某医院诊为原发性血小板减少性紫癜，经治不见好转，来请宋祚民高诊，曾经服激素和中药治疗，食纳佳，二便可，其他未见异常，唯月经月行 3 次，每次量多，舌胖苔薄，脉大弱，查血小板 1.2 万/mm^3。证属气血两虚，血脉失和。用生龙牡先煎，桑寄生、木瓜、菟丝子、女贞子、旱莲草、山药、黄精、白芍、甘草、鸡血藤等药。水煎服，服药半月后行经，经量较前明显减少，为正常经量，一周净，查血小板 8.2 万/mm^3，上方加龟板、阿胶继服 30 剂，血小板升至 15.7 万/

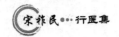

mm³。一年后来诉：行经正常，血小板维持在 15 万/mm³
左右。

宋祚民认为，年龄较大女孩患血小板减少性紫癜，其皮肤
瘀斑一般较少，而月经常过多，有些病人经血淋沥不止，近于
崩漏，此与肝、脾、肾、冲、任失调有关。《血证论》云："肝
主藏血，血生于心，下行胞中，是为血海。凡周身之血，总视
血海为治乱。"血生源于脾，统摄于脾，调节在肝，藏于肝，脾
虚失于统摄，肝虚失于调节，肝肾乙癸同源，肝脾血亏，导致
肾气不足，肾司开合不利，失于闭藏，因而冲任不固，奇经受
损，络血不宁，致使经水量多，淋沥不断。《素问·调经论》
说："病在脉，调之血，病在血，调之络……"因此，治以调络
养血，固摄冲任，下元得充，气血得和，紫癜见消。

冯某，男，7 岁，患儿自幼时有鼻衄，磕碰后身有瘀斑，
未引起家长重视。4 岁时，因拔牙而出现流血不止，经外院检
查，患儿血小板 $182 \times 10^9/L$，出血时间 2 分，凝血时间 13 分，
凝血酶原消耗试验（PCT）8 秒，纠正试验证实：第Ⅷ因子缺
乏，第Ⅷ因子凝血活性（Ⅷ∶C）测定为 5%。诊为甲型血友
病。曾两次输新鲜血液治疗，症情无明显好转。故求诊中医，
请宋祚民高诊。就诊时患儿右眼睑可见血肿，约核桃大小，右
侧颜面漫肿青紫，右侧鼻孔红赤，口角糜烂，躯干及四肢皮肤
散在瘀斑。伴见纳少、自汗、乏力、精神弱。舌红、苔白厚，
脉弦细。患儿有家族史。中医辨证：气血两虚，外伤血瘀。治
宜先以凉血化瘀治其标，再以益气养血固其本。方药：白茅
根、地榆、当归尾、穿山甲、元参、天花粉、桃仁、红花、赤
芍等，另加三七面与中药同服。

服药 7 剂，精神明显好转，右眼血肿渐消，口疮已愈。又
进原方 7 剂后，右眼血肿基本已消。患儿纳食不馨、倦怠乏
力、自汗等症状，便呈现出来。其舌淡红、苔白，脉弦细。中

医治疗大法改为健脾养胃，益气养血，以后天补先天。方药改为：全当归、生黄芪、茯苓、莲子肉、黄精、藿香、天花粉、陈皮、焦山楂、旱莲草、元参、藕节、竹茹。

患儿服前药 14 剂后，纳食明显增加，自觉周身有力，出汗减少，前方加砂仁、白芍、甘草。全方草药粉碎，共研细末，炼蜜为丸，每丸 3g，每次服两丸，每日服 3 次。

患儿连续服药半年，诸症消失。复查血液：血小板、出血时间及凝血时间均正常，凝血酶原消耗试验 30 秒，亦在正常范围，第Ⅷ因子凝血活性测定升至 87%，正常范围。10 年后追访患儿，一切正常，无鼻衄及紫斑出现，无任何出血现象，身体健康。

患儿有家族史，其症状及体征、化验均支持甲型血友病的诊断。从化验分析，此患儿属轻型血友病患者。其就诊时，因出血症情较急，自当急治其标，以安血消肿为大法，选用凉血止血、化瘀和血之方药治之。白茅根凉血而又行血，地榆凉血可止血，天花粉凉血且可化瘀，三药凉血益阴为主药。方中用咸寒软坚之元参，代替犀牛角凉血止血，并以桃仁、红花、赤芍以和阴活血化瘀。因为肿过甚，非一般化瘀消肿之药所能胜任，况血瘀络外，蓄于皮内而肿，故用当归尾、穿山甲以其力略猛，方能达络而疏经通脉，令血行其道，并加以化瘀止血的三七面与汤剂同服，可祛瘀生新。

宋祚民讲，此系采用唐容川之止血、宁血、化瘀、养血等法之意。患儿血肿消退后，选用健脾养胃之剂为固本之法。肾为先天之本，脾为后天之本，全身气血皆赖于脾胃之水谷精微的滋养，故健脾养胃乃以后天补先天之意。方中黄芪益气，当归养血，茯苓、莲子肉、黄精、陈皮、山楂健脾养胃，旱莲草、元参、花粉养阴，藕节止血，竹茹和胃。后又加入砂仁芳香醒脾，白芍、甘草酸甘化阴。配制丸药，乃以丸药之缓力徐

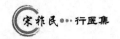

徐图之。

血友病属血证，多因先天肾气不足，血脉脆弱，脏腑气血失固，后天脾虚，统摄失职所致。骨髓充盛则气血运行正常，气血失固则血流妄行，溢于皮下为瘀为斑，出鼻窍为鼻衄，走下窍则便血尿血。因此治疗本病宜益气固摄，养血止血。

中药可选用生黄芪益气固表，党参或生晒参大补元气。络脉空隙，气必游行作痛，且血以气而溢，故予益气类用之。养血如生白芍、当归等用量宜大，便溏者不宜多用，或加健脾益气之山药。固摄用生牡蛎软坚固摄，化瘀消肿，或加用诃子、乌梅等固涩收敛之药。化瘀养血可用鸡血藤、木瓜或花蕊石等药，化瘀而行瘀，木瓜、鸡血藤还可荣养血脉并敛血通脉。汉三七亦有养血行瘀的功效，是虚可补养、瘀可行化双向治疗的佳品。云南白药其行瘀之力较强，且可止血，具有消肿止痛的功用。对瘀肿，常用清化达络之忍冬藤、忍冬花，尤其是局部灼热红肿者，用之更佳。瘀肿在上肢加用桑寄生，在下肢则加用桑枝、川牛膝以通经达络行气，苏木有很强的行瘀止痛的功用。肿甚可加用制乳香、没药，但用量宜小，一般在 1.5～3g，多用则碍胃而引发呕吐。忍冬花与生黄芪合用，可益气消肿。止血药一般应配合活血养血药一起应用，如川芎温通可以行瘀，但须配以柔药如生地黄、熟地黄，或阿胶珠养血、止血较为稳妥。单纯止血用仙鹤草，鹿衔草量可略大，茜草、坤草量不可多。一味丹参胜四物，小剂量丹参可养中有化，大剂量则可破血。肿瘀日久不能消散者，可在养血活血药中，加用助肾阳之仙灵脾，以资生化运行气血。尤其是停用激素时应加服温补肾阳的药物。消肿止痛是在养血的基础上，略加活血，以养血为主，化瘀为辅，要知益气可止痛，气壮能制痛，气微则痛剧，因气行舒畅则血滞得行、疼痛得止，以通则不痛故也。

此非用破血而是治气以行血是也。

北京中医医院儿科曾开设小儿血液病治疗专台，由宋祚民主诊。数年间应诊者比肩继踵，接顾不暇。在诊病之余，宋祚民将其治疗小儿血液病的经验、体会，撰写成论文《中西医结合治疗小儿白血病方案的探讨》发表在 1983 年 1 月《山东医学》杂志，《血液病治疗撮要》发表在 1986 年 3 月《北京中医》杂志，深受医学同道的赞誉，并且获得北京市中医学会论文一等奖。

3. 小儿多动　平肝调脾

小儿多动症，目前已成为临床常见疾病。中医对本病的研究自 20 世纪 80 年代开始。中医普遍认为，小儿多动症的发病与小儿生理上的"脾常不足""肝常有余""肾常虚"，关系密切，临床根据小儿症状的主次而分成心脾两虚型、肝肾阴虚型、痰火扰神等证型，各型之间相互关联，相互影响。肾为先天之本，若患儿先天禀赋不足，加之后天调养不当，则致阴阳失衡，形成肝肾阴虚、肝阳上亢、肝风内动之候，如烦急易怒、形体多动。肝藏血，血属阴，肝肾阴虚则阴血亦虚，血不养心则注意力涣散，易忘事。脾为后天之本，小儿饮食不知自调，"饮食自倍，肠胃乃伤"，脾运失司，生化乏源，先天之肾得不到充养，阴血无以化生，心脾两虚而引发诸多证候。

宋祚民对小儿多动症进行了多年的研究，他观察到，多动症状如摇头、眨眼、耸肩及上课做小动作等，与注意力涣散、学习成绩差相比，在服药一定时间后，多动症状最早出现好转，随后注意力及学习成绩逐渐出现好转。在痊愈的病人中，多动症状最早消失，继续服药则注意力及学习成绩逐渐恢复正常。因此他认为，肝主筋主风，肝气过旺则肝风动，肝风动则筋拘挛，身体多动。肝主气，气贯穿于全身，肝气调达，全身舒畅，五脏俱荣。肝气郁结则烦急，易激惹，任性冲动。肝气郁结则五脏之气不畅，五脏为之累而损，如心主思，心气不畅则才思不敏，神思涣散，学习成绩下降。所以肝是主要矛盾。也就是说，在五脏中，肝对于小儿多动症最为重要。

在治疗时，宋祚民多采用平肝潜阳为主，但亦不忘脾胃，总是在治法上，兼顾健脾养胃，把它作为辅助的方法，用于治疗小儿多动症。

在辨证用药基础上，根据患儿多动的特点，加用重镇安神之品缓解症状，选用龙骨、牡蛎、珍珠母、灵磁石等，具有平肝潜阳功效，又能宁心安神的药物。现代医学研究认为龙骨、牡蛎煎熬后有抑制骨骼肌兴奋的作用。宋祚民还常用生石决明、白蒺藜、杭菊花、杭白芍、石菖蒲、川郁金、僵蚕、蝉衣、薄荷、茯苓、山药等中药。对于痰蒙清窍，多动难以制约，多语不避亲疏，抽动较重者，可加用青礞石、天竺黄，或将礞石滚痰丸、牛黄抱龙丸加入其中，同煎服。即在每次煎药时，用布包 1 丸礞石滚痰丸，或牛黄抱龙丸，放入汤药中同煎。对于多动频繁者，在应用钩藤等植物药效果不好时，应加用全蝎、蜈蚣等动物药，镇痉息风止动。

对于多动不甚频繁，体质较弱者，治疗时要以健脾为主，应用宋祚民自制的悦脾汤加减治疗之。虽有多动不治动而治以调脾，此乃不治动而动则自止之意。

迟某，男，8 岁。患儿四肢时时不自主抖动月余，同时腹肌不时上下抽动，在受批评、训斥时症状加重。上课时精神不集中，小动作较多、烦急，易激惹。查体见患儿形体消瘦，舌体瘦小、舌质偏红、少苔，脉弦细。中医辨证为肝肾阴虚，肝失所养，肝郁气滞。治宜滋养肝肾，疏肝理气。方药：生石决明 30g（先煎），珍珠母 15g（先煎），杭菊花 10g，杭白芍 12g，生地黄 10g，枸杞子 10g，女贞子 10g，旱莲草 10g，当归

10g，石菖蒲 10g，川郁金 10g，百合 10g，钩藤 15g（后下），川楝子 10g。

患儿服药 7 剂后，诸症大减，自诉有时上课感到头昏不清，加荷叶 10g 以升清阳之气，加茯苓 15g 健脾渗湿、宁心安神。

坚持服药 28 剂，家长反映患儿情绪稳定，多动症状基本消失，上课已基本可以坚持听讲，学习成绩有所提高。继服前药，改两日服 1 剂，连服 3 个月后停药。

1 年后追访，患儿正常，多动症痊愈后未出现反复。

此例患儿消瘦，平素急躁易怒，舌体瘦小偏红，说明其多动属肝肾阴虚，水不涵木之证。病位主要在肝肾。肾为先天之本，肝肾同源，小儿阴常不足，加之调养不当，造成肝肾阴虚之候，导致出现肝阳偏亢之象，如急躁易怒、多动多语。本病虽以多动为主症，但本型中以肝肾阴虚为主要矛盾，因此治疗时应从滋补肝肾入手，不能一味安神。通过滋养肝肾，阴血得以充盈，自能达到平肝息风之目的。

童某，男，11 岁。患儿多动不宁数月，老师反映患儿上课注意力不集中，不能按时完成作业。伴见面色少华，时有气短心慌，夜寐不安，纳差，大便溏薄，一日一行。校对试验水平较差。舌质淡、苔薄，脉细。中医证属：心脾两虚，心神不宁。治宜补益心脾，宁心安神。方药：藿香 10g，苏梗 10g，竹茹 10g，佛手 10g，太子参 10g，沙参 15g，焦三仙 30g，天花粉 10g，乌梅 10g，茯苓 15g，黄芪 10g，山药 10g，石菖蒲 10g，川郁金 10g，炒枣仁 20g，钩藤 15g，夜交藤 10g。

服上药 14 剂，患儿纳食明显增多，面色好转，睡眠较前安稳，但上课仍不能认真听讲，精神不集中。上方加五味子 6g、麦冬 8g，取生脉散之意养心敛气；加珍珠母 15g 镇心安神。

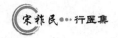

再进 30 剂，家长反映患儿上课能坚持听讲，回家后能主动完成作业，经查校对试验水平已在正常范围。

患儿素体脾虚，故见面色少华、纳呆、便溏等症状。脾胃乃后天之本，气血生化之源，脾虚则生化乏源，五脏六腑失于滋养，而出现气血不足之证；脾主气，心主血，故表现为心脾两虚的症状，所以在治疗时应从心脾入手，用悦脾汤为基础方加减，健脾益气，使中焦得以运化，健脾开胃，使水谷得以入化，脾运强健，气血得有化生之源，故脾气充盈，则心气、心血亦得以充盈。用生脉散养阴益气敛气，心气盈则心神宁，心血充则心有所主，起到补益心脾、安神定志的功效。

4. 咳喘清热　后期调脾

咳喘乃小儿常见病，宋祚民认为，小儿咳喘以热证、实证多见。虽外感风寒，亦可迅即化热，此因小儿乃阳盛之体的缘故。因此，宋祚民主张对痰热咳喘应"一清到底"，其理由有三：①咳嗽多属外邪侵袭肺卫，因之新邪表邪当清之疏之。②咳喘发作之因，多与摄纳饮食密切相关，肥甘厚味，壅滞酿痰，阻碍气机，郁而化热，痰热郁肺，肺失清肃故发咳喘。因之清化热痰为正治之法，痰热祛除，肺得肃降则咳喘自平。③素患咳喘之儿，每因外感诱发，新邪不去，旧疾不除。感邪之后，肺卫失宣，郁而化热，肺脾失调，湿困生痰，痰热浊聚，蕴郁闭肺，致咳喘复发。因之，邪之不去，咳喘不宁，故当清化痰浊，祛邪务尽，方可肃清咳喘。当然久喘，脾肾皆虚，亦无新邪，而作喘，法当摄纳固敛者，不在此例。

在清热之后，宋老总以调脾胃收尾。因为，宋老认为，无论外感，抑或饮食内伤，都会不同程度地伤及小儿的脾胃。脾胃为后天之本，一时一刻也不能忘记。这时，宋老的悦脾汤就成了主角而大显身手。

总之，宋老治疗小儿疾病，时时刻刻不忘调护脾胃；在治疗方法上，亦总以不伤脾胃，不失气血为原则。

九、坐诊解惑 会诊疑难

随着时间的推移，宋祚民的名气越来越大，不仅在出门诊时病人特别多，而且常有进修生及下级医师来学习。每当出诊日，诊室都被坐得满满的，都是来听宋老看病时结合病人情况讲课的。

宋老还经常被邀去外院或外地参加会诊，曾先后去过北医一院、北医三院、陆军总院、卫戍区医院、空军总院、天坛医院、朝阳医院、友谊医院、积水潭医院、铁路医院、人民医院、市儿童医院以及 711 医院、713 医院、第一传染病医院及第二传染病医院和酒仙桥职工医院等处，还去过外地与本市郊区的一些医院进行会诊治疗或讨论病案。这些会诊和讨论，大都针对疑难病证、顽症或危急病证。

宋祚民常常说，在看病时认清、认准病证最重要，认得好，便能使某些不治之症神奇康复，诚如先师孔伯华所言："医之治病首先在于认证，将证认清，治则如同启锁，一推即开。"

1985 年，北医三院收治一患儿王某，他出生刚 50 天，体重只有 2000g，患小儿肺炎并发霉菌性肠炎，经多方抢救仍奄奄一息。宋祚民去会诊时，患儿在暖箱内输氧输液，骨瘦如柴，面黄如纸。医院和家长都认为希望不大。宋祚民看后也确感棘手，患儿太小，病势太重。于是提出先调养脾胃，固气止泻，保住后天之本，然后经过几次中药灌服，终于使其痊愈出院，这件事曾在医院内外引起一时轰动。

1988 年初，患儿牟某来诊。家长诉：患儿每天抽搐、傻笑、两眼发直，语言严重障碍，两手毫无握力，吃饭不知饥饱，经一家市属医院脑神经科诊断为婴儿痉挛症，CT 检查确

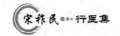
定为脑萎缩。此病当今国内外尚无良好方法治疗，只能用些镇静药物，但多无疗效。宋祚民接诊这位小患者时，他不会站立，不会说话，双目呆视，手指冰冷。经慎重思考后宋祚民认为，此病应先镇肝息风、醒脑安神，佐以芳香通络，然后再调养脾胃、养血行瘀。所以用生石决明、白蒺藜、钩藤、僵蚕、生鳖甲、鸡血藤等十多味中草药调治。患儿服药几次后抽风次数减少，继而抽风停止。再继续服药一月后，能自己拿东西和短时间站立。再经过一段时间治疗，他开始能迈步走路，并咿呀学语，而后不但会叫爸爸妈妈，而且脑电图检查结果也表明，脑功能已恢复近于正常。此症中外医学界都无良方医治，能有此效果可算是一个奇迹了。

运用中医理法方药治疗现代疑难病，是中医药发展的一个重要课题。在多年临床实践过程中，宋祚民总结出一套完整的中医论治思路，如巨细胞病毒性脑病（每晚抽风，视力障碍），治以柔肝息风，开窍除痰；帕金森氏病（全身颤抖激烈，饮食困难），治以填补真阴，潜阳柔肝，镇肝息风，从痿痹论治；病毒性脑炎后遗症（神志不清，情绪激动，失眠烦躁），治以利清窍开痰浊，通脑络化瘀滞。久病必虚，无论采取什么方法，都离不开脾胃，总以调理脾胃、调补气血而贯穿其中，并殿后收尾。

十、古人经验 继承创新

宋祚民在 20 世纪 90 年代初退休了，但仍然每周在北京中医医院出个门诊，有空余时间了，就看看书，研究研究中医的经典。

《黄帝内经》有云："有诸内必形诸外。"《黄帝内经》是两千多年前古代医家经验之集大成者，对疾病的发生发展、病因病理、诊断、治疗、预后，都有着极其准确的记述。

中医诊断疾病，讲四诊合参。四诊即指望、闻、问、切四个方面。四诊中又以望诊为首，尤其是儿科更是首重望诊。古人有"望而知之谓之神"之说。《黄帝内经》记载："凡治病，察其形气色泽，脉之盛衰，病之新故，乃治之，无后其时。"《黄帝内经》还云："赤色出两颧，大如拇指者，病虽小愈，必猝死。""黑色出于天庭，大如拇指，必不病而猝死。"从上述的几段文字可以看出古代医家对望神色形态是十分注重的。对于古人的这些论述，宋老也有一个认识与实践的过程。

1956 年宋祚民在积水潭医院儿科病房工作，当时麻疹肺炎流行，医生对麻疹未出而高热不退者，多用辛凉透疹法。疹出透后，肺部的细密啰音即消失，病情亦好转。如疹已出仍然高热不退者，经用清热解毒合清热养阴法，疹出齐而热退，肺部炎症易吸收。尚有并发肺炎、腮腺炎、肾炎的头面全身浮肿，经用普济消毒饮加减，服后头面肿消、疹点外透、腹肿见消、腹背疹点满布，及至下肢肿消、疹齐，肺炎、腮腺炎、肾炎亦愈。但有一个患儿的情况就有所不同，此患儿为 3 岁男孩，系因麻疹肺炎入院，宋祚民上午查房时，见其咳喘不剧，身热，体温 38.6℃，但精神较弱，两颧发赤，大如拇指，边界清楚。宋祚民见此情景，不由得想起在上学时，一次讲《黄帝内经》课，老师特别着重讲解《黄帝内经》中"赤色出两颧，大如拇指者，必猝死"的经文，反复强调这是患者病情不好的先兆症状。于是他急忙去找病房主任，委婉地问："您看那个小病孩病情是不是不好？"病房主任到病房检查患儿心肺后，问："你怎么看？"宋祚民说患儿两颧发赤，《黄帝内经》上说可能会猝死。病房主任听后说："哦，我看只是循环不好而已。"至下午二时余，护士突然呼叫医生看患儿，当时宋祚民与病房主任赶到病床前，只见患儿张口深呼吸几口后，头即向右侧倾斜，呼吸心跳停止，虽经全力抢救，其因呼吸循环衰竭而死亡。此病例给宋祚民留下的印象很深，内心十分钦佩古代医家对疾病预后判断的准确性。

20世纪60年代初，宋祚民带领西医学习中医第一班实习时，一天上午开诊不久，在看完第一个病人后，一个坐在候诊椅子上的年龄约50岁的男患者，突然急惶惶走进诊室，其神色焦急，面色褐暗，两颧紫赤，扑向诊桌说："我心中好难受！"随即用头压两手肘伏于桌前，宋祚民马上按其脉，脉象消失，心脏停止跳动。他让实习医生抬起患者放在床上，进行心脏按压，人工呼吸，终抢救无效。他发现此患者两颧紫赤如手指大小，遂结合上次的案例，给实习医生讲解了《黄帝内经》中关于"赤色出两颧"的论述，以及自己的体会，并告诉他们，在今后的临床工作中，对这类的患者尤其要引起注意。

1977年宋祚民在医院值班时，又遇到这样一例。这是一个15岁的男孩，身体瘦弱，嶙骨嶙峋，性情孤僻，其父母感情不和，他也不喜欢与同学交往。一天他下学回家，自觉胸闷憋气，晚饭后便和衣而卧，至深夜自觉呼吸困难，由其父送来急诊。宋祚民接诊后，见其面色苍黄，头汗淋漓，两颧红赤大如拇指，心中咯噔一下，心想：此征兆不好。诊其脉：细促结代，又查心电图：节律不齐，伴室上早搏，Q波短小。他认为，脉细、促、结、代为心气心阴欲脱之象，应急予独参汤，徐徐频饮，患者服后胸闷憋气见缓，头汗减少，神情稍安，症状缓解。本应住院治疗，因无床只能暂时回家服药。宋祚民不放心此患者，反复叮嘱其父，要密切注意孩子的病情变化。患者回家后，病情日见好转。宋祚民听说后，想：看来病虽见"赤色出两颧"，但只要治疗及时，也未必猝死。谁知这个孩子后来因期末考试，复习繁忙，复觉胸闷气短，时时太息，其父为他换方取药一次。后听其父说考完试后，仍时时太息，夜寐说梦话。一日夜梦中突然大声疾呼"唉呦、唉呦"两声，其父以为说梦话，未予理会。第二天早上，未见孩子起床，遂到床前去叫，见其俯卧，头顶床枕，紧握双拳，指甲青紫，四肢发凉，牙咬口唇，呼吸早已停止，未及救治。宋祚民听说后，心中很不是滋味，于是开始查找相关资料，并仔细分析此患儿的病情变化及用药好转等方面的细节，以及以前那几个病例的情况，认为：此病虽疑难，但也未必就不能救治。

1999年10月，11岁的李姓男孩来到北京中医医院请宋祚民诊病。家长诉：孩子前两天高热，现仍有低热、口干渴、无汗、胸闷憋气、心烦、周身酸痛、面红、两颧部位色红更加明显，大如拇指，与周围皮肤界限分明。舌绛红苔白，少津液，脉沉细结代。宋祚民看其有两颧红赤，十分重视，反复认真地听心脏：心率120次/分钟，早搏7次/分钟，有二联律、三联律、四联律，心尖部可闻分裂音。急查心电图：心律不齐，电轴左偏，P－R间期缩短，V_4、V_5 ST段下移30.05mm。患儿昨日在外院查心肌酶 CPK 316U/L、LDH 198U/L、GOT 24.3U/L。被诊断为急性心肌炎。因不愿住院，来找宋祚民看中医。宋祚民分析后认为，此患儿虽有两颧红赤大如拇指，但属中医的外感时邪，热入心营。当即给他服用"辛凉疏达、清营宁心"的中药：鲜芦、茅根，菊花，板蓝根，金银花，连翘，金银藤，元参，丹参，北沙参，麦冬，五味子，丹皮，生地黄，莲子心，薤白等。嘱家长，给小儿服药，每日1剂，少量多次，频频予之。密切观察孩子的病情变化，视病情及时就诊。

患儿共服药14剂，当服到第4剂时，面色已正常，两颧红赤消失，心慌、气短、乏力等症状明显减轻，又服药10剂，原有症状全部消失，心率76次/分钟。心电图显示：窦性心率，电轴左偏，心肌酶亦正常。宋祚民不放心，时不时就打电话问一下，追访一年多，小儿一切正常。

经历了这几个病例，宋祚民认为，如今医学正在飞速发展，各种诊断技术层出不穷，已经大不同于古代。对于"赤色出两颧，大如拇指者"，只要治疗及时，还是可以不死的。《黄帝内经》中说："赤色为心所主，赤色为热。"也就是说，赤色与心脏之间存在着一定的联系，最后这个病例充分证明了这一点。通过这一病例的各项"现代化"检查，可以充分地证明"赤色出两颧，大如拇指"的症状与急性心肌炎之间存在着密切联系。因此，当患者有"赤色出两颧，大如拇指"的症状时，应当注意密切监护，如出现病情变化，就要及时抢救，方可能挽救患者的生命。

《黄帝内经》中除有"赤色出两颧，大如拇指者，病虽小愈，必卒死"的记载以外，其经文中还有："黑色出于天庭，大如拇指，必不病而卒死"的记述。宋祚民在临床中曾遇到过这样一例。

2000年6月的一天上午，宋祚民正在出门诊。一约30来岁的男性患者因腹胀、浮肿、呃逆、干呕不思食等，经人介绍来向他求治。该患者自1995年5月曾因呕吐、不能食住院。经化验肝功不正常，澳抗阳性，被诊为乙型肝炎。经用核糖核酸、肝炎灵治疗3个月，肝功正常而出院。1996年11月复出现不能食、呕吐等症住院。经查肝功不正常，肝炎复发。又治疗1月余，肝功未正常即带药回家，

宋祚民细问近况：患者两天前高热40℃，经用西药已退，现自觉脘腹胀满、下肢浮肿，时觉两胁胀串作痛、忽左忽右移动，左侧为甚，时时呃逆不能自控，干呕不思食，大便1日1~2次，尿少黄赤灼痛，双目干涩，视物模糊，日落黄昏后加重。宋祚民看患者消瘦病容，面色褐暗失泽，天庭部呈现大如拇指的黑色瘀斑，其界限清楚，他用手压之，未见褪色，唇亦暗紫，但爪甲发白，舌尖边红、苔薄黄，舌体略胖大，两寸

脉大，关尺脉沉弱。患者胃脘部高凸，腹大如瓮，有蜘蛛痣、肝掌，量腹围93cm，腹部青筋暴露，按之疼痛，少腹胀满，双下肢浮肿凹陷没指，有散在紫癜。

宋祚民看后认为，此患者病在肝肾两脏，脏真受损，中焦壅阻，升降失调，脉道不利。天庭部出现的大如拇指的黑色瘀斑，按照《黄帝内经》所说，预示着该患者病情严重，预后不良。他经过反复考虑，斟酌再三，决定先治标除邪，疏肝理气，软坚散结，化瘀通络，消胀行水。因其病源在肝，而肝以疏达为本，所以疏肝理气，调其中焦壅胀，以使升降之机畅行，等患者的病情有所缓解再软坚化结，和胃降逆止呕，理气消胀。他选用生牡蛎、鳖甲先煎，旋复花包煎，汉三七粉冲服，再选王不留行、柴胡、川楝子、延胡索、地肤子、大腹皮、路路通、泽兰叶、代赭石、竹茹、佛手、苏叶、黄连等，以水煎服，再加西黄丸与汤剂同服，另取竹茹煎汤代水饮。

服药后第二天患者已不呃逆，服7剂后思食知饥，大便日行5～6次，泻后自觉舒畅，腹胀见消，腹围减至88cm，尿仍少，两胁左右串痛减轻，时有肠鸣辘辘，黄昏视盲减少。宋祚民看其面色已显光泽，天庭黑色已褪，但仍可见隐隐的大如拇指的边缘痕迹，腿仍肿可凹，症情见缓。再拟理气消胀利尿之法。患者服药后面显黄色略有光泽（已不黑晦），天庭黑色大如拇指隐隐边皆褪，前额黄略鲜明。精神见好，脘腹已不高凸。平卧可见胸骨剑突。胁略有串痛，脘腹胀满自觉见轻，腹围87cm，纳食见增，日进三餐，食后不觉撑胀。大便日3～4次，成形。腿肿仍凹，但已不没指。

宋祚民认为此乃邪气渐退的征兆，此时应该乘胜追击，扶正祛邪，进而健脾益气、化瘀利水，以期取得全效。调整中药，以水煎服。服药1月后，复查肝功正常，原有症状全部消失。此患者的治愈，让宋祚民十分高兴，吩咐弟子几次去追

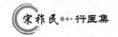

访，看看此病人身体情况如何，并叮嘱：一旦出现不适症状，及时就诊。

宋祚民总结这个病例，对弟子们讲学时，说道：如按医理，此病例有呃逆不能食、胃气绝之征，黄昏视盲有阴气绝之象，结合《黄帝内经》的"黑色出于天庭，大如拇指，必不病而猝死"之论，则症确属危候，尤其按现时诊其肝缩小、血脉不畅、瘀阻，致使门静脉高压，随时有大出血可能，如救治不及时，将导致随血脱而殁。故经云：黑色出于天庭，必不病而猝死。此水乘火位、生气将息之兆，证情危重。济生之心，人皆有之，挽于万一。故以软坚化结行瘀，兼和胃降逆止呕、理气消胀为治疗大法。患者服药后症情好转，呃逆已止，思进饮食，胃中生机已动，清气渐升。大便泻而后畅，浊邪下降，中焦脾胃运转。血脉见顺而不上涌，知其出血现已稍安。阴气未竭，黄昏可视识，此邪去而正未衰败。因之再拟理气消胀利尿之法。再服后，面略有光泽，天庭黑色大如拇指隐边皆褪，诸症皆减，改以扶正祛邪、健脾理气消胀、化瘀通达利水，使其肝功能恢复，故收效。宋祚民认为，此病人所患无论蛊胀，还是黑色出于天庭、大如拇指，皆为古之绝症，九死一生。所幸遇到病人后认证准确，用药果断、及时，还是能将病人从黄泉路上抢救回来。因此，即使是"黑色出于天庭"的病人，只要抢救、治疗及时得法，也未必都会猝死。

中医学向来重视望诊，故有"望而知之谓之神"之语，及"有诸内而形诸外"之说。但现在的中医临床实践中，望诊却没有得到应有的重视。宋祚民认为，现在许多人过多地依赖问诊及现代诊断仪器，而古人在没有现代诊断仪器的情况下能准确地诊断出心脏疾病，并对其预后做出"必猝死"的判断，实在令人赞叹。

十一、教学相长　授业传道

作为一个医务人员，临床医疗只是其工作的一部分，自己的继续教育，以及对下级医师的教学则是必不可少的另一部分。回顾宋老的前半生，他既是一名高超的医疗能手，也是一名循循善诱的教学师长。但他也经历了一个成长的过程。

1958 年宋祚民进入北京中医学校师资研究班进修学习，第二年又被选派到卫生部举办的南京中医学院温病师资班学习，结业后正式调入北京中医医院中医学校任教员，开始了近十年的教师生涯。

中医学校主要是招收中医进修班，宋祚民讲授的课程有《温病学》《中医诊断学》等，还要带学员临床实习。其中有北京市西医学习中医进修班第一、二期的 80 多名医疗骨干，他为学员讲授中医基础与临床，这批西学中班的学员后来许多人都成为中医界的名家。西医学习中医班除了上课学习外，还要分批到中医医院临床实习，如到北京中医医院来学习的北京医学院（现北京大学医学部）一附院的儿科专家、曾留学美国的秦振庭教授、北京儿童医院胡亚美院士、原中苏友好医院（现北京友谊医院）的祝寿河院长、儿科研究所方鹤松教授等。他们分批来北京中医医院门诊，宋祚民作为带教老师，带领他们进行中医临床实习。宋祚民的医疗技术以及医德、医风，给这些人留下了深刻的印象。

宋祚民初到学校时，每天站在讲台上，看到下面的学生年龄与自己差不了几岁，甚至有些进修生比自己还大几岁，心中不免有些紧张，尤其害怕学员提问题，总担心答不上来，下不了台。于是，他每天抓紧一切时间读书，尤其是在上课的前一天，一定要把第二天的课反复看几遍，把与之相关的内容找到，搞懂、搞清楚。俗话说：老师给学生一杯水，自己就要预备一桶水。中医是中国传统文化的一部分，中医内容中有许多的字，已经不常用，或者已经不是原来的意思，就要结合文中意义来讲解，这就需要深厚的古文功底。现在，中医药大学中专有一门课叫医古文，是学生的必修课。幸好，宋祚民上过十年的私塾，对中国的传统文化有相当的基础，查书找资料，并不太吃力。宋祚民又跑新华书店，买来相关的字典、词典、大辞典等工具书，放在手边，随时查阅，把这些资料写进教案，或放在教科书的旁边，讲课时随时可用。

宋祚民最先讲的是《中医基础学》《温病学》。对于初学者而言，中医基础比较难懂，而且枯燥。他也觉得不好讲，怎么才能讲好课呢？他回忆起自己在国医学院当学生时，老师讲课的情景，他们讲课我们为什么爱听？他受到启发，眼前豁然开朗，于是马上行动，把行医十来年遇到的病例写成小卡片，并把它们分门别类用曲别针别在一起，备课时，抽出来夹在教科书里，讲课时随时用。如此一来，非常受学员的欢迎。学员不仅听课有兴趣，而且都非常认真地记笔记。下课后，宋祚民常常被学员围住，请老师解答问题。因为都是一些临床的问题，他回答自如，早把刚开始时害怕学员提问题的心理负担抛到脑后了。就这样，他很快就成了受学员欢迎的教师。

20世纪60年代初期，中医学校主要是招收中医进修班，学员比较少，所以，教师不仅要讲课，还要负责带这些学员到医院实习。在实习时，宋祚民结合见到的病人，讲中医的辨证论治，因地、因时、因患者的情况施教，学员感到收获非常大。到了1966年，学校不招学生了，学校根据教师讲课的专业特长将其分配到医院各科室，宋祚民被分配到北京中医医院儿科，从事中医临床、教学工作。

在北京中医医院工作的二十多年间，他除了每日出门诊给小儿看病外，还为北京市郊区、县中医脱产进修班讲授《中医诊断学》；为北京市名老中医著作研究班讲授温病课；为中华医学会北京分会主办的儿科进修提高班讲授临床课；为北京中医医院举办的多届中医进修班讲授儿科及温病学课等；还受聘为北京第二医学院先后六个班的学生系统地讲授《中医学概论》；除此之外，他还曾多次应邀去吉林、辽宁、内蒙古、山西、河北、河南、安徽等地讲学。

宋祚民通过讲课，不仅传授了自己的经验教训，总结了自己的心得体会，而且博涉了同辈的某些成就，无形中增长了自己的知识，从而充实了临床操作的内容，有利于帮助自己进行中医科研工作，这正是临床、教学、科研"三结合"的理想办法。几年来，宋祚民从"三结合"中似乎尝到了某些甜头，深悟到，没有教学（理论）和临床（实践）经验，进行科研往往困难甚大，乃至一事无成。

宋祚民发现一些小儿常见疾病，如发热、腹泻等，如今有的竟成了疑难病，过去治疗时大多是药到病除，而今却是久治不愈，甚至药量增加到几乎与成年人无异，仍收效甚微。宋祚民认为这主要是人体逐步产生了抗药性的结果。于是宋祚民与科内同道一起，针对新情况、新问题，进行研究，合作研制、改进了一些药剂，如小儿平热散，止泻散，厌食剂，悦脾散，心肌炎Ⅰ、Ⅱ、Ⅲ号，治疗血液病的生血糖浆，育血Ⅰ、Ⅱ号等。这些品种在过去我国传统的中药成药中大都没有，经临床使用后效果满意，有的还被列入《药典》投入生产。其中育血Ⅰ、Ⅱ号在《小儿血液病》杂志刊登以后，引起了专家们的广泛关注，患者使用后普遍反映效果良好。止泻散在中华全国中医儿科学会展览后，一些老专家们甚是关注，各地广泛采用后，大都认为效果满意。厌食剂研制出后，宋祚民自己临床应用1000余例，患儿家长纷纷来信反映效果显著。这些研究成果从某种意义上填补了我国儿科中成药的部分空白。为研制

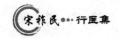

这些新成药，宋祚民翻阅了不少医籍，并根据当今儿童的体质特点、生活习性、饮食结构等诸多情况，结合自己的临床观察与摸索，反复进行试验，才取得如今的结果。此外宋祚民十分注意总结自己的临床经验，发表论文数十篇，如《中西医结合治疗小儿白血病方案的探讨》发表在1983年1月《山东医学》杂志，《血液病治疗撮要》发表在1986年3月《北京中医》杂志，《小儿心肌炎的辨证论治》发表在1985年3月《辽宁中医》杂志，以及《风湿性心脏病心房颤动伴雷诺综合征》发表在1987年3月《北京中医》杂志等等。这些专论多从较新或全新的角度，探讨并阐述了中药治疗血液病、心脏病的心得体会，尽管它是初步的，抑或说是不很成熟的，但这是对中医事业的一点贡献，也是对中医后来者的一点帮助。每每想起这些，宋祚民都感到十分欣慰。

宋祚民在教学中杏林春满，桃李天下，许多医院都有他的学生。他还收了一些中医传承的徒弟，收的第一个徒弟叫吴普增。当时正值20世纪60年代初期，密云地区闹乙脑，病人的死亡率很高，惊动了市政府。北京市卫生局从市里抽调了一中一西两个医生到密云指导治疗工作，这个中医大夫就是宋祚民，而吴普增是密云县医院的中医大夫。县里指派吴普增跟随宋祚民左右，照顾他的生活。吴普增人非常老实，每天跟在宋祚民身后，查房、治疗，有时还要提着小药箱下村入户，为村民巡诊。吴普增拿个小本在宋祚民身旁边走边记，不知不觉跟宋祚民学了不少治病的经验。每当回到住处，吴普增给老师打水洗脸、打饭、铺床等，勤快而麻利。宋祚民十分喜爱这个年轻人，抽空就给他讲小课，还把吴普增介绍到中医进修学校学习，使吴普增获益匪浅。就这样当吴普增提出要拜宋祚民为师时，宋祚民毫不犹豫地一口答应下来。宋祚民回到学校把收徒的事情向校长做了汇报，得到了单位领导的肯定和支持。于是吴普增就经常到老师的学校听课，并通过宋祚民老师认识了学校的许多老师，学到了许多中医理论与治病经验，为后来成为密云县医院中医科主任、密云当地的一方名医打下了深厚的基础。

宋祚民共有五个子女，只有长女宋文芳继承父业，在北京中医界小有名气，2004年后到马来西亚行医数年，名声鹊起，很受当地华人欢迎。次女宋文琪虽然也在医学界，但干的是西医检验，另有三子皆在其他行业，可喜的是长孙女宋瑾从小在爷爷身旁，耳闻目睹，立志中医，2004年北京中医药大学毕业后，在北京中医医院从住院医生做起，一步一个脚印，为接爷爷的班在做大量的积累，其前途无量。

1989年，北京开展老中医经验继承工作，宋祚民作为指导老师收长女、鼓楼中医院大夫宋文芳，以及北京中医医院大夫李建为徒，指导学习三年后，宋祚民师徒组荣获北京老中医经验继承工作三等奖。1998年，在北京京城名医馆拜师会上，宋祚民收北京东城区鼓楼中医院儿科韩谨医师为徒，学习三年。2003年宋祚民入选全国500名老中医药专家，参加第三批全国老中医药专家学术经验继承工作，李建作为国家级的徒弟、宋文芳作为市级的徒弟入选，继续跟宋祚民老师学习三年，结业时，宋祚民老师荣获优秀带教老师，此次仅有六名学员获得优秀学员的称号，李建是其中之一，取得这样的成绩，宋祚民非常高兴。

李建回忆说："1983年我来到北京中医医院，宋老是当时的儿科主任，他把我们领到科里，详细地介绍了中医的现状，鼓励我们努力学习，接好班，争取成为新一代的中医。人都说：老中医的经验，密不可传，但宋老却毫无保留地把自己的一些经验方告诉我们，给我留下深刻的印象。后来，国家中医药管理局开展名老中医经验继承，我作为北京市的徒弟和全国

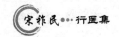

的徒弟两次拜宋老为师，跟师学习六年。此后在宋老来出门诊时，仍然给老师抄方学习。"宋老常对李建说："你都正主任医师了，工作忙，门诊多，就不用来了。"李建说："在您面前，我永远是学生，我要跟到老学到老。"

宋老年至耄耋，今年九十整，患有高血压、冠心病、前列腺肥大等疾病，并且幼年患骨结核致左膝关节强直、融合、不能弯曲，行走十分不便。2006 年宋老更是突患肾结石、尿血、腰痛，十分严重。宋老在病情稍有好转的情况下，即开始在宋老病房中为学生讲课。宋老不止一次地说："我虽然住院了，但是继承工作不能停，我年纪大了，我要在我的有生之年，把我看病经验传下去，为弘扬祖国医学尽自己最大的力量。"病房的医生护士都十分感动。

宋祚民老师带徒授课，不缺勤，不请假，牺牲了大量的个人时间，写笔记，认真备课，在每周三个半天门诊看病时，随时传授外，还另找时间，起小灶，将其毕生的经验无保留地传授给学生。

宋老给我们讲课时，人多上大课，人少讲小课。每次讲课前，宋老都要备课，尤其是近几年，他老人家记忆力不如从前了，想起来要讲什么，怕忘记就在平时常待的地方准备几份笔纸，以便随时记下来，后来，又让一个徒弟去买来小录音机，放在身边，以录下讲课的内容。师娘曾给我讲过这样一件事：一次夜里，师娘被嘟嘟囔囔的说话声惊醒了，一看屋里很黑，是宋老在说什么，心里说：老头子从来不说梦话呀，这是怎么啦？拉开灯一看，才知道是宋老对着录音机说话呢，原来，宋老夜里突然想起一件要讲课的事，怕起床忘记了，又怕开灯惊醒了老伴，就摸黑开开录音机，小声地说起来，没想到还是吵醒了老伴。

宋老常说："给你们讲课，也是我自己在复习过去学过的典籍，总结我的看病经验，对自己也是一个促进。"其实，宋老给我们讲课，总是结合临床，讲出新的东西，讲出自己的体会，从不保留，可谓呕心沥血，一切为了我们的成长，为了中医事业能够后继有人，为了中医能够发扬光大。

2004 年 11 月，在前门东侧的钓鱼台国宾馆内，由北京中医药学会与炎黄国医馆联合主办了"宋祚民行医六十周年"纪念大会，同时，举行了收徒仪式，徒弟吴普增、宋文芳、李建、张维广先行拜谢师恩，新收徒弟宋瑾、叶明、杨景海、贾少林、李辛、叶茂茂鞠躬、献花，行入门拜师礼，老师赠书认徒。国家中医药管理局、北京市中医药管理局、北京中医药学会的领导前来祝贺。孔伯华的三公子孔嗣伯前来祝贺，并送上"师承孔门，哑科独步"的贺词，国家中医药管理局原局长胡熙明亲笔题写"国医名师、杏林楷模"的贺词，与会人员二百余人，场面热烈而隆重，会后相关媒体做了大量报道，引起同道的广泛关注。

宋祚民行医六十多年获得很多荣誉，早在 1984 年，他被评为北京市科协积极分子，受到表彰。1986 年，他获北京市卫生局颁发的"从事中医工作三十年"荣誉证书，1988年获中国中西医结合研究会颁发的"培养中西医结合人才贡献"荣誉证书，1990 年获中国中医药文化博览会授予的百名专家荣誉证书，1995 年获北京市中医药管理局颁发的"北京市老中医工作中作出突出贡献"荣誉证书，2000 年荣获北京中医药学会颁发的建会五十周年"中医药工作贡献奖"奖杯，2003 年获首都医科大学颁发的"从事中医教育工作三十年"荣誉证书，2008 年被评为全国第三批老中医药专家学术经验继承工作优秀带教老师。

十二、养生保健　益寿延年

宋祚民如今已九十岁高龄，仍精神矍铄，每周数日出门诊，坚持为病人服务，使许多晚辈医生赞叹不已。

宋祚民的健康高寿与其在精神上的无欲无求有很大关系。他一次给徒弟们讲课，谈到养生时说：祖国医学十分注重养生，在古典医籍中，讲养生的书或书中的篇目，可以说浩如烟海，俯拾即是。比如《黄帝内经》是现存中医最经典的著作。在这部书中，讲养生的篇目超过了讲治疗的篇目，尤其是开篇《上古天真论》中提出："虚邪贼风，避之有时，恬淡虚无，真气从之，精神内守，病安从来。"以及"食饮有节，起居有常，不妄作劳"。这里涉及饮食、运动、起居、自我保护等许多内容。宋祚民认为，养生应包括两方面的内容：精神养生和身体养生。

精神养生，强调的是一种精神、一种状态。它不同于现代心理学的心理调节、情绪调节。心理调节和情绪调节是个人有意识、有目的地调整自己的情绪、认知，通过调整来控制自我意识。而中医的精神养生，强调的是恬淡虚无，这是一种减弱自我意识、无欲无求、安然内观的状态，简单讲就是无我、忘我。在这种状态下，人的生命活动才是最自然、最健康的。只有在这种状态下，"精神"才能"内守"，"真气"才能"从之"。怎么做才能达到无我、忘我？宋祚民认为，作为一个人要做到这一点，必须要学会放弃，"不以物喜，不以己悲"，顺其自然。在当代的社会里，人们做不到的恰恰是这一点，物欲、官欲、金钱欲、口欲、肉欲、拥有欲、贪婪、嫉妒、妄自尊大等等，无一不在紧紧地吸引着人们，怎么能做到恬淡虚无，精神内守？所以，要做到精神养生，就要克服欲念，忘掉自我。宋祚民在 1949 年中华人民共和国成立前，为解放军战士、十四区区政府和北郊公安分局的工作人员及家属，还有关押的犯人看病，为此公安分局每月给他一定的报酬，被北郊十四区区政府指定为卫生委员会委员。按理说有此经历，当视为参加革命工作，应享受离休待遇，只是由于与当时的证明人失去联系，阴差阳错，就按退休办理了手续，如今，已经十几年过去了，宋祚民常常对徒弟们说："我现在不是挺好吗，离休、退休都是回家养老，只不过离休多拿点钱，我现在每月退休金几千元，吃不了、花不完，要那么多的钱我也带不走，只要身体健康，多看一看祖国的变化，看着你们都成长起来，咱们中医事业后继有人，我就心满意足了。"

宋祚民常说："我已经80岁多了，从事中医事业60多年，早年为生活而学医，中年为能够治好一个个病人而高兴，晚年回忆起那些经我手治愈的病人幸福的面庞，为能够帮助他们解除疾病的痛苦而快乐，并且，我现在仍然能够为他们做一些事情，我感到十分快乐。如果说我还有什么要求，那就是能够在有生之年，多为周围的老百姓做点事情。"

现在人们谈论的养生，主要是身体养生，通过调节人们的饮食、起居、情绪、运动，来强化人们的健康状况以达到长寿的目的，实际上它还是一种自我保护的措施。

宋祚民的长寿之道，与家庭幸福有很大关系。他有五个子女，只有长女宋文芳继承父业，在北京中医界小有名气，2004年后到马来西亚行医数年，声名鹊起，很受当地华人欢迎。次女宋文琪1981年毕业于北京卫生学校，到北京市儿童医院检验中心从事医学检验工作。她在工作中，刻苦努力，追求进步，在职研读，现已取得硕士学位，并获得主任技师职称。另有三子皆在其他行业工作，可喜的是长孙女宋瑾从小在爷爷身旁，耳濡目染，立志中医，2004年北京中医药大学毕业后，在首都医科大学附属北京中医医院从住院医生做起，一

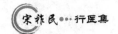

步一个脚印，为接爷爷的班在做大量的积累。

现在大家都认识到，要健康，必须从口做起，宋祚民很早就认识到这点。他每日的饮食以清淡、素食为主，少吃肉，偶尔饮少许酒，口味偏淡，不食辛辣。平日做到一好一饱一少：早晨吃好，因为上午常要出门诊，所以，一定要吃好，一般喝一小碗牛奶或米粥，吃鸡蛋一个，馒头或点心一块；中午吃饱，中午是正餐，有菜有主食，多吃蔬菜少吃肉，喜吃面食，粗细粮搭配；晚饭吃少，为避免出现胃不和则卧不安，他常常只喝粥，很少吃主食。遇喜庆之时，才微饮半两白酒，从未见过他豪饮。

早睡早起是宋祚民多年养成的习惯，每日午饭后，也有睡午觉的习惯。宋祚民十分重视"子午觉"。所谓"子午觉"，是古人的一种说法。子，指子时（夜间十一点至一点）；午，指午时（白天十一点至一点）。古人认为，这个时间是阴阳盛衰之时，人应该入静，以适应自然界的这个变化。尤其是子时入静，更为重要，所以熬夜对身体损害较大。年轻时，他也曾经熬夜读书学习，后来发现熬夜后，身体常常出现不适症状。他逐渐认识到这个问题，就改变了不良的习性，养成了睡"子午觉"习惯，并且他每天还做揉腹按摩，自称"卧榻静功"。一般在每日睡前做，当身体不适时，就在睡醒后晨起前增加一次。他认为，做揉腹按摩是以腑养脏，有助于胃肠的消化功能，亦有助于睡眠以及疲劳的恢复。

唐代孙思邈曾提出：流水不腐，户枢不蠹。说明在工作之余还需进行必要的运动，如太极拳、体操等，才有利于健康。锻炼不能一时兴起，采取要么不练，要么拼命练的方法。锻炼时，应该每天拿出一点时间，坚持不懈，细水长流，同时注意活动量还要强弱适度，保持身心放松，不可把锻炼当成任务而急于完成，那反而会适得其反。

宋祚民日常没有什么爱好，但是十分重视晨练。老年人一般多有腰疼、腿疼、行走不便。他身体不好，每日出门诊，一坐就是半天，下肢活动较少，所以，在晨练时，多做抬腿、踢腿、转膝、弯腰等运动，他称之为自纂"腰腿动功"。一般每次做半小时左右，以达到运转周身血脉、疏通经络、强筋壮骨的目的。晨练后，他还常常要做些力所能及的家务，如扫扫地、洗洗衣服。他奉行朱熹的格言"黎明即起，洒扫庭除"，既活动手脚、身体，也为家里做点事情，更重要的是还可协调家庭人际关系，何乐而不为？

宋祚民说："人能够长寿，最重要的是心态。"俗话说"生不带来，死不带去"，说的就是在物质享受方面，不可过分地要求。因为生活攀比是无穷无尽的，"知足者常乐"。当不能满足时，就会自生烦恼，人的正常生理活动就要受影响，损害健康，更能催人衰老。其中，情绪不稳定是非常重要的因素。人生世上要为人类做些有益的事，也就心安理得了。"不为良相即为良医"，是人生的一大抱负，"医生"是一个崇高的职业，作为医生应把帮助他人增进健康作为目的，由此而产生自我快乐，作为医生应以治病救人为己任。当一个人能够做到"忘我"，当一个人把能帮助别人做点事情当作一种快乐，那么，他一定能够长寿。

宋祚民日前曾言："若不欣逢盛世，我未必能有所成就。如今虽然'鬓衰头似雪'，但尚有雄心志，还要'老骥耻伏枥，紧傍千里驹'，再为后人做点贡献。"

附录

（一）宋祚民的锻炼方法——腰腿动功

准备姿势：身体直立，两脚分开与肩宽，两手叉腰，两眼平视前方。

1. 抬脚运动　右脚向上提起 8 ~ 16 次，然后左脚提起 8 ~ 16 次，每次提脚时先吸气，当落脚时呼出，皆要匀缓不出声。

2. 旋转膝　上体前屈，双手同时扶膝，两膝弯曲，同时按顺时针自右向左旋转 8 ~ 16 次，再自左向右旋转同样的次数。

3. 踢蹬运动　两脚交替向前踢脚各 16 次，踢时脚趾下抠，落脚时放平。

4. 踢腿运动　两腿交替向上，高踢腿各 16 次。

5. 提腿运动　先抬右腿 8 ~ 16 次，后抬左腿 8 ~ 16 次。

6. 屈腰运动　两手指交叉，手掌向前缓慢屈腰，手向脚部下伸，以挨脚为度，8 ~ 16 次。

以上运动初做时，要适度，不要勉强，日久则能自如。

（二）宋祚民的锻炼方法——卧榻静功

准备：洗漱完毕，平卧榻上，全身放松。

1. 以左手心按在腹部任脉的关元穴（脐下三寸，约四横指），右手叠于左手背上，向左旋转，做圆周按揉运动，做 64 圈。然后改右手按在关元穴，左手叠于右手背上，向右旋转，做圆周按揉运动，亦为 64 圈。

2. 仍以左手心在下，右手叠于左手背上，自胸部任脉的上脘穴（脐上五寸，约在胸口窝下方），经过中脘穴、下脘穴、神阙穴、气海穴，至关元穴，做 64 次向下推按运动。

推按揉摩时，用力宜轻柔，将力透于皮肤之下，又不可用力太大。

第二章　疾病谱

咳嗽证治

咳嗽是小儿多发的病证，尤其冬春之季较为常见，因幼儿肌肤娇嫩，脏腑薄弱，寒温不知自调，最易感受六淫之邪。《黄帝内经》有"五脏六腑皆能令人咳"之说。受邪之脏主要在肺，肺为娇脏，最易受邪，因肺与皮毛相合，通于口鼻，邪自外入，首先犯肺，气逆失利，致成咳嗽。一般以有声无痰谓之咳，有痰无声谓之嗽。

外感风寒温热，过食肥甘厚味，内积蕴热，炼津为痰，气道失利致咳嗽病发。如《难经》提出"形寒饮冷则伤肺"。外邪侵袭口鼻，郁于皮毛腠理，令肺气失宣，滞塞肺络而致喘咳。《巢氏病源》记载："咳病由肺虚感寒所成，寒搏于气，气不得宣。肺主气，邪乘于肺，则肺胀，肺胀则气管不利，不利则气道涩，故气上喘逆。"这是因为寒邪外束所引起。叶天士说："春月寒暖忽冷，先受温邪，继为冷束，咳嗽痰喘最多。"如因热熏蒸肺胃，火热刑金，灼伤津液，炼液为痰，肺失肃降气道不利，而致肺气上逆，喘憋咳嗽，这是俗话说的"寒包火"，其后寒亦化热。因此小儿病痰热者居多。

肺与皮毛相通，自口鼻吸清呼浊，运行清阳，肺气郁闭不宣，则肃降失职，即现气逆咳嗽，如水液输化无权，滞于肺络，凝结为痰，或由热盛烁津为痰，阻滞气机而作喘，甚则气

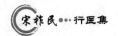

滞血行不畅而见喘憋，鼻翼煽动，面色青紫或苍白。

邪气客肺，肺气不宣，肃降失职即现咳嗽喘憋，鼻煽痰壅，胁陷等危重证候。初起，如感寒邪，一般可见发热、恶寒、无汗、喘促，鼻塞声重，舌淡红、苔薄白较润，脉浮，为表寒束肺之证；如表有寒，里有痰饮，则见恶寒，身痛无汗，喘咳，稀痰，胸闷，舌苔白滑，甚则不得卧，脉多弦而不数。初起感受风温：证见身热，自汗，畏风，咳嗽，口渴，舌红、苔薄白，脉浮数等肺卫病候。如肺胃皆热，可见壮热咳嗽，喘憋，口渴汗出烦闷，舌红苔黄，脉数等肺胃热盛，失于肃降等证候。热盛灼伤津液，肺胃阴伤：证见身热口渴，烦躁咳嗽，鼻干翼动，唇焦舌红少苔，脉弦数。其治疗，初期以宣肺利气化痰为主；后期阴伤有热者，用滋阴清热；最后治肺虚弱，扶正固气。

1. 辨证论治

（1）风热咳嗽

症状：发热较重，无汗或少汗，咳嗽少痰，咽红作痛，面颊发红，鼻流黏涕，大便干，尿黄，舌质红或舌边尖红，苔薄白少津或薄黄，脉浮数。

治则：微辛解表，宣肺止咳。

方药：芦根15g，麻黄1.5g，杏仁10g，紫苏子10g，紫苏梗10g，桑叶6g，前胡10g，紫菀10g，黄芩10g，枳实10g，枳壳10g。

典型病例1 朱某某，男，5岁。初诊日期：1995年10月22日。患儿于一周前因感冒发热、咳嗽，经服用西药先锋霉素后，又服安必林干糖浆及咳嗽合剂，身热虽退，仍咳嗽频作，改服中药。现症：咳嗽少痰，偶有喷嚏，鼻流黏涕，晨起及临睡卧床时咳嗽尤甚，偶因咳甚时作呕吐，所吐多为食物，食纳不香，大便干，两日未行，咽略红，舌尖红、苔薄白，中心略厚，脉滑数，指纹紫滞。证属外邪袭肺，肺气失宣。治宜微辛透邪，宣肺止咳。方药：麻黄1.5g，杏仁10g，苏子10g，桑白皮10g，前胡10g，紫菀10g，苏梗10g，黄芩10g，枳壳10g，枳实10g，竹茹10g，佛手10g。

服上方7剂后，患儿咳嗽明显减轻，入夜能眠，欲饮食，因咳嗽频作所致呕吐亦止，二便畅通，仅是活动时偶咳嗽一二声，继用上方5剂，药后痊愈。

按语：因小儿肌肤娇嫩，脏腑薄弱，寒温不知自调，最易感受六淫之邪。外感邪气客于肺，肺失气宣，肃降失职，即发咳嗽。因有表邪而治宜先疏散外邪，同时清宣肺气，疏表以令肺气宣达，清肺亦为肺气宣行。唯有肺气得宣，咳嗽方得以止。本方中以麻黄、杏仁、苏子微辛透邪，宣达肺气，以芦根清肺疏表，苏梗、桑白皮、前胡、紫菀理气润肺止咳，枳壳开胸气，枳实理胃气，使肺气下行，用黄芩清肺，竹茹、佛手和胃，共奏宣肺止咳之功。肺气降，二便畅，肺热清，故药后咳嗽明显减轻而获效。

（2）痰热咳嗽

症状：身发高热，无汗或有汗，咳嗽痰鸣，甚则作喘，口渴思饮，烦急不宁，面颊红赤，午后较重，腹胀便秘，舌质较红，苔见白厚或黄腻，脉滑数，指纹多青紫。

治则：清肺化痰。

方药：自制清肺降气汤加减：芦根20g，白茅根20g，炙麻黄1.5g，生石膏18g，生桑白皮10g，葶苈子6g，紫苏子6g，杏仁10g。

加减：热重者可加金银花、连翘清热解毒；里热重者加知母、元参或生石膏加重剂量至25～30g；表邪未尽可加佩兰叶芳香疏邪；表郁无汗加薄荷6g、苏叶3g；夹食滞，舌苔白厚，腹胀满加炒莱菔子 3g；便秘加瓜蒌 10g、大黄 1.5g；咳喘者，麻黄加量至 3 ~ 5g、细辛 1.5g 以定喘；呕吐者，加藿香、竹茹；因痰而吐者，加生姜汁数滴；因咳而吐逆者，加用旋复花、代赭石；腹痛加陈皮、广木香；腹胀加厚朴 3g、大腹皮 10g；便溏或痰盛加茯苓、冬瓜仁、生牡蛎；热痰用竹沥水或海浮石；痰盛胸憋作喘可加石菖蒲、川郁金利气开痰；湿痰用陈皮、半夏。本方亦可配以牛黄清热散加重清热化痰之力。

典型病例 2　王某某，男，2 岁。初诊日期：1996 年 8 月 21 日。患儿于一周前因高热，曾在某大医院诊为上呼吸道感染。经用先锋霉素等药后，体温仍高达 40.3℃，夜间尤重，无汗，烦急不眠，啼叫不食，口思凉饮、凉西瓜，因高热不退，急来门诊希望中医药治疗。现症：身热，体温 39.5℃，少汗，咽红作痛，流涕白稠，咳嗽气粗，偶见痰声，腹胀不思食，口干不多饮，大便软，日一行，尿黄少，舌质红，苔白中心略厚，指纹青长，脉浮滑数，查白细胞 $10.6 \times 10^9/L$，双肺呼吸音粗，偶闻湿啰音。证属肺胃蕴热，兼感外邪。治宜清平肺胃，疏解透邪，止咳化痰。方药：芦根 20g，白茅根 20g，滁菊花 10g，板蓝根 10g，生石膏 18g，浙贝母 10g，大玄参 10g，金银花 15g，青连翘 10g，佩兰叶 10g，地骨皮 12g，炒栀子 5g。水煎服，5 剂。

服上药第一剂后，患儿身见微汗，体温降至 37.2℃，静睡一夜，醒后思要饮食，已不烦急，唯咳嗽频作，痰较前多，痰色稀白，不易咳出，咽红痛减，舌质淡红，舌苔薄黄，脉滑略数，检查两肺可闻痰鸣音，白细胞 $7.6 \times 10^9/L$，继续给予清肺化痰止咳之品。方药：芦根 20g，白茅根 20g，炙麻黄 1.5g，杏仁 10g，生石膏 18g，桑白皮 10g，葶苈子 6g，紫苏子 6g，紫苏梗 10g，鱼腥草 10g，条黄芩 10g，生蛤壳 10g。继用水煎服，6 剂。

药后经家长打电话告知：患儿咳嗽已止，精神好，爱玩耍，食欲好，二便通畅，有时因活动剧烈时偶咳一二声，嘱其继服2剂后痊愈。

按语：此小儿平素喜食鱼肉厚味，胃家易于蕴热，胃热上行，熏蒸于肺，以致肺胃蕴热并易生痰。因其内热在先，便更易受邪侵袭，内外同病，此类肺胃痰热型临床较为常见。本病例属于表里皆热证，初有表热，故予以清平肺胃，疏解达邪。方中以芦根、生石膏清平肺胃，菊花、玄参、忍冬花、连翘、炒栀子清热解毒，用板蓝根、浙贝母清肺利咽，佩兰叶、地骨皮透邪退热。药后微汗热退，因其肺胃里热蕴痰，继予清肺化痰，患儿咳嗽止后，如果剧烈活动，跑跳后仍见一二声咳嗽，多属恢复阶段。为清除余热，亦可继服一二剂以巩固疗效，以免复发。

（3）脾湿肺热咳嗽

症状：咳嗽痰多，痰稀清白，痰声辘辘，胸闷少食，腹胀便溏，舌质淡红、苔白，指纹沉滞或清长，脉滑。

治则：健脾清肺，理气化痰。

方药：芦根15g，冬瓜仁10g，炙麻黄1.5g，苦杏仁6g，紫苏梗6g，云茯苓10g，法半夏5g，青黛6g，生蛤壳10g，炒薏米15g。

加减：如痰盛便泄重者，可加生牡蛎既可固敛止泻又可化痰，或加生薏米健脾止泻，便次过多亦可用诃子收敛肺气，兼固肠止泻。咳减痰少，仍不纳食，腹胀者，可加少许炒谷芽和胃，大腹皮以利气消胀。

典型病例3　陈某，女，7个月。患儿于1996年12月3日初诊，病儿在一周前咳嗽发热，曾到某大医院诊治，经胸透双肺纹理增重，白细胞13×10^9/L，确定为气管炎，给予抗生素输液治疗后身热渐退，但仍有低热（T 37.5℃），咳嗽见重，痰亦较前为多，前来门诊服用中药。现症：患儿低热（T 37.6℃），咳嗽频作，喉间痰声辘辘，呕吐乳涎，不思乳食，腹胀，腹部按之尚软，大便稀溏，兼有奶块，日泻6～7次，尿量少，夜卧不安，舌质淡红，苔白腻，中心略厚，指纹沉滞，脉滑。查体：两肺可闻痰鸣音及湿啰音，肝脾（－）。证属脾虚湿痰阻肺，治宜健脾湿理气化痰。方药：芦根15g，冬瓜仁10g，炙麻黄1.5g，苦杏仁5g，紫苏梗6g，云茯苓10g，法半夏5g，青黛6g，生蛤壳10g，生薏米10g，生牡蛎10g。水煎服，5剂。

患儿于12月9日复诊，其母诉说：患儿服药后，测试体温36.8℃，身已不发热，咳嗽逐渐减少，喉间已听不到痰声，夜内能睡6～7小时，较安静，未再呕吐，大便日行2～3次，略稠，尿清见多，但仍纳食不多，痰虽减少，仍时有咳嗽，腹胀略减轻，舌苔白略厚，肺部偶闻痰鸣音。症情见缓，脾虚未复，湿痰未尽，再拟前方减青黛、杏仁之寒滑，加陈皮3g以理气化痰，继服3剂，再诊时咳痰已不发作，纳食尚差，大便日两次，经化验白细胞8×10^9/L，胸透肺部正常，再给予香橘丹6粒，共分3日服完，以理脾和胃燥湿而收功。

按语：婴儿脾常不足肺常虚，因其消化功能柔弱而又易于外感，尤以秋末冬初交季之时多患此症。盛夏蓄湿，秋凉收束内敛。脾虚蕴湿为生痰之源，秋冬寒凉外束肺卫，气机不畅，内外合邪较多，在治疗中应脾肺双顾，尤以脾运为要。脾虚泻甚，则当首先健脾，即脾土可生金，脾气健旺则湿痰不生，痰少肺气宣畅，气道通则咳嗽减少，此为治脾益肺法。如只理肺化痰，忽于健脾燥湿，则湿痰盛脾泻亦不易止。肺与大肠相表里，肺气亦不得宣畅，痰湿阻滞于肺，咳痰亦不能除，因之不可弃本求末。在临床时还须留意有些患儿因缺钙而喉头软骨，喉间亦痰声辘辘，但其肺部多无痰鸣之声，方药中牡蛎、蛤壳之类，皆可增加钙质的补充，可做借鉴。

（4）肺燥咳嗽

症状：干咳无痰，或少痰黏稠，咳嗽不爽，咳引胸痛，口鼻干燥，二便不畅，舌红少苔，或苔白干燥少津，脉细数。

治则：辛凉甘润，养阴清肺。

方药：霜桑叶 6g，甜杏仁 10g，枇杷叶 10g，北沙参 10g，麦门冬 10g，肥玉竹 10g，全瓜蒌 10g，肥知母 6g，紫苏梗 10g。

加减：如口干思饮，可加石斛增液，天花粉养阴生津；痰不易咳出者，可加川贝母润肺、散结化痰，或用青黛清热化痰；痰中带血，或鼻衄者，加用白茅根、荷叶、丝瓜络以清热凉血止血。

典型病例 4 王某某，女，16 岁。患者于 1996 年 10 月中旬因洗浴后受凉感冒，经自服用感冒冲剂有所好转，唯觉眼睛发涩，口鼻干燥，因上学怕误课亦未诊治，于 2 周后重复感冒，时觉头痛，鼻中出血，背部发凉，咳嗽，遂到就近某医院诊治。经用药后症状好转，但咳嗽加剧，夜不能眠，急来门诊想服中药治疗。现症：干咳少痰，咳引胁痛，音哑，目涩，口鼻干燥，大便秘结，尿黄量少，舌质红、干、少苔，唇干焦裂，脉细数。证属燥邪侵肺，肺失濡养。治宜辛凉甘润，养阴清肺。方药：霜桑叶 6g，甘菊花 10g，甜杏仁 10g，枇杷叶 10g，北沙参 15g，麦门冬 10g，天花粉 10g，全瓜蒌 10g，肥知母 6g，紫苏梗 10g，旋复花 10g（包煎），代赭石 10g。水煎服，6 剂。

服药 1 周后复来门诊，咳嗽、胁痛减轻，夜间能睡 5～6 小时，1 周来大便见 3 次，已不干结，尿量见多，口鼻干燥稍有缓解，但仍声音发哑，眼发涩，诊其脉细同前，数象见缓，

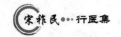

舌质红略有润色，遂于上方加蝉衣 10g、石斛 10g、荷叶 10g 以养阴增液，宣利清窍。继服 6 剂，再诊时音哑、咳嗽、目涩、口干皆见好，脉细已不数，舌红有薄白润苔。复进 5 剂以除尽余邪，生津养液。

按语： 燥有温凉之分，多发于秋季。肺为娇脏，喜清肃濡润。燥邪侵肺，受自口鼻，肺伤气逆，清肃之令失职，上逆作咳，咳引胁痛，燥伤津液则口鼻干燥，目涩清窍失利，二便不畅，治宜清燥养阴润肺。本例病发于秋，为燥邪所侵袭，因其反复感邪，清窍受阻，肺失濡养，故于方中加菊花、荷叶以清头目，加用天花粉、石斛除加重滋阴之力外，尚有清燥除热之功用。另选解语汤之蝉衣，以求复声疗音哑，用甜杏仁则如俗话所说：甜者甘润之意。本例受凉燥后因时日渐久，则转为燥热，故用清燥热养阴液为治而获效。

2. 小结

咳嗽一般以有声无痰谓之咳，有痰无声谓之嗽。《黄帝内经》中有五脏六腑皆令人咳之说，而受邪之脏，主要在肺。肺为娇脏，感受外界风、寒、暑、热之邪皆可致病。本文中讲外感咳嗽仅以风热所致咳嗽为主，这是因为小儿为纯阳之体，感受寒邪，很快入里化热，故小儿咳嗽病以痰热者居多。又因肺与皮毛相通，自口鼻吸清呼浊。若运行清阳之气，则气血运行循环正常。若肺气郁闭不宣，则肃降失职，即现气逆咳嗽，水液输化功能降低，滞于肺络，凝结为痰；或由热盛炼液为痰，皆可阻滞气机而咳喘，甚则气滞血行不畅而见喘憋，鼻翼煽动，张口抬肩，此为咳甚见喘，当从哮喘症论治。

咳嗽除辨证论治用方处，还要特别注意应用其加减：发热重可加鱼腥草、金银花。里热重得加知母、元参、生石膏。无汗表邪者，可加薄荷或苏叶。食滞而苔厚垢者加莱菔子、焦曲。便秘加瓜蒌、酒大黄。烦闷加焦栀、竹叶。呕吐加藿香、竹茹，因痰而吐者加姜汁数滴，因咳而吐逆者加用旋复花、代赭石。腹痛加陈皮、木香。腹胀加厚朴、大腹皮。便溏，因湿痰盛可加茯苓、冬瓜仁、生牡蛎，减葶苈子；痰多因热者，用竹沥水或海浮石。痰稠黏不易咯出，可选用川贝、竺黄、胆南星，甚者可少量用白芥子。痰稀者，用半夏、橘红。面或眼睑浮肿因于痰湿者，用生蛤壳、冬瓜皮、薏米、炒秫米。久喘浮肿，阳气见虚，水湿不化者，可加细辛。喘憋胸闷者，加白矾水浸过的川郁金或薤白。痰阻喉间，气道不利者，加用蛇胆陈皮末。午后有低热，喘咳略重者，系阴分见伤，兼而气逆，用桑白皮、地骨皮。干咳少痰，舌红少苔或久有低热，为阴虚，加麦冬、北沙参、百合等。久喘肺气不收，出现喘喝者，方中减苏子、葶苈等破气之药，而加用五味子或诃子、白果之类。丸散：人工牛黄可退热，清痰通便；牛黄抱龙丸可清热化痰，镇惊安神；金黄抱龙丸可化痰除热；牛黄清热散、羚羊粉可退热清痰止喘。

总之，咳嗽是儿科的常见病，辨证准确，选方用药恰当，治疗必获较好疗效。

哮 喘 证 治

哮喘是儿科常见的一种呼吸道疾病，易反复发作，迁延难愈，病程越长，对患儿机体影响越大。如能坚持治疗，大多可以治愈。否则病情可由轻转重，由急性转为慢性，甚则可以终年不愈。故小儿哮喘病的防治工作，较成人更为重要。

哮与喘略有区别，轻者为喘，重者为哮。喘为哮之始，哮为喘之渐。凡呼吸急促，张口抬肩，不得平卧者谓之喘。喘时

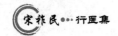

喉中伴有哮鸣声者谓之哮。喘指气息而言，哮指声音而言。哮必兼喘，而喘不一定兼哮。喘易治而哮难治。以上说明哮与喘，在临床辨证施治中是有区别的。但二者又可以相互影响，互为因果，故统称哮喘。

哮喘病因很多。《保婴撮要》云："喘急之症，有因暴惊触心者，有因寒邪壅盛者，有因风邪外客者，有因食咸酸积滞者，有因膏粱积热，熏蒸清道者。"若小儿先天禀赋不足或后天失调，机体素弱，腠理不密，卫气不固，则不能适应外界气候的突然变化，易为外邪所侵，首先是肺气虚损，导致外邪的侵袭。无论寒邪或热邪，外感或内伤，皆可影响肺气的宣透与肃降而咳喘。肺为娇脏，不耐寒热的侵袭，若反复发作，病程日久，则气阴俱伤，势必由肺波及脾肾。因脾为后天之本，与肺关系密切，脾虚则运化失调，积液成痰，痰阻气道，则呼吸不利。肾为失天之本，肾虚则脾气不振，湿痰内生。肺肾同源，肺主出气，肾主纳气，出纳失职，则肺气宣降无力，进而导致二脏功能失调而病情加重。《景岳全书》云："哮有宿根。"说明本病具有反复发作、连年不愈之特点。

本病有病程较长、反复发作、病久则虚的特点，故正虚是本病的主要矛盾，亦是辨证的主要依据。在缓解期要抓紧时机，以补虚为主。在急性发作期，多兼感外邪而诱发，无论是何种诱因，皆为邪实，故急性发作期的临床表现，多是虚实兼见，寒热并存，或痰浊互结，三者可相互夹杂，或互相转化。因此，哮喘在急性发作期属本虚标实证。其治疗大法，一般在发作时治标，缓解时治本，初病祛邪，病久扶正，虚喘者补之，实喘者泻之，虚实兼见者，补虚泻实兼顾之。

（一）常规治法

1. 哮喘发作期　分寒热两证，以"急则治标"为治则。

寒则祛寒，热则清热。

（1）寒喘（感寒作喘，内有寒饮）

主证：面色黄白，消瘦，形寒肢冷，咳喘痰多，痰色稀白，甚则咳唾，或呕吐大量痰液，鼻流清涕，尿清便溏，舌质偏淡，舌苔薄白，脉浮数无力。

辨证：素虚咳喘，痰饮内伏。感邪诱发，痰浊阻肺，肺失宣降。

治则：宣肺散寒，温化寒饮，止咳平喘，佐以透邪。

方药：射干麻黄汤，或小青龙汤加减。

（2）湿痰喘（多因脾虚痰阻，肺失肃降，多见于婴幼儿）

主证：咳喘，痰声辘辘，反复发作，食欲不振，二便失常而无热象。

辨证：湿痰内伏，阻于气道。

治则：益气健脾，温化湿痰。

方药：二陈汤加减。

（3）热喘（肺热气喘，痰热蕴肺，或肺胃蕴热）

主证：面赤口温，咳喘气促，夜间尤甚，痰黄黏稠，或发热汗出，小便短赤，大便秘结，舌质偏红，舌苔偏黄，脉浮数或滑数。

辨证：素虚咳喘，痰热蕴肺，感邪诱发，肺失清肃。

治则：清热宣肺，化痰平喘，佐以透邪。

方药：若偏热重，用麻杏石甘汤合银翘散加减；喘偏重，用定喘汤加减；若咳重酌加百部、蝉衣；喘重的加地龙、诃子；热重酌加黄芩，或重用生石膏；大便秘结，酌加瓜蒌、大黄，或元明粉冲服。

（4）正虚气喘（指素体虚弱，感受气候影响，或异味刺激而发）

主证：体弱消瘦，多汗易感，咳喘突然发作，发作前，有打喷嚏、流清涕之先兆。一般外无表邪，内无实热之表现，舌质正常，苔少或无苔，脉细无力。

辨证：气虚咳喘，正虚邪乘。

治则：扶正祛邪，益气平喘。

方药：用补肺汤，或六君子汤加减。若多汗者，酌加煅牡蛎、浮小麦、五味子；气虚体弱者，酌加黄芪、黄精。

2. 哮喘缓解期　经过治疗后，哮喘虽暂时缓解，但内脏之虚，尚未根除，根据"缓则治本"的原则，从扶正补虚着手，增强机体抗病能力，以防复发。

（1）肺虚喘（指肺气虚，气虚则表不固，自汗怕冷，易为邪乘而发）

主证：面色㿠白，气短懒言，语声低微，倦怠乏力，四肢不温，舌质偏淡，舌苔薄少，脉细无力。

治则：补益肺气，固表止汗。

方药：玉屏风散加味。若汗多加五味子、煅牡蛎；肢冷酌加附子、干姜；食欲不振，或小便频数，酌加鸡内金、木瓜。

（2）脾虚喘

主证：多发于气候突变，或寒冬季节，除见肺气虚症状，还伴有痰多清稀，或泡沫痰，倦怠乏力，食欲不振，四肢不温，背部怕冷，喜暖恶寒，小便清长，大便溏稀，舌质偏淡，苔少，或舌有齿痕，脉细缓无力。

辨证：脾肺俱虚，湿痰内伏。

治则：益气健脾，理气化痰。

方药：六君子汤加减。

（3）肾虚喘（肺脾病久，势必波及于肾，二脏可互为因果，本病多发于冬，或终年不愈，经常反复发作）

主证：除咳喘所见症状外，伴有面色萎黄或褐暗，精神不振，气短懒言，形寒肢冷，多汗易感，尿频便溏，舌质暗淡，或舌胖淡有齿痕，苔少或无苔，脉沉细无力。

辨证：三脏俱虚，阴阳耗伤，肾不纳气。

治则：调补阴阳，以固下元。

方药：补中益气汤，或七味都气丸加减。偏阳虚者，用金匮肾气丸方加减；偏阴者，用六味地黄丸方加减；若气阳俱虚者，可用河车大造丸方加减。

以上几个方面为常规治法。宋老治疗哮喘，根据小儿哮喘有虚有实、有急有缓的特点，制定出两步治喘法，创制宋氏止喘1号方及2号方，应用于临床，取得较好效果。

（二）两步治喘法

第一步：喘证发作期的治疗。

喘证发作时多为热，为实，因小儿多为阳盛体质，故寒证十分少见，即使初起为寒证，亦迅即化热化火，故古人立有"急则治其标"的法则，故在哮喘发作时，治宜清肺降气，止嗽定喘，方用宋氏止喘1号方。

芦根30g，白茅根30g，生石膏20g，五味子6g，麻黄1.5～3g，桑白皮10g，黛蛤散10g（包煎），百部10g，白果6～8g，葶苈子6g，石菖蒲10g，川郁金6～8g。

本方中，芦根甘寒质轻，善清肺胃气分之热，兼有宣透之气。茅根与芦根同入肺胃经，用治肺胃热证，两药常同用，以加强清泻肺胃热邪之力。麻黄宣肺止咳定喘，与前二药共为主药。另麻黄配生石膏可加强清肺之力。五味子、白果收敛肺气，与麻黄配伍，一敛一散可加强定喘之力，但五味子与白果在新感时不宜应用。黛蛤散可清阴分之热，并软坚化痰。石菖蒲与川郁金配伍可加强开痰化浊之功效。葶苈子泻肺止咳。百部、桑白皮润肺平嗽。诸药合用共奏清热化痰、止咳定喘之功效。本方在应用过程中，应视具体病情而适当加减，以更切合实际。

第二步：喘证缓解期的治疗。

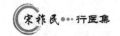

　　哮喘在缓解时，可一点不喘，也可以似喘非喘，多伴有面黄乏力、自汗盗汗等症状，呈脾肺两虚之象，甚者亦可出现面色㿠白、动则即喘之肾不纳气、元阳不足之象。治宜健脾润肺，化痰消喘。方用宋氏止喘 2 号方。

　　茯苓 10g，冬瓜仁 15g，生薏米 15g，仙灵脾 10g，百部10g，麻黄 1.5g，丝瓜络 10g，生牡蛎 10g，法半夏 6g，桃仁10g，杏仁 10g，芦根 15g，茅根 15g。

　　本方中，茯苓、冬瓜仁、生薏米健脾祛湿化痰；仙灵脾止咳平喘，兼补肾壮阳，标本同治；百部润肺止咳；麻黄宣肺定喘；丝瓜络通络散痰；生牡蛎软坚化痰；半夏燥湿化痰；桃仁、杏仁相配可增强止咳平喘之力，且久喘必有瘀，可以桃仁活血化瘀；芦、茅根共用表里双清。诸药合用，既健脾补肾，又止咳化痰消喘。

　　在用药方面，石菖蒲、郁金作为对药，用治咳喘之证，为取《温病全书》菖蒲郁金汤之意。菖蒲温而平和，其气清爽，入中焦可醒脾化湿，入胸膈可疏达凝聚之痰浊。郁金辛散入心肝血分，既清心火，又利气开痰，两药相配可利窍化浊除痰，对于痰热闭肺之喘证，可谓釜底抽薪，痰去则喘自止。此外，芦根、茅根、菖蒲，若以鲜品入药，则疗效更佳。

　　病例1　南某，男，1.9 岁。1989 年 10 月 24 日初诊。患儿发热，喘憋半日。今晨起患儿发热，满面红赤，体温高达40℃，咳喘痰多，喘促发憋，不得平卧，并可见其张口抬肩，三凹征（＋）。其尿黄，大便干，二日一行。观其舌苔：舌质红，黄苔，苔后干燥，并见苔剥。再查其指纹：指纹紫滞入气关。诊其脉：脉细滑数，往返如珠。辨证：痰热闭肺。治法：清热化痰定喘。方药：宋氏止喘 1 号。鲜芦根 15g，鲜茅根15g，麻黄 1.5g，生石膏 15g，细辛 1g，黛蛤散 6g（包煎），五味子 6g，桑白皮 10g，百部 10g，银杏 6g。3 剂，水煎服。

牛黄抱龙丸，每次半丸，日服 3 次。

二诊：患儿服 2 剂后，喘止热退，但仍咳嗽，有痰，纳差，大便干，舌苔白厚，剥苔处已见薄苔，脉细滑。仍以前方为基础，去银杏加法半夏 3g、陈皮 6g。

三诊：上方又服 5 剂，咳止，痰消，诸症皆消而愈。

病例 2 李某，男，5 岁。1989 年 9 月 16 日初诊。咳嗽 1 年，喘半年，咳喘时作，晨轻夜重，纳呆，面黄，体瘦，手心微热，气池暗，舌淡红，苔白略腻，脉浮滑数，指纹淡紫，入风关。辨证：脾虚肺热。治法：健脾清肺，化痰止咳。方药：宋氏止喘 2 号。鲜芦根 15g，鲜茅根 15g，麻黄 1.5g，法半夏 6g，桃仁 10g，百部 10g，杏仁 10g，生牡蛎 10g，生薏米 15g，茯苓 10g，冬瓜仁 15g，仙灵脾 10g，丝瓜络 10g。3 剂，水煎服。牛黄抱龙丸，每服半丸，日服 3 次。

二诊：服药 3 剂，患儿自觉胸中气爽，夜寐安平，但纳食仍少，汗出较多，舌淡红、苔白滑，脉弦滑，继以上方重用生牡蛎 18g，将麻黄改以麻黄根 6g。

三诊：又服上方 10 剂，汗出明显减少，纳食有所增多。停服汤药，改以健脾粉服之。1 年后追访：健脾粉服用 1 月后，停用。至今喘未作。

哮喘乃儿科常见病，临床有虚有实，有寒有热。小儿喘证发作时，多为热，为实；不喘时，虚证多见。因小儿多为阳盛体质，故寒证十分少见，即使初起为寒证，很快便可化热化火。因此，本着"急则治其标，缓则治其本"的原则，治疗小儿喘证，哮喘发作，以实热证为主，故应以清肺降气、止嗽定喘之祛邪为主，如例 1。此为第一步。第二步：哮喘由发作趋向于缓解或平日似喘非喘，并兼脾虚诸症，是为虚证，其治疗当以健脾补肾润肺之扶正为主，佐以祛邪。在用药方面，常用芦根、茅根，二药虽同为甘寒之品，入肺胃二经有相同的清泻肺胃的功效，但二药一个入气分，一个入血分，一个有宣透之性，一个具有清热凉血之功。因此，二药同用，既可解毒，又可清里，相得益彰，对于肺热咳喘之证用之，效果颇佳。治疗咳喘，常常应用石菖蒲、郁金。菖蒲温而平和，其气清爽，入中焦可醒脾化湿，入胸膈可疏达已凝之痰浊。郁金辛散入心肝血分，既清心火，又利气开痰。二药相配，可利窍化浊除痰，对于痰热闭肺之喘证，可有釜底抽薪之妙，痰去则喘自止。宋老取《温病全书》菖蒲郁金汤之意，用于治喘证，确有独到之处。对鲜芦根、鲜茅根、鲜菖蒲、鲜石斛等药，以鲜品入药，其疗效更佳。

肺炎中医证治

肺炎是西医病名，属中医"发热证""咳嗽证""喘证"范畴，是小儿常见病、多发病，是威胁婴幼儿健康、影响其成长，甚至造成死亡的主要原因。

肺为娇脏，肺主气，司呼吸，肺主皮毛，主一身之表，通于口鼻，又为水之上源，施布津液，上濡空窍，润肤泽毛，肺与大肠相表里。因此，内热外感皆可侵袭肺脏而发病。《黄帝内经·素问》在咳论篇中有"五脏六腑皆能令人咳"的论述。肺炎属西医学病名，在祖国医学文献中很少用此病名。但用"肺炎"一词说明其发病机制尚有所见，如清代汪昂"汤头歌诀"中说："肺炎咳嗽此方施。"此与现代医学肺炎的证候，不尽相同。此谓肺炎似中医的"马脾风"证，马脾风虽以喘憋痰鸣为主症，但其发病来势较急而短暂，而一般"肺炎"则无此急暴。从肺炎的主要症状：喘憋、胸高、鼻煽、痰壅等证情来看，当然常可于喘咳诸症的范围内见之，但由于它有身热、口渴、自汗、咳嗽等症，又与"风温"相似，并且有部分患者的临床表现相当于"秋燥"病，由此看来，本病当属于温病的范畴，还应当考虑于有关的多种疾病中探求肺炎的辨证方法，才有可能在临床上收到预期的疗效。

一、肺热夹表

本型多见于肺炎初期，临床证候表现在两个方面。

1. 风寒外束，肺气失宣

主证：发热恶寒，无汗面赤，咳嗽声重气粗，舌红、苔薄白而润，脉浮数。

本型多由于气候暴暖复冷，先受温邪，继而寒束，以致肺热先郁，寒邪束表，肺气不宣。治以微辛解表，宣肺止咳。常用方剂如三拗汤、杏苏散等。方药可用：苏叶 6g，苏梗 6g，杏仁 6g，前胡 6g，枳壳 3g，苦梗 6g，陈皮 3g。

2. 风温袭肺，肺失宣降

主证：身热，自汗，微恶风（小儿多不能自述恶风寒感觉，凡在诊视时有形寒怕冷的表现，如揭衣被时皮肤出现粟粒状小粒等象，为有恶风寒证候），咳嗽，气粗微喘，或鼻翼微煽，口渴，舌质红、苔薄白干或薄黄，脉浮数。

这些证候，即叶天士所说的"温邪上受，首先犯肺"，盖肺与皮毛相合，上通口鼻，外受温邪，肺胃内应。表为邪闭，肺气不得宣散，郁结而热。肺热宜凉，表邪宜散。适于采用辛凉宣肺疏表，常用方剂以桑菊饮为基础，随症加减。热重加生石膏、知母，无汗稍加薄荷，目赤烦躁加炒栀子，痰多加川贝母。方药：芦根 15g，桑叶 6g，菊花 10g，杏仁 6g，牛蒡子 6g，连翘 10g，生石膏 18g，瓜蒌 10g，知母 6g。

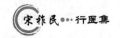

二、肺胃热盛

本型多见于肺炎的中期，临床表现有三种情况。

1. 痰热蕴肺，肺失清肃

主证：高热自汗，咳嗽有痰，气促微喘，鼻翼微煽，舌红、苔薄黄或略黄厚，脉浮滑数。

此证多为表邪化热入里，肺热较重，热盛炼液为痰。治宜清热化痰，宣降肺气。常用方剂为桑杏汤加减。方药：芦根15g，菊花10g，杏仁10g，生桑白皮10g，栀子6g，葶苈子6g，枇杷叶10g，桑叶10g，浙贝10g，生石膏10g，北沙参10g。

2. 痰热闭肺，肺气上逆

主证：午后热重，口渴烦躁，喘促鼻煽，胸高痰鸣，口燥咽干，唇红干焦，舌质红绛少苔，脉数。

此因表邪化热入里，燥热弥漫于中、上二焦，以致肺胃俱热，耗伤津液。此时热虽盛，但不宜过用苦寒直折泻火，用苦寒能助燥，更易伤阴（津），辛温宣散之剂更当禁用。治以清肃肺胃开痰，略佐生津，用麻杏石甘汤加苏葶丸等。方药：鲜芦根15g，鲜茅根15g，麻黄1g，桃仁6g，杏仁6g，生石膏18g，桑白皮10g，石菖蒲6g，川郁金6g，苏子10g，苏梗10g，葶苈子6g，连翘10g，鱼腥草15g，地骨皮10g。加减：热重加金银花、知母、炒栀子，生石膏可用在24～30g，或牛黄抱龙丸，或牛黄清热散。无汗可加薄荷10g，或苏叶5g。挟食滞而舌苔厚垢者，加莱菔子。大便不畅加瓜蒌15g，或郁李仁6g。痰盛黏稠加白芥子1.5g，或姜汁竹沥水、胆南星、天竺黄。湿痰盛加生海蛤10g，或冬瓜仁10g。腹胀用旋复花、代赭石（布包）各6～10g，阴伤腹不胀加北沙参、麦冬、花粉。

3. 肺胃痰热，肃降失职，腑气不畅

主证：发热，烦躁，咳嗽，痰鸣，面颊赤，大便秘结，尿

黄少，舌红、苔黄厚干，脉弦滑。此证多因肠有热结，热邪熏蒸于肺。肺与大肠相表里，肺气不降，失于清肃，致使喘憋加重。吴鞠通说："喘促不宁，痰涎壅滞，右寸实大，肺气不降者，宣白承气汤主之。"这是脏腑同治、釜底抽薪的办法，适合上述证候，使肺气得宣，肺气下降，便通热降，喘憋可见减轻。杂志亦有专用泻下法治疗肺炎的报道。一般方用麻杏石甘汤加瓜蒌、元明粉、知母，重则用生大黄另泡兑入，见泻停用生大黄。方药：芦根15g，茅根15g，麻黄1.5g，桃仁10g，杏仁10g，生石膏18g，生桑白皮10g，知母6g，人工牛黄1.5g，元明粉3g（分冲），生大黄1.5g（另泡兑入）。

三、正虚邪实，脏气受损

1. 痰饮阻肺，升降失调，肃降无权

主证：高热或低热，喘咳痰多，喉间痰鸣，胸高鼻煽，面色黄白，舌淡红、苔滑或白腻。

此证多因痰盛阻滞胸膈，气机不畅，中焦失运，治宜辛开除痰，理脾化湿，以二陈汤加味或配以苏合香丸。方药：茯苓10g，半夏6g，橘红6g，白前10g，生海蛤10g，桑白皮10g，苏子10g，苏梗10g，旋复花10g，代赭石10g，葶苈子6g，杏仁6g。

加减：腹胀加大腹皮、厚朴；喘甚加银杏；便溏加诃子、生薏仁，减葶苈子；痰盛加少量白芥子1.5g。

2. 肺脾气虚，上盛下虚

主证：喘憋腹胀，四末发凉或浮肿，痰声辘辘，精神疲乏，面色㿠白，或便溏，舌淡苔白滑，脉弦细或缓等证。

此证多由于气耗阴伤而及于阳，阳气式微，表现为上盛下虚，中焦失运，宜补肺气，益脾气，通心阳。常用苓桂术甘汤加减。如阳气暴脱，喘喝冷汗，四肢发凉，面色苍白，脉微等

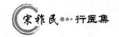

证，可用人参急煎频服，或用人参 6～10g，淡附片 10g，生牡蛎 18g 水煎服。

3. 肺肾两伤，肾不纳气

主证：喘喝无力，呼多吸少，喘憋鼻煽，口周青紫，精神萎靡，二目少神，闭目不睁，舌红焦干，头身大汗，脉虚、脉弱无力等证。

此因肺热津伤过甚，肺与肾金水相生，肺阴伤，势必波及于肾，肾阴亦伤，为肺气化源欲绝、肾不纳气之危证。治疗急宜扶正固摄为主，不可泻肺，如仍高热先用白虎汤加人参汤合用，安宫牛黄散或羚羊镑煎水兑服，低热用生脉散配合上药亦可。正如吴鞠通所说：太阴温病，脉浮大而芤，汗大出微喘，甚则鼻孔煽者，白虎加人参汤，头身大汗不止，脉若散大者，急用之，倍人参之意，采用白虎加人参。其身无高热，而有肾不纳气，正气欲脱，如陈飞霞所说"虚败之证，忽然张口大喘，入少出多，而气息往来无滞，此肾不纳气，浮散于外"的证候时，急用生脉散以敛欲散之气。此时困难的是，既要固将绝之气，又需祛壅塞之痰邪，二者不可偏废，可加用蛇胆陈皮末等药少力专之品。方药：北沙参 30g，麦冬 10g，五味子 6g，百合 15g，生牡蛎 18g。酌加安宫牛黄散或羚羊镑。

四、余热未尽

主证：身有低热，微咳少痰，食欲不振，精神疲倦，略有烦意等象，此为恢复阶段，阴证已平，仍有余热未净，肺有虚热，胃气未复，属虚多邪少，当以甘润清养之法，润肺化痰，升提胃气，以沙参麦冬汤加减。方药：北沙参 15g，麦冬 10g，生杷叶 10g，竹茹 10g，生谷芽 10g，贝母 6g，杏仁 10g，丝瓜络 10g，瓜蒌 10g。加减：虚烦加少量栀子、地骨皮，如午后热久不退者，用青蒿鳖甲汤加生牡蛎、白芍、白薇、百合、百部、生桑白皮等药。但恢复阶段，用药剂量宜小。如用大剂量反伤正气，恢复较慢。

五、邪正进退情况

病邪轻重进退，是正气与病邪消长的过程，掌握病机的进退情况，对于判断用药、治疗、预后等方面都有一定意义。一般可有三种情况。

1. 邪正俱实　邪气旺盛，正气不衰，为正邪相持阶段，虽然高热咳喘等症可见，但精神尚好，面色不晦，脉不虚弱。多见病的初期。

2. 邪正俱衰　症状明显减退，体质出现虚弱，如身热，咳嗽，喘憋见好，但精神弱，体质消瘦，舌红少苔，脉细等虚象。多见病之恢复期。

3. 正虚邪实　临床症状很危重，而正气见虚衰，如高热、喘憋、痰盛，而见到精神萎靡，面色苍白，口周发青，手足发凉，脉细弱等象，属于正不胜邪，多见于邪热过盛，发热过久或素体质弱的患儿。

注意事项：对高热喘憋的患儿，应以清热为主，定喘为辅，在麻杏石甘汤中所用的麻黄量小，1g 左右，达到开肺的目的即可。如喘重热轻或无大热者则以定喘为主（分清虚实），麻黄量可加大到 3～6g，达到定喘的目的（其他病水肿用之则行水不发汗）。对患有先天性心脏病的患儿，并发肺炎的最好不用麻黄，如必用时应加服收敛药，如五味子、诃子、银杏或配伍生脉散，麻黄也不要超过 1g。对喘憋痰盛者，应加菖蒲、川郁金（白矾水浸）之类开痰得气药，比单用麻杏石甘汤疗效好。肺炎的病因为温热之邪，在高热时期可加用金银花、连翘、鱼腥草等清热解毒之品。对出现昏迷、烦躁不安等热窜营阴之象，当加用清营开窍之品，如丹皮、赤芍、牛黄清热散（人工牛黄）、紫雪丹等药。兼见抽搐可采用息风化痰药，如珍珠母、僵蚕、钩藤、天竺黄、竹沥水等药。喘憋较重，鼻煽，指纹青褐，口周、爪甲发青，属有风气，血行不畅，气阻血滞，当加活血化痰之药，如丹参、桃仁（与杏仁合用）、薤白之类，宣达气机。久喘或面浮肿（眼睑肿）时，加用北细辛，以通肺肾利尿，在喘中兼见便溏或便次多时，应避用葶苈，以免加重泄泻，而喘反加重。如因热移大肠，大便臭秽者，尚可应用。桑白皮最好用生不用炙。生桑白皮既降肺气又可清热。痰壅盛者加蛇胆陈皮末（猴枣面），或少量白矾面等药，皆可使痰减少，但不持久，少时则咽中复见痰鸣，但可暂缓其急。热盛时不用甘草，免其壅气滞邪。久喘可用，如气管炎合并哮喘。肺炎用药宜清通，补虚除恢复后期可用阿胶补肺，高热时期不用，以免碍胃留痰。麻疹合并肺炎，应以治透疹毒为主，兼治肺炎，往往疹透毒达，肺炎转轻。

肺炎患者注意忌食糖、油脂、肥肉、鱼腥，尤以羊肉为甚，此皆属发物，有助热生痰致喘之弊，其他如葡萄留邪，香蕉助痰等皆须留意。

肺结节病中医证治

结节病，又称类肉瘤病，是一种原因不明的慢性的、可累及全身多种脏器的非干酪性上皮样肉芽肿病变。临床症状多取决于受累的脏器。肺结节病是其中最常见的受累脏器引起的疾患。中医对此病无特定病名，根据其症状及病机特点，可归入"痰核""湿痰流注"的范畴，其临床证型常表现为痰湿结聚。

辨证论治

症状：咳嗽有痰，或白痰，或黄痰，或黏稠不易咯出。肺部 X 线表示：肺门淋巴结肿大，肺野可见粟粒状或单个结节。伴见倦怠乏力，纳呆，便溏或大便不爽。舌淡红，舌体多胖大，舌苔白腻或黄腻，脉滑。

治则：化痰散结。

方药：生牡蛎 15g（先煎），生蛤壳 15g（先煎），海浮石 15g（先煎），生薏米 15g，茯苓 10g，山药 10g，生黄芪 15g，沙参 15g，丝瓜络 10g，穿山甲 10g（先煎），鳖甲 10g（先煎），川贝母 6g，白芥子 6g，鸡内金 10g，桑白皮 10g，酒黄芩 10g。

加减：初起以湿痰为主，加法半夏、苍术健脾燥湿，菖蒲、郁金芳化湿痰；后期以顽痰阻络为主，加重牡蛎、蛤壳、海浮石药量；咳嗽较重者，加葶苈子、麻黄、杏仁以宣肺降气止咳。

典型病例 贾某，男，42 岁。1993 年 1 月 10 日初诊。咳嗽 3 个月。咳吐痰块，拍胸片发现两肺及纵隔可见密集结节。伴见纳少，自汗，腰酸乏力，便溏，舌红、苔白腻，咽峡红，可见数个较大滤泡，脉滑。中医辨证：肺脾两虚，痰湿结聚。治宜软坚化痰，健脾祛湿，益气养阴。方药：生牡蛎 15g（先煎），生蛤壳 15g（先煎），鳖甲 10g（先煎），山甲珠 10g，生薏米 15g，茯苓 15g，生黄芪 10g，北沙参 15g，元参 15g，射干 10g，桔梗 10g，川贝母 10g，丝瓜络 12g，青黛 6g（包煎），连翘 10g，甘草 6g。配服小金丹，每次 2 粒，日服 3 次。

上方服药 20 剂，咳嗽偶见，痰块减少，白腻苔减少，前方加石斛 10g 以生津养液。

又服 30 剂，痰块明显减少，咽峡部滤泡明显减少，薄白苔。胸片显示右肺门结节缩小，其他部位结节密度减低。前方去连翘、射干，加夏枯草30g、桃仁10g以加重消散化瘀之力。

服上方28剂，患者咽部滤泡消失，腻苔消失，咳嗽停止，偶有痰块，腰酸乏力减轻。复查胸片两肺结节明显减少、缩小。考虑到患者长期服汤药多有不便，遂在原方基础上，加冬瓜仁10g，制成水丸，每服9g，日服3次，停服小金丹。连服水丸2月，拍片复查肺内结节全部消失，其余症状已逐步消失。半年后追访，患者一切正常。

按语：此患者咳嗽日久，拍胸片时发现肺及纵隔有许多密集结节。中医认为肺为贮痰之器，结节为痰湿凝聚，故以软坚化痰为主。湿为痰之源，脾为湿脏，故佐以健脾化湿为辅。从患者伴有症状及病程分析，当为肺脾两虚之证，故益气养阴以扶正固本。方中牡蛎、蛤壳、穿山甲、鳖甲软坚散结，化痰块，消结节；生薏米、云茯苓健脾祛湿，以绝痰之来源；川贝母清化热痰；丝瓜络通经达络；生黄芪健脾益气；北沙参养阴润肺；元参、射干、桔梗利咽；青黛、连翘以清郁热；后又加桃仁活血化瘀；夏枯草软坚散结。全方合并，主辅分明，连服而效。

患者初诊之时，曾配服小金丹。小金丹为外科消肿散结之要药，对经络不和、气血凝结引起的一切阴疽均有明显效果。其取木鳖子有微毒之力，以攻散其结，乳香、没药具有活血止痛、消肿散结之功用。

小结：肺结节病为临床疑难杂症。中医认为该病由于气阴两虚，痰湿凝聚而致。肺气不足，失于治节；气机不畅，失于条达。肺阴不足，阴虚火旺。脾为湿脏，脾气不足，失于运化，水湿内停，凝聚为痰，虚火炼灼水湿，日久结为痰核，是为顽痰。疾结不散，郁结于肺，导致肺结节病的发生。

因其气阴两虚，故可见倦怠乏力，自汗盗汗，纳少等诸症；气机不畅，痰湿郁阻中阳，而见胸闷，咳痰不爽。肺主气而调气血，气行则血行，气滞则血滞，气逆则血逆，得热则瘀化，得寒则凝浊，衰耗则运行不周。故气血衰弱，肺脾两虚是本病发病之内因及根本。而气机失调、湿痰结聚为病之外因，故其治疗大法当以益气、行气、理气为要，以祛湿化痰、软坚化痰散结为治则，后期可适当加用活血化瘀之品，其疗效则更为明显。

中医治病，重在观察外候。此病治疗时，在无条件随时拍胸片复查时，虽不能直接观察肺内结节的变化，但可根据其外在表现，如舌苔脉象，伴随症状的变化，测知肺内结节的变化。在治疗时，咳嗽逐渐减轻，痰块减少，腻苔逐渐变薄，乃至消失。均说明体内痰湿之邪渐退，身倦乏力消失，亦说明正气渐渐恢复，最后祛邪外出。

肺结节病非急性病，故其治疗亦非一两日即可奏效。所以治疗之初，以汤剂服之，可随时因人因病情变化而调整方剂。中后期可以较固定的方药制成丸剂，蜜丸、水丸皆可，长期服用，既方便病人，又适合本病的治疗特点。

乳蛾高热证治

扁桃体肿大，在中医古籍中称之为"乳蛾"。一侧扁桃体肿大为"单乳蛾"，两侧肿大则称之为"双乳蛾"。此症多见于外感时邪、里热过盛所致的感冒、咳嗽等病的兼症，也可单独因肺胃热盛，上蒸咽喉而发病，或既有肺胃两经蕴热，复感受外邪而引起乳蛾肿大，甚至溃脓。胃气通于咽，肺气通于喉，咽喉为肺胃之门户。肺胃感受温邪，咽喉首先受害，此为

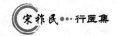

外感邪气自口鼻而入之必经途径。

喉症以前有专科治疗,名目繁多,乳蛾只是其中一种。如在《咽喉秘集》中有:"单乳蛾喉内肿如桃李,或左或右,双乳蛾此症感肺胃二经而发于关口上部,两边如樱桃大。"烂乳蛾此症因肺胃郁热、红肿烂斑。其他有哑喉呛食、珠喉等概括现代的扁桃体炎、喉炎、疱疹性咽炎,另外还提出有胎生石蛾,乃因胎生本元不足所致。喉菌因胎毒所致,或因心胃火邪生于喉内如菌样,故名喉菌,不可用刀针,服黄连解毒汤、玉枢丹可使其不发热,然未见全消,此与先天性扁桃体增大,或慢性扁桃体炎有关。

乳蛾的病因,喉科专论中有因风、因寒、因火、因湿、因毒、因虚而致。其病机或风相搏,或寒暑相聚,或湿毒相攻,或虚火上炎,其症变幻不一。《黄帝内经》曾云:一阴一阳结而为痹。一阴者手少阴,君火之脉气;一阳者手少阳,相火三焦之脉气。两脉共络于喉,气热则内结,结甚则肿胀,甚则气痹。痹者不仁之谓,此喉痹之所由名。而乳蛾、喉闭、缠喉风等症,皆痹类也。此说见《咽喉秘集》。可见喉症与心、三焦二经脉循行喉部,气结于二经有关。所以《伤寒论》治少阴喉痹,有甘草桔梗汤之法。

临床治疗乳蛾时,应视表里二邪的轻重而有所侧重,表邪重应多疏表而少清里,里热重则可多清里而少疏表。若表里俱盛,则表里共清。治疗多以疏表利咽、清热解毒、育阴散结为法,不必单纯治喉。正如《咽喉秘集》所说:"不必拘于治喉,但须分其时邪、伏邪,松其毛窍,开其腠理,则邪有出路,而咽喉之围自解。"此说有一定的参考价值。

对郁热较重而又身发高热者,可配合针刺放血泻热,如刺少商穴等。在应用针刺手法时应注意器具的消毒,并视患儿体质的强弱而选择应用。对惊恐、情绪不稳定的患者,则应慎用，以免发生意外。乳蛾初起，表邪闭郁之时，若无汗或少汗，则应避免使用大寒大凉之品，或过用辛温取汗，恐使表郁加重而里热反盛，致使喉肿加重。即前人提出的辛温发汗以竭其阴，苦寒泻热以遏其邪之意。

对咽喉紫红者，不可一概作火热论。须知尚有虚瘀及寒凝，当详察之。病初起一两天有表证时，宜在清热解毒的基础上，加疏表宣透之药，如荆芥穗、薄荷等，加清解利咽之牛蒡子、马勃等，以避免表邪不解，热郁于内，上攻咽喉，肿痛加重。若早用苦寒，折热泻火，亦可致表气不宣，喉痛加重。病已三四天，表邪化热入里，或表证减少，里热转盛时，则表药又不可多用过用。表散太过，反致伤阴，致里热炽盛而咽喉肿溃见脓。所以治疗时，应分清表里偏盛后，再用方药。高热、扁桃体红肿化脓，多为里热毒盛，表药宜少，亦可直泻里热。如热盛而大便干结，亦可兼通腑气泻热，可用大黄之类，否则内热不除，喉肿难消。此为釜底抽薪之法。若咽部乳蛾红赤干痛，多属阴虚热重，宜于清热解毒的基础上，养阴清热，可用生地黄、延胡索、天花粉、石斛之类。喉不肿但干痛，咽红而色淡者多属伏热，或虚热，可用草河车、元参之类药物以清之。

自制利咽汤，用于治疗乳蛾。基本方如下：芦根15g，茅根15g，菊花10g，板蓝根10g，川贝母10g，僵蚕10g，元参10g。加减：夹表证而有恶寒者，加荆芥穗6g、淡豆豉10g、麻黄3g；夹表证而不恶寒者，加薄荷10g、金银花10g；高热者，加生石膏15～30g、知母6～10g，或炒栀子3～6g。扁桃体肿大者，加马勃1.5～3g、苦梗6g、牛蒡子6g；扁桃体红赤甚而紫赤者，宜增重清热解毒之力，并宜凉血解毒，可加用丹皮10g、赤芍6g；已化脓或有少量脓栓陷窝时，宜加重解毒之品，如蒲公英10g、紫花地丁10g、金银花10g、连翘10g；喉

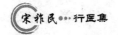

肿痛剧时，可加用山豆根3~6g、锦灯笼6g；咽干痛者，可加青果10g、石斛6g；咽哑时，可加凤凰衣6g，或蝉衣10g、木蝴蝶6g；乳蛾只肿不红者，宜于消散，可用夏枯草6g、橘叶10g；大便秘结者，宜清热通下，可用瓜蒌10g、元明粉3g（冲服），或用生大黄1.5~3g用开水泡兑服；余热不净，或有低热者，可加用天花粉10g或玉竹10g、地骨皮10g。

常用的中成药

犀角化毒丹或五福化毒丸，清热解毒通便，对急性乳蛾效果较好。

六神丸或喉症丸，消肿止痛，清热解毒，对乳蛾溃腐成脓者，效佳。

梅花点舌丹，清热解毒，消肿止痛。

壬水金丹，清热利咽，生津止渴，对阴虚体弱者较为适宜。

清音丸，清热利咽。治音哑，亦可治疗慢性咽炎。

乳蛾的治疗除内服汤药、中成药外，还可配合外用药，或称局部用药。如用锡类散、双料喉风散等药喷入喉中、乳蛾之上，以消肿止痛，解毒祛脓。此类患者还需注意口腔卫生，每日以淡盐水漱口，保持口腔清洁。

乳蛾与西医的扁桃体炎相类似，临床还应与喉炎、疱疹咽炎相鉴别。

喉炎多由于郁热内盛，阴虚火旺，外受风袭，肺热上攻咽喉所致，而见咳嗽吼声，状如犬吠，咽红紫赤、发热等。治宜清热解毒，宣肺利咽，兼以养阴。可用自制利咽汤中，加入石斛、北沙参、桑叶、甘草等，更应重用元参，用量在15~30g，以清浮游之火。

疱疹性咽炎多由肺胃蓄热，或兼暑热，暑湿上蒸，以致咽或上腭生出白疱疹。治宜清热解毒之中，加入芳香化湿之药。在自制利咽汤中，加藿香、佩兰叶、竹叶、黄芩、荷叶、滑石、甘草等，以清热祛湿解毒。

扁桃体炎、喉炎、疱疹性咽炎，此三症为小儿外感时邪中常见的病证，也是导致小儿高热的主要原因。三者之间既有相同点，又各具不同点：喉炎多夹有外感风热，疱疹性咽炎多夹湿浊，扁桃体炎多为热毒过盛。总之三病皆属热聚肺胃。临证之时，疏表清里，宣达利咽，导热通下，育阴解毒，随证加减应用。

典型病案 1　师某，男，4 岁，1991 年 12 月 20 日初诊。患儿咽痛伴发热 1 周。体温高达 39℃，咽部红肿、充血，扁桃体双侧Ⅱ度肿大，可见脓点。伴见纳少，恶心，口渴思饮，大便干燥，秘结如羊矢状，2～3 日一行，尿黄少。舌质红，舌苔薄白，脉弦滑数。西医诊断：化脓性扁桃体炎。中医辨证：肺胃蕴热，兼感外邪，毒热偏盛，上蒸于喉，致成乳蛾。治以清热解毒，疏表利咽，育阴通便。方药：芦根 15g，茅根 15g，菊花 10g，板蓝根 10g，僵蚕 10g，元参 10g，生石膏 18g，蒲公英 6g，知母 6g，天花粉 10g，薄荷 10g。水煎服，每剂煎两次，每日服 3 次。

服上方 3 剂，发热渐退，下午体温最高 37.2℃，扁桃体减小至Ⅰ度，扁桃体上脓点已消失。仍口渴思饮，进食米粥后，大便行 1 次，仍干，尿黄。患儿热势大减，但余热未除，继以上方减生石膏，加沙参、石斛各 10g，继服。

又服 3 剂，体温正常，扁桃体Ⅰ度肿大，但不红不痛，口渴消失，大便日行 1 次，为软便。予清音丸 1 盒，巩固疗效。

典型病案 2　张某，男，7 岁，1989 年 11 月 30 日初诊。患儿咽痛、干咳已十余日，体温 37.8℃，患儿自觉咽干咽痛，咳嗽阵作，少痰，咳夜重。纳食较差，大便偏干，1 日 1 行。

查体：咽红充血，扁桃体Ⅱ度肿大，咽后壁有滤泡。舌质红，舌苔黄白，脉滑数。双肺听诊：少许干啰音。西医诊断：扁桃体炎合并支气管炎。中医辨证：肺胃蕴热，上攻咽喉。治以清热宣肺，利咽止咳。方药：芦根30g，茅根30g，麻黄1.5g，杏仁10g，川贝母10g，僵蚕10g，生桑白皮10g，元参10g，生石膏18g，金银花10g，板蓝根10g。水煎服。

患儿服药3剂后，咳嗽明显减轻，咽痛减轻。上方加元参10g、酒黄芩10g。又服3剂，扁桃体减至Ⅰ度，偶咳，咽部滤泡消失，大便通畅，为软便。继服3剂，诸症皆消，而告痊愈。

按语：乳蛾，即西医的扁桃体炎。依中医辨证治疗每获良效。临床常以自制利咽汤加减治疗，当小儿高热咳嗽之时，可加生石膏、地骨皮、连翘，称之为清肺利咽汤，临床应用较广。若再配以六神丸、牛黄清热散、五福化毒丸等中成药，则效果更佳。

厌 食 证 治

厌食是儿科常见病、多发病。厌食一病，古医籍中无此病名，但有类似本病的记载，如清《证治汇补》有"恶食"的记载，《小儿药证直诀》亦有"脾胃不和，不能食乳"之说。厌食病名，系近年来方开始使用。

小儿厌食以饮食不节，喂养不当为主要病因，有些家长对儿童过分爱护，在优越的生活条件下，唯恐孩子吃得少，长得慢，这是一种揠苗助长的心情。对于孩子饮食无节，过食油腻甘醇，或在非炎热的气候季节中过食生冷瓜果，贪食寒凉或偏食某一种食物，引起脾胃运化壅遏呆滞。虽然也有因热病之后津液受伤，胃阴未复，或大病之后正气尚虚，脾胃功能减弱等因，但较上述饮食失节者为少见。儿科医籍中常提到"若要小儿安，常须三分饥与寒"，是有一定道理的。

脾与胃在医籍中被列为后天之本。金时李东垣有《脾胃论》专论脾胃的功用、疾病及治疗，此外许多医籍中均有脾胃之论，可见历代医家非常重视脾胃。尤其在重病期间，病人尚能受纳饮食称为"有胃气则生"，不能食则称作"无胃气则死"，可见脾胃的重要性。胃主受纳，脾主运化，所以临床认为能食不能化是"脾病胃不病"；若能消化但不思饮食，则为"胃病脾不病"。《黄帝内经》称脾为"仓廪"，胃为"水谷之海"。胃为阳土，喜湿恶燥；脾为阴土，喜燥恶湿。脾与胃一脏一腑，共同完成饮食的消化，以吸取营养，提供人体活动的物质基础。在消化饮食过程中，因失调所产生的厌食病，很少只一方面单纯有病。正如李东垣在《脾胃论》中提出"脾既病则其胃不能单独行津液，故亦从病焉"，说明脏腑器官发病时，是相互关联的。他还提到胃之不足唯湿物能滋养。脾胃的正常运化，可以充养机体，令肌肉丰满，小儿之所以肥胖丰润，皆因脾胃运化旺盛，津液充沛。如果脾胃津液不足，失去充养，则肌肤消瘦，毛发枯槁。所以过食油腻、煎煿、糖类，可致使脾运壅滞而失运化，反蕴热生痰；过食生冷瓜果，则使胃阳中运受损，出现胀满、腹病等症。总之脾胃运化不健，皆可引起厌食之证。

小儿厌食病从临床病情方面分有轻重缓急之不同。急则治其标，如暴饮暴食引起的厌食，初期应以消导为主，但治疗当中应注意护养胃气与胃阴。用药避免过于刚燥或壅补，免其助热，反达不到治疗之目的。临床常用"四物汤""八珍汤"以治脾胃中气之不足。如用药过燥反劫伤阴液，而虚火上升，出

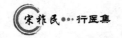

现唇齿肿痛。前人认为，小儿之所以肥胖是因其脾阴充盛，热灼津伤则见瘦，这也是保存津液在我科治脾胃病中的重要意义，对因饮食生冷，脾阳不振而致病的，应忌食寒凉生冷及饮用寒凉，免其重伤脾胃中阳。

1. 辨证论治

厌食常见主证：食少，无食欲，面黄，消瘦，舌红少苔或白厚或剥苔，脉细弱或见弦滑。厌食的治疗原则：胃阴不足者，当益胃阴生津；脾阳不足者，当健脾益气。用药当柔和，不可过分消导，避免重伤胃气。若因暴饮暴食所伤者，自当除外。总之治疗厌食以调节脾胃气阴为主。

（1）外感病后，余热未净，脾胃已伤

主证：低热，不思饮食，或偶见干哕，便干，尿黄，舌红少苔，脉细略数。

治法：清余热，养胃阴，升发胃气。

方药：藿香 10g，竹茹 6g，橘皮 3g，花粉 10g，生枇叶 10g，生谷芽 10g，焦四仙 18g，石斛 6g，知母 6g，生扁豆 10g。

加减：便溏者，去知母、焦四仙，加黄连 1.5g、鸡内金 6g。夹热者，可加连翘或菊花。夜卧不安者，可加蝉衣、钩藤。低热不退者，可加地骨皮、青蒿。

（2）寒凉伤脾，脾失健运，湿阻中焦

主证：面黄失泽，鼻头青黄，身倦乏力，四肢疲乏，时或腹痛，或当脐痛，或脘腹痛，大便溏或不稀而软，尿清，舌淡红、苔少薄白，脉沉细弱。

治法：温化健脾，燥湿和胃。

方药：半夏（或半夏曲）6g，橘核 12g，白蔻（或壳砂）6g，藿香 10g，苏梗 6g，薏米 10g，茯苓 10g，炒谷芽 10g，炒稻芽 10g。

加减：腹痛可加白芍、甘草以和阴止痛，或用香附、延胡索以行气止痛，寒重加小茴香或吴萸。丸剂用香橘丹，玉枢丹亦可加用。

（3）饮食不节，克伤脾胃，食滞中焦

主证：恶食，嗳腐吞酸，口中热气，腹胀烦急，大便可见臭恶，并有不消化食物，舌红、苔白厚腻，或苔中心垢腻，或黄厚，脉滑数有力。

治法：消导化滞，兼清郁热。

方药：焦四仙30g，鸡内金6g，莱菔子10g，藿香6g，连翘10g，通草3g。

加减：一般新患积食多兼有蓄热，因此清热之药不可少。兼有表邪者可加用苏叶、荆芥穗之类以疏表。里热重而大便秘结者，可加决明子或熟大黄；脘满腹胀者可加枳实或大腹皮、槟榔。日久积滞将成疳者，三棱、莪术亦可酌情而用。丸剂如保和丸或烂积丸，单独服用量为1.5～3g；亦可布包煎于汤剂中服用。

（4）素体本弱，脾胃两虚

主证：不思饮食，或食少，偶见干哕，面黄消瘦，身倦乏力，精神较差，或兼有自汗、盗汗。舌淡红嫩，少苔或脱苔，或地图舌，严重者光剥无苔，脉细无力。

治法：健脾养胃，补益中气，固护阴液。

方药：莲子肉15g，扁豆10g，山药10g，黄精10g，黄芪10g，茯苓6g，生甘草3g，石莲子10g，北沙参10g，生谷芽10g。

加减：大便干者，可加大芸、麻仁、黑芝麻以滋养润便；便溏者加诃子；汗多加五味子、浮小麦、生牡蛎等。丸剂可用黄精丸、启脾丸、混元丹。

病例1　吕某某，女，3岁。1992年10月2日初诊。患儿感冒发热2天，经治疗发热已退。目前不热不咳，无流涕。但见小儿烦急，纳少，手足心热，尿黄，舌红少苔，脉滑略数，指纹紫，咽红，双扁桃体不大。中医辨证：余热未尽，脾胃已伤。治法：调和脾胃，继清余热。方药：藿香10g，苏梗10g，竹茹10g，佛手10g，焦四仙10g，天花粉10g，乌梅6g，缩砂仁6g，鸡内金6g，淡竹叶6g，连翘10g，金银花10g。3剂，水煎服。

二诊：上方服完2剂后，患儿心烦急躁明显减轻，纳食亦有所增加，再以前方，焦四仙加量至24g。

三诊：患儿家长来诉，又服上方3剂，纳食正常，余皆正常，疾病痊愈。

病例2 李某某，男，3.5岁。1989年10月24日初诊。患儿不欲饮食半月余。半月前患儿曾得热病，痊愈后即不欲饮食，面黄消瘦，口渴思饮，大便干，一两日一行，小便微黄，手心热。舌质红、苔薄有剥苔，脉细数。中医辨证：胃阴受损，脾胃失调。治法：育阴清热，调理脾胃，升发胃气。方药：藿香10g，苏梗10g，竹茹10g，焦三仙20g，天花粉10g，乌梅6g，砂仁3g，石斛6g，佛手6g，橘皮3g，沙参15g。3剂，水煎服。

二诊：服上方3剂后，患儿胃纳渐增，有食欲，喜饮水。大便仍偏干，一日一行，上方加生谷芽10g、生稻芽10g以升发胃气，元参15g以养阴润肠通便。

三诊：又服6剂，胃纳正常，面色渐见红润，大便正常不干，舌淡红、苔薄白。继以上方3剂调理之。半月后，家长来电曰：已愈。

病例3 靳某某，女，4岁。1992年5月21日初诊。患儿纳少1年余，伴见面黄消瘦，发枯如穗，时有腹痛，大便干燥，1~2日一行。患儿平素易感冒，平均每月1次。查：指纹呈鱼骨形，淡红色。舌淡苔少，脉弱。中医辨证：脾失健运。治法：运脾开胃，调理中焦。方药：藿香 10g，苏梗 10g，竹茹 10g，佛手 10g，焦四仙 10g，天花粉 10g，乌梅 6g，砂仁 3g，鸡内金 6g，玉竹 10g，生谷芽 10g，生稻芽 10g，决明子 10g。7 剂，水煎服。

二诊：服完前药，患儿纳食增加，食欲明显增强，大便转软，一日一行。再服原方 7 剂后，以上方配制丸药 1 月，小儿明显见胖，体重增加，饮食正常，并且一直没有腹痛而痊愈。

病例 4　魏某某，女，4 岁。1988 年 8 月 9 日初诊。厌食已月余，患儿不思饮食，面黄消瘦而无华，鼻头青黄，身倦乏力，时有腹痛，大便溏软，小便清长，四末时凉。患儿家长云：今夏患儿食凉饮等物较多，观其舌苔：舌淡红、苔薄白。脉沉细无力。中医辨证：寒伤脾阳，中运受阻。治法：温阳健脾，和胃化湿。方药：广藿香 6g，橘核 10g，紫苏梗 6g，半夏麦 6g，炒薏米 10g，茯苓 10g，白蔻仁 6g，炒谷芽 10g，炒麦芽 10g，高良姜 3g。3 剂，水煎服。

二诊：上方服 3 剂后，能思饮食，食量少，仍有腹痛，已较前减轻，大便转为软便。舌淡红、苔薄白，脉沉略弱。仍以前方加干姜 3g、白芍 12g、甘草 3g。

三诊：服上方 6 剂，腹痛止，饮食正常，身倦乏力症状亦好转。停用汤剂，予健脾消食丸及小儿香橘丹，每次各半丸，日服 3 次，以善后调理之。

按语：厌食，既是一个独立的疾病，也可以作为一个症状出现在其他疾病当中。祖国医学认为，脾胃为后天之本，亦为人之枢纽，脾胃失调则人之受纳（即饮食入胃）功能、腐熟（消化）功能、分清降浊（吸收排泄）功能必受影响，故而出现厌食证。引起厌食的原因很多，如外感时邪，邪伤脾胃致厌食。如例 1、例 2。两例虽同为外感所致，但例 1 为余邪未尽，故应在调理脾胃之时，佐以清余热。例2为外感已过半月，表现为热伤津液之征，故此时以调脾养胃阴为主要治疗大法。小儿喜食寒凉，常招致脾胃受损，如例4，夏季炎热，多食寒凉，寒凉入胃，中阳受损，寒湿内生，壅阳中州，气机不运，影响受纳运化致不思饮食，便溏，四末发凉。其治当以温阳健脾。小儿素禀不足，脾常虚弱，或疾病迁延，损伤脾胃，使运化失调致厌食者，多病程较长，如例3，其表现亦为脾虚之象，治疗此型之厌食，贵在运而不在补，单纯补益易于碍滞气机，故重在扶助运化。脾运则胃口自开。

此外，厌食治疗与儿童的饮食习惯有密切的关系，要调整小儿的饮食，不吃零食，纠正偏食，少食肥甘、黏腻之物，多食蔬菜，少吃冷饮，不可乱予滋补之品。做到这些，厌食证发病率即会大大地降低。

呕 吐 证 治

呕吐是小儿最常见的证候，很多疾病都可以出现呕吐。《黄帝内经》谓："诸逆冲上，皆属于火；诸呕吐酸，皆属于热。"又曰："寒气客于肠胃，厥逆上，故痛而吐。"胃主纳，下行则顺，逆而上行，故作呕吐。古人论吐证有三种观点："有物有声谓之呕，有物无声谓之吐，无物有声谓之哕。"又谓哕者即"干呕"之义。

小儿呕吐之因，有寒、有热、有伤食，其病总属于胃，另有小儿溢乳、吮乳皆与呕吐相似，但治法各有辨证，又如跌仆、惊恐等，亦能引起呕吐，又如虫证腹痛呕吐，急腹症的呕吐，流行病有时也出现呕吐，临床要注意鉴别，不可忽视，要做相应检查，以做适当的治疗。

小儿脾胃薄弱，容易发生呕吐，直接损伤脾胃，影响受纳运化。婴儿常由于吞咽空气过多，使胃内胀满而发生呕吐；另外食入过量的乳水，也可以呕吐；若食入难以消化的食物，亦容易引起呕吐。幼儿呕吐伤食者多，或有饮停湿痰，外感风寒，皆可引起呕吐。脾胃虚弱，运化失职，可引起慢性呕吐，持续发作。归纳起来，除传染病、外科急腹症所引起之呕吐外，在临床多为内伤、外感、虫积等，审证求因，分别治疗，以健脾和胃、导滞清热、芳香化浊、镇惊止呕吐以立法而治疗。

1. 辨证施治

婴儿乳食无度，不能运化。入乳即吐，或少停即吐，此为溢乳，但节其乳，则吐即止。吮乳者，时而吐乳，量不多，似吐非吐，此为小儿胃弱所致，食不运化，吸收较慢，可以少量多次喂乳，徐徐喂之，不治自愈。

（1）伤食呕

主证：面色微黄，目窠微肿，足凉，手心热，口渴恶食，或发热日轻夜重，腹胀恶心，吐后觉快，呕吐馊酸食物黏液，口臭，大便不畅，苔白黄厚而腻，脉弦滑数。

治法：和胃化滞，消食止吐。

方药：藿香、厚朴、山楂、建曲、枳实、炒槟榔、姜半夏、陈皮、黄连。

（2）热吐

主证：头痛，身热，口渴饮冷，食入即吐，呕吐酸涎，小便短赤，大便干燥，舌唇红色，舌苔黄厚，脉滑数，有表邪则脉浮。

治法：清热化痰止吐。

方药：云茯苓、半夏、枳实、竹茹、川黄连、菖蒲、藿香、炙杷叶。

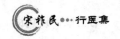

（3）寒吐

主证：面色苍白，两目无神，倦怠乏力，朝食暮吐，吐物不酸不臭，四肢不温，时吐时止，时轻时重，大便稀薄，或完谷不化，腹软喜按，或腹痛绵绵，舌淡而润，脉沉细。

治法：温中健脾，和胃止吐。

方药：轻者，橘皮、藿香、香橼、生姜、大枣、炙甘草；重者，人参、炒白术、干姜、丁香、吴茱萸、藿香、焦曲。

（4）虚吐

主证：神倦体瘦，囟门凹下，睡时露睛，自利频吐，或干哕，恶食厌乳，腹如舟状，舌淡苔白，脉数无力，指纹淡紫红。

治法：补气健脾，温胃和中。

方药：人参、茯苓、白术、炙甘草、丁香、沉香、生牡蛎、藿香。

（5）夹惊吐

主证：身热心烦，睡卧不安，呕吐痰涎或手足抽搐，饮食即吐，咽舌红，脉弦数，手纹紫。

治法：清热化痰，镇惊止吐。

方药：茯神、钩藤、扁豆、郁金、藿香、菖蒲、竹茹。服汤药时要少量多次徐徐服之。

病案1　于某某，女，10岁。1992年7月17日初诊。主诉：呕吐半月，患儿半月前一次饮入雪糕5支，此后，胃脘不适，呕吐，初为胃内容物，后为清涎，日吐三五次不等，一般食后约1小时便吐，食欲不振，时有头晕，头发沉，乏力，大便少，三四日一行，曾到外院服胃复安、维生素 B_6、乳酸菌素片等效不佳，故求治中医。观其舌苔：舌淡润，苔白略腻。查其脉象：滑中微弦。中医辨证：脾湿胃逆。治以降逆和胃，健脾祛湿。方用：藿香 10g，佩兰 10g，苏梗 10g，竹茹 30g（先煎），佛手 10g，焦槟榔 6g，砂仁 3g，姜半夏 6g，橘皮 6g，刀豆子 10g，生姜 2 片。3 剂，水煎服。宜先煎竹茹 30 分钟，再以竹茹水煎群药，服时宜少量频服，不拘时辰。

患儿服药半日，自觉心中见舒，第二日起不再呕吐，第三日恶心消失，似有食欲，头晕减轻，以前方再服 4 剂后，诸症皆消。为巩固前效，以前方减竹茹、刀豆子，再予 5 剂，调脾而愈。

按语： 呕吐为脾胃失调之常见病证，多见于夏季，以饮食不节为因者居多。脾为湿脏而喜燥，夏季炎热多湿，病邪易犯脾经。此患儿贪食生冷，一次吃雪糕 5 支，寒凉之物入腹而伤及脾胃之气，脾运不健，胃气上逆而反，故见呕吐、胃脘不适等；湿浊上扰清阳而见头晕、发沉，舌润而苔腻，故以降逆和胃，醒脾祛湿为大法，以悦脾汤为主。加入刀豆子、姜半夏、降逆止呕，以佩兰佐藿香芳香化湿，以生姜温中燥湿，再加特殊的煎服法而迅速收效。

病案 2　郭某某，男，11 岁。1991 年 7 月 20 日因反复食后呕吐 8 年就诊。8 年前，患儿做疝气修补术后，又感受风寒，高热不退，伴见呕吐，治愈后每次感冒即见呕吐。日久，不感冒亦作呕吐。8 年来呕吐频作。每次间隔最长不超过 1 个月。曾在各大医院诊治并数次住院治疗，均诊为神经性呕吐。曾用镇静安眠、止痉镇吐等方法治疗，均未见明显疗效。

现症： 患儿面黄消瘦，肌肤甲错，神情倦怠，四末不温。呕吐之前，脘痞不适，少腹作痛，3~5 分钟后即呕吐，食后吐饮食物，未食则呕吐酸水，纳呆，便溏，一日二行。舌淡，舌体胖大，有齿痕，舌苔灰白厚腻，脉滑细弱。中医证属脾湿胃寒，气机失调。治以温中化湿，调理气机。方用宋氏悦脾汤加减：藿香 10g，丁香 6g，刀豆子 10g，竹茹（先煎）30g，茯苓 10g，吴茱萸 3g，黄连 3g，旋复花（包煎）10g，代赭石 10g，鸡内金 5g。

二诊：服药 7 剂后，1 周内呕吐发作 2 次，未经输液呕吐即止。脘痞不适减轻，少腹痛减，舌质淡红，舌体胖大有齿痕，苔灰白略厚，脉细滑。继上方加甘草 10g 以缓中和胃，调和诸药，继服 7 剂。

三诊：药后未见呕吐，食欲大增，大便成形，唯少腹时有疼痛，以手揉按后痛止，舌苔渐薄，脉象同前。上方加橘核 10g 以温暖下焦，缓解少腹疼痛，继服 7 剂。

四诊：腹痛渐止，近日因进食大量鱼肉及瓜果后呕吐又作，胃脘复见痞满隐痛，自觉饥饿而无食欲，大便不畅，舌淡、苔白，脉弦细。仍以宋氏悦脾汤加减，原方去丁香、旋复花、代赭石，加高良姜 6g、香附 10g。7 剂，煎服法同前。

五诊：药后呕吐未作，食欲转佳，脘腹按之柔软，舌淡红、苔白少津，脉细。上方去高良姜，加石斛 10g、乌梅 10g，继服 7 剂后饮食渐转正常，无自觉不适，后以末方调服 28 剂后停药。近日随访，停药 1 年余，饮食正常，其间曾感冒 2 次，呕吐未作，家人甚悦。

按语：呕吐一病，乃小儿常见病之一，但若此患儿呕吐 8 年久治不愈之病案，实为少见。小儿具有脏腑娇嫩，形气未充，气血稚弱，脾常不足之生理特点，此患儿 3 岁行疝气手术伤及气血，致稚弱之气血更为虚弱，脾胃亦受其影响，加之复感风寒，风寒之邪入里客于脾胃，脾为运湿之枢纽，运化失职，湿阻气机；胃主受纳，以降为顺，胃纳不运，气机受阻不降，反而上逆，故见脘痞不适及呕吐。正如巢元方《诸病源候论》所云："呕吐者，皆脾胃虚弱，受之风寒所为也。若风邪在胃则呕，膈间有停饮，胃内有久寒则呕而吐。"脾胃乃后天之本，久吐不得其治，频作之呕吐致水谷难化精微，使素本虚弱之气血、脏腑，无以充养，四肢不得温煦，使上焦不得如雾之溉，中焦不得如沤腐化，下焦不得如渎济泌，故见面黄肌瘦，肌肤甲错，四末不温，神情倦怠。脾湿郁阻中焦故见舌体胖大，有齿痕，舌苔白厚腻。湿邪下行则大便溏薄。寒入中焦则少腹作痛。中医证属脾湿胃寒，气机失调。当治以温中化湿，调理气机。温能散，辛能行，故用温中化湿、行气止呕之宋氏悦脾汤。此患儿服药 7 剂后，症状大减，为中焦湿滞得化，气机见行，以其久病中气见馁，故原方加甘草以缓中健脾，调和诸药。后又加橘核暖下焦而止腹痛。继服 20 余剂后，病情已大见好转。后因饮食所伤，呕吐反复，此时患儿胃气尚弱，枢机功能未复，骤进肥甘生冷必更伤脾胃，故继以悦脾汤加减调养脾胃，行气止呕。考虑肥甘生冷损伤脾阳，故再加高良姜温中散寒，止呕止痛；香附行气止痛。再诊时患儿舌苔白少津，此邪气久郁伤脾阴，津液不得上承之象，故去上方辛热之良姜，加清润养阴之石斛、乌梅等。如此前后五诊，服药 70 余剂而愈。

儿科常见病中呕吐证候最多，但是发病有急者，有缓者，有继续发作者，或有周期性发作者，多种疾病都能引起呕吐，所以呕吐是一个症状，附夹于各类疾病的先兆症状，或后期症状。如中毒性消化不良，亦有呕吐现象；又如脑膜炎及脑炎、脑疝、肝炎、肾病、尿毒症皆可导致呕吐，因此在临床上要审查病机，考虑周到，不要见吐治吐，见呕治呕。

泄泻证治

泄泻是儿科临床常见的症状，可以单独发生成为独立的疾病，亦可在其他疾病中伴见。本病一年四季皆可发生，但以夏秋季节多见。泄泻早在《黄帝内经》中即有记载：《素问·阴阳应象大论》谓："湿胜利濡泻。"《难经》指出："湿多成五泄。"《幼幼集成》将泄泻的成因分为：寒、热、伤食。《医宗金鉴》又细分为：伤乳，夹惊，夹痰，虫扰等因。综而述之，总不外寒热之类。

泄泻的主要成因，除外感风、寒、暑、湿及受惊恐者外，大多因内伤饮食滞乳。如王肯堂在《证治准绳》中说："小儿吐泻皆因六气未完，六淫易侵，兼以调护失宜，乳食不节，遂使脾胃虚弱，清浊相干，蕴作而然。"陈飞霞在《幼幼集成》中说："水泛为湿，谷反为滞。"饮食精华不能输布，合污下降为泻。《古今医统》认为："泄泻乃脾胃专病，凡饮食、寒、热三者不调，此为内因，必致泄泻，又经所论春伤于风，夏生飧泄，夏伤于暑，秋伤于湿，皆为外因，亦致泄泻。"泄泻的病变部位在脾胃，故有"泄泻之本，无不由于脾胃"之说。但小肠为受盛之官，大肠为传导之腑，故泄泻之作，终不离大、小肠。胃主受纳，以降为顺，脾主运化，以升为宜，脾运胃和则分清降浊。若脾胃受损则水谷不降，精微不升，混而合之，清浊不分，下注小、大肠，合污而泻则泄泻发矣。

泄泻病位虽在脾胃，但久泻不止，或大病泄泻则必伤及人之真气——肾气、肾阳。命门之火不足则不能温煦中焦脾胃，致脾胃更虚，可出现完谷不化，便下澄澈清冷等症状。由此可知，肾在泄泻病中亦举足轻重，不可等闲视之。

1. 辨证论治

（1）外感泄泻

主证：大便清稀有沫，臭味不大，肠鸣腹痛，小便清白，伴发热鼻塞，鼻流清涕，舌质淡红，舌苔薄白，脉浮，指纹红。

治则：解表疏邪，燥湿止泻。

方药：薄荷叶 6g，佩兰 10g，粉葛根 6g，北防风 6g，滑石块 6g，炙甘草 10g，苍术 6g。

加减：偏表郁无汗的，可加苏叶 3g 以加重透表之功。热盛时，可加黄芩 5g 与方中葛根合清阳明经热。呕吐时，加用黄连 3g 与苏叶合用止吐，并可重用黄芩，加强清热之力。

典型病例　郝某，男，3 个月。1996 年 1 月 6 日初诊。患儿因腹泻发热两天入院治疗。住院后给予输液（抗生素）并口服补液，经治 5 天未效，故请中医会诊。现症：腹泻日行 5～10 次，水样便，伴有发热（T 38.5℃），无汗，尿清，鼻流清涕，不思乳食，腹胀，手足稍发凉，面色黄白，舌质淡红，舌苔薄白中根略厚，脉浮滑，指纹红。证属内伤乳食，外感时邪，协热而利。治宜疏表达邪，清吐止泻，调理脾胃。方药：薄荷叶 6g，佩兰叶 10g，防风 5g，葛根 6g，苍术 6g，滑石 6g，甘草 6g。水煎服，3 剂。

服药后手足见温，头身微汗，体温已正常（37℃），大便日 1～2 次，见稠，纳食仍差，腹按之软。此表邪已解，里尚不和。于前方减薄荷、葛根升表之药，加生谷芽 6g 以和胃气，继服 2 剂而愈。

按语：本症为婴幼儿常见的一种泄泻类型，俗称停食着凉，表里失和的泄泻，因之用薄荷、佩兰叶、葛根、防风二辛凉、二辛温，合则性平，疏肌表，升陷除湿止泻；用滑石、甘草清化利尿；苍术辛燥香窜既助表药达邪，又和中理脾化湿止泻。此例患儿滞食不重，初以治表疏邪为主，使表解里自和，故未加用化滞之品，恐表陷而泄泻加重，导致伤津脱液。再诊时有微汗，此表已解，泄泻见减轻，但食欲不振，脾胃运化功能尚未恢复，故加用生谷芽升发胃气而收功。

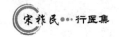

（2）伤食泄泻

主证：饮食减少，或拒纳食，口中气热有味，脘腹胀满，腹痛啼哭，大便中有不消化物，气味酸腐，或臭如败卵，或有低热，腹痛欲泻，泻后痛减，舌红苔黄或白厚，脉滑，指纹紫滞。

治则：和中导滞，调理脾胃。

方药：宋氏悦脾汤加减。广藿香10g，紫苏梗6g，青竹茹10g，佛手6g，焦槟榔6g，大腹皮6g，法半夏5g，缩砂仁3g，云茯苓10g。

加减：呕吐者，加用焦神曲、炒麦芽之类，以和胃，加强消化之力，多消少导不宜猛攻峻下，徒伤脾胃。积滞瘀热在肠者，宗通因通用的法则，滞去则泻自止。

典型病例2 司某，男，5岁。初诊日期1995年4月。患儿于发病前一天上午吃鱼虾较多，下午家人给其过生日，吃肉食较多，又喝大量饮料，吃蛋糕时把表面奶油全部吃掉，当时自觉脘腹撑胀，家人亦未介意，至深夜患儿哭叫腹痛，随即呕吐食物及涎液，其味酸腐，脘腹痛感略减。约1小时后腹又作痛，并大便作泻，俟半小时后腹又作痛，复又泄泻。候至天明急来院诊治。现症：患儿面容憔悴，痛苦表情，心烦，精神不振，皱眉弯腰，眼窝内陷，上眼皮成双，时作嗳气，口中气热，有酸腐味，纳呆拒食，脘腹高于胸，按之硬，矢气热臭，尿黄而少，手足心热，舌质红，苔黄厚腻，脉弦滑大。证属食滞中焦，伤于脾胃，升降失调，导致泄泻。治宜消食导滞，调和脾胃。方药：藿香10g，苏梗10g，竹茹10g，佛手10g，焦三仙10g，半夏6g，砂仁5g，茯苓10g，大腹皮6g。水煎服，3剂。服药后大便泻下秽物甚多，自觉腹中舒畅，倦怠，仍不思食，于前方加莲子肉10g，减大腹皮，以焦三仙易谷稻芽各10g以调养脾胃，又服3剂而愈。

按语：本例因暴饮暴食，导致脾胃运化不及，食滞壅塞肠胃，稚嫩之脏腑，超过其承受能力，正如《黄帝内经》所论：饮食自倍，肠胃乃伤。以致中焦逆乱，升降失调，吐泻并作，吐后胃脘滞食减少，肠中未及消化之滞则下泻，遂当因势利导，通因通用，滞去则病除，后于药方中减消导理气之药，加莲子肉以健脾养胃而收功。

（3）湿热泄泻

主证：发热，泄泻水样，伴有黏液，形如蛋花，或糊状溏软，日下5～10次，气味秽臭，色黄褐或黄绿，肛门红赤，不思乳食，烦躁不安，或腹痛啼哭，舌质红苔黄腻，指纹紫青滞，脉滑数。

治则：清热化湿，升清降浊。

方药：宋氏止泻散。广藿香10g，苍术6g，云茯苓10g，北防风6g，乌梅6g，焦山楂3g，川黄连3g，炒白芍6g，炙甘草6g。

加减：有低热时，可加苏叶3g以祛邪疏表。大便黏液或黏冻多者，仅焦山楂导滞力薄，可加用大黄炭3g以助其除滞之力。湿热并重而见身热较高，便泻次多者，加用败酱草10～15g，生薏米20g。若吐泻频繁，眼眶囟门凹陷，睡卧露睛，精神萎靡，腹部凹陷，属耗伤阴液之象，应急予固敛津液，并频频服食米汤以充液。如哭声低弱，口唇周围青紫发绀，皮肤发花，四肢发凉，或见惊厥等阴竭阳脱之证，治宜益气生津，回阳救逆固脱，选用清暑益气汤，或生脉饮。发热加用局方至宝丹或安宫牛黄散。

典型病例3　刘某，男，半岁。于1995年4月20初诊。患儿近1周来腹泻，恶心，大便色黄如水样，伴有奶块及黏液，日便7～12次。尿黄较少，肚腹胀满，肠鸣，纳食不香，经服药及输液未效，后改服中药。

现症：精神欠佳，面黄失泽，大便状如蛋花样，兼有黏液奶瓣，色淡黄，日便10余次，尿少，舌质红，舌苔中心白厚略腻，指纹紫，脉滑数。证属内蕴湿热，脾胃失调。治宜清热利湿，调理脾胃。方用宋氏止泻散。药用：藿香10g，苍术4g，云茯苓10g，北防风6g，乌梅6g，焦山楂3g，炒白芍6g，炙甘草6g。水煎服，3剂。每剂煎两次，每次20分钟，取药液120ml，分4次温服，6小时1次，昼夜兼服。令其暂停止乳食，给予米汤代水及奶食。服上方1剂后，大便次数明显减少，一昼夜5次，奶瓣黏液见少，后两次略见稠。服完3剂药后，精神转佳，尿见清亮，亦多，有进食要求，即减少1次米汤，给喂一次奶，逐渐减汤增奶，又于原方加生薏米10g，增强健脾化湿之力。继服2剂，药后泄泻基本停止，后停药观察。

按语： 本例为湿热泄泻，多发于夏秋之季，常因乳食喂养不当，或饮食失洁与失节，导致湿热蕴结，阻滞脾运，清浊相干，脾胃失调，脾不升清，胃不和降，中焦逆乱，津液不得输布而作泻。止泻散采用痛泻要方、神术散、芍药汤三方之精华，如藿香芳香化湿祛浊，既通表又和里，振奋脾阳止泻；苍术燥湿健脾，辛香化浊；茯苓甘淡，益脾渗利，分别清浊，使水液从小便排出；防风除湿止泻，且风能胜湿，开散透表；焦山楂消油滞肉积，可化奶瓣而导黏浊；乌梅祛暑生津，敛肺涩肠；黄连苦寒，清湿热止泻，调胃厚肠；白芍、甘草和阴止痛以缓脾急。服药后如泄泻已止，但2～3天不大便，切不可使用通下药，以免伤及胃气，遗患无穷，待胃气复，其便自行。如食欲不振，亦不可强行给食，以免复作泄泻。

（4）脾肾虚泄泻

主证：大便溏薄，或完谷不化，食后则泻，食生冷油腻则便次增多，迁延时久，反复发作，食欲不振，面色萎黄，倦怠乏力，形体消瘦，睡时露睛，舌质淡红，舌苔薄白。

治则：健脾固肾，益气止泻。

方药：生牡蛎 20g，白术 10g，云茯苓 10g，怀山药 10g，草果 10g，五味子 6g，诃子肉 10g。

加减：泻久脾虚，运化功能减退者可加黄芪 10g。中气下陷泻剧者，可加升麻 3g 或葛根 10g 以升陷止泻。泻甚欲脱者，可加罂粟壳 1.5～3g，但不宜久用，泻缓则停用。气虚倦怠亦可加重山药剂量或加太子参 10g，加至健脾益气时可用炒薏米 10g、炒扁豆 10g，腹痛可用炒白芍 6g、炙甘草 6g 以和阴止痛。

典型病例4 李某某，男，5 岁。患儿于 1 月前因做结肠手术，术后即大便不调，食后即去厕排便，日 5～6 次，因如厕频繁亦不能去托儿所，其母十分苦恼，曾经多处诊治，服用中西药罔效，于 1995 年 4 月前来门诊求治。现症：患儿面色萎黄，头发稀疏，消瘦，皮肤粗糙、弹性差，四肢肌肤甲错，时腹作痛，痛即如厕，缓则排于裤内，肠鸣辘辘，食生冷或油腻则加重，现大便日 5～10 次，稀溏，伴有不化物，有果皮菜渣，尿量少，舌质淡嫩、少苔，脉沉弦细弱。证属泻久脾肾两虚。治宜健脾固肾，益气止泻。方药：生牡蛎 20g，黄芪 10g，白术 10g，茯苓 20g，山药 10g，草果 10g，五味子 6g，诃子肉 10g。水煎服，6 剂。

服上方药后大便次数明显减少，一昼夜大便 3 次，形状见稠，溏软不成形，腹痛肠鸣有所缓和，但仍纳食不香。遂于上方加用生谷芽 10g 以升发胃气，继服 6 剂，在服药 3 天后，因腹泻加重，复来门诊。缘患儿因泄泻久未食荤，症见缓，便次减少，急欲吃鱼肉以补充营养，食后大便不但次数增多，并有失禁现象，每于小便时大便亦随之而出。此因脾虚日久，运化功能减弱，消化吸收较差。再拟上方加用莲子肉 10g、芡实米

10g、罂粟壳1.5g，以增强健脾固摄之力。经服6剂后大便日行1～2次，先头干后溏软，于上方减罂粟壳，服用上方，调理月余，共26剂。再诊时患儿大便日行1～2次，基本成形，腹痛、肠鸣消失，面色显红润，肌肤色泽，手掌大小鱼际见丰，继服用参苓白术丸以巩固，嘱其禁食生冷，可吃熟菜。并每日蒸食山药一段，健脾补肾填虚，后因感冒来诊时，其体见壮，未再泄泻。

按语： 本病例在某种程度上，因于先天禀赋薄弱，后天失于调养，兼因术后元气未复，脾气不足，泄泻时久，脾气见虚，则伤及于肾，导致阳虚，肾亦失于固摄，甚则失禁，治疗除予健脾益气法，还须用固摄益肾收涩。方中曾用罂粟壳止涩，但不宜久用，以免伤及稚嫩的脏腑而受毒害，因此收效即停，不效改选别药。此例因术后中气大伤，复累及于肾，下元失固，故用固摄之药加用收涩而收功。

2. 小结

腹泻是小儿常见的脾胃疾患，其病理变化主要在于脾胃失调，可分为外感型湿热型、伤食型、脾虚型、脾肾虚型等。由于小儿具有自己特有的生理病理特点，因此，临床以脾虚型及伤食型泄泻多见，有时两型夹杂互见者居多。

泄泻为病名，然而泄与泻二字则略有区别，泄者如水之泄，泻者其势直下之意。本病早在《黄帝内经》中已有详细记载，如飧泄、濡泄、溏泄、洞泄、滑泄，以区分病因、病机、症状方面的差异。宋代钱乙在《小儿药证直诀》中论述，感受外邪伤风吐泻的证治，并提出久利不瘥，可导致脾虚生风的危重症情。小儿有脾常不足的特点，易虚易实的变化。因热泄泻者，可见身热，哭声有力，便色黄黏，尿少，舌苔黄腻或白厚。因于寒者，可见手足不温，哭声乏力，便色清稀，澄澈清冷，小便清长，舌质淡苔薄白。伤津液者，可因暴泻伤阴脱液，久泻损气伤阳，症见眼窝、前囟、腹部凹陷，精神萎靡，啼哭少泪，无尿或少尿，皮肤干涩少弹力，深呼吸，口干渴等急需补充体液之象，宜暂时禁食，减轻肠胃负担，以便肠胃消化吸收功能的恢复，并嘱大量频服米汤，以充胃气补津液。前人有无湿不成泄，湿盛则濡泄的说法，因之健脾化湿为本病的主要治法。除外邪或滞食蓄热者少用，其他因素导致的泄泻皆可采用，治湿需利小便的说法，亦当视症情而定，不必拘泥。

本症在病理变化方面，以脾胃失调为主，中焦运化、升降功能失常所致，因脾可升清，胃可降浊，脾不升清下陷则泻，胃不和降上逆则吐；清浊相混，中焦逆乱为其主要病机。在生理上，胃主受纳，脾主运化，不能纳食病在胃，消化失常病在脾。因之治疗泄泻，调理脾胃是为常用的法则，但泄泻种类繁多，治疗时，寒者宜温中运化，热者宜清热和中，虚者宜补中益气，实者宜消导通利，夹有表邪的宜疏表和里，久泻不止者宜升提固涩。总以调理脾胃为中心。此外，由于小儿脏腑娇嫩，易虚易实，故而应注意护养胃气，保存津液。泄泻次数过多时，视邪留情况，适当止涩，并加健脾渗利之药。泻止后，若二三日无大便，切记不可再用通下，以免重伤胃气，得胃气复元则大便自行。泄泻时，或泻止后，不可食用生冷油腻硬物，亦不可强与之食。必要时，可采用饥饿疗法——禁食数小时，以待胃气恢复，也可多饮米汤，以养胃气。

治疗泄泻，多采用自制方剂——止泻汤治之。本方适用于四时腹泻，尤以湿热泻为宜。

主证：大便次数增多，夹有奶瓣及黄黏物如蛋花样，或黄绿水状，有泡沫，尿少，腹胀，舌红苔白厚或黄腻，脉弦滑数。中医证属内蕴湿热，阻滞脾运，清浊相干，脾胃失调，津液不得输布所致。治以清热化湿，分别清浊，健脾和胃。药用：藿香 10g，苍术 6g，茯苓 10g，防风 3g，焦山楂 3g，乌梅 3g，黄连 3g，白芍 6g，甘草 1.5g。

方中藿香芳香化湿祛浊，既通表又和里，有振奋脾阳、醒脾止泻作用。苍术燥湿健脾，辛香化浊。茯苓甘淡益脾渗利，分别清浊，使水液自小便排出。防风可除湿止泻，以风能胜湿，并可升散透表，比葛根升提稳妥，不致引起呕吐。焦山楂为消肉积之要药，可化奶瓣，行气导黏浊。乌梅祛暑生津、敛肺退肠，其妙在敛液涩肠而不收邪。黄连苦寒清湿热，止泻，调胃厚肠。白芍、甘草和阴止痛，以缓脾急。本方仿痛泻要方、神术散、芍药汤之义，自成一方，共奏清热化湿止泻之功效。

加减：若伴见低热等表邪者，加苏叶 3g，可与藿香、防风合力透邪；呕吐甚者，加苏梗 6g，顺气降逆，与黄连共用，宣和中焦；兼咳嗽者，加苦桔梗 6g，杏仁 3g 宣肺利水；尿少者，加滑石块 10g，或通草 1.5g，以利化湿；泻久不愈，湿邪偏重者，加炒扁豆 10g、炒薏米 10g，以助苍术、茯苓健脾之力；久泻脾虚，减黄连、焦山楂，加党参 6g、灶心土 15g，或诃子 6g，以敛肺涩肠止泻。

虫 证 证 治

虫证是小儿常见病、多发病。虫证可分为蛔虫病、蛲虫病等多种，又以蛔虫病、蛲虫病最为多见。其病因多为脾胃虚弱，感染诸虫等。而环境也是一个十分重要的因素。在农村由于环境差，饮食卫生习惯不良，致成虫证多发。在托幼机构更由于餐饮具、玩具、卧具共用，而致蛲虫病相互传染。因此，虫证的治疗，以搞好环境卫生，养成良好卫生习惯为前提。

虫证治则：对蛔虫有驱蛔、安蛔、下蛔三法；对蛲虫则以驱虫为主，打断其生物链，其可自愈。蛔虫有"得酸则安，得辛则伏，得苦则下"的特性。故令其安以乌梅、五味子，令其伏以细辛、川椒，令其下以大黄。欲驱蛔，必先安蛔、伏蛔，再以苦寒泻下。唯泻下方可驱蛔。但夜卧时不可用泻下剂，免致腹痛。一般以晨起空腹服为佳。常用方剂有乌梅丸、使君子散、追虫丸、下虫丸等，常用药物有：苦楝根皮、使君子、乌梅、川椒、鹤虱、榧子肉、槟榔、黄柏、生大黄等。蛲虫以夜间肛周瘙痒为特征，因蛲虫多于夜间爬至肛门外产卵、咬蚀所致，故治疗蛲虫，应用外治法十分方便且有效。常用百部、使君子煎水外洗，或研极细末，装入胶囊，每晚洗净后，纳入肛门。

胆道蛔虫症是蛔虫病的一种，但症状较重。多见脘痛剧烈、冷汗淋漓，四肢厥冷，甚至呕吐苦水，其舌苔多见厚腻，为湿热生虫之验证。乃湿热犯于厥阴，侵及于胆，郁阻中焦经络，故疼痛较剧。以吴鞠通氏之椒梅汤加减治之甚效。不但可治格拒厥逆，并可驱虫止痛。此方妙在攻补兼施，寒热并用，辛散与酸收同施。对于身热、四肢逆冷、呕吐便泻、腹胀作痛等阴阳逆乱证亦可施用。方药：人参 3g，或党参 10g，干姜 6g，川椒 3g，细辛 3g，大黄 3g，黄连 6g，白芍 10g，乌梅 10g，枳实 3g，甘草 3g。本方经临床验证十分有效，故广泛用于虫证腹痛等病。本方不宜睡前服，饭后可加重腹痛。一般早晨空腹 1 次，晚饭前 1 小时服 1 次。

头 痛 证 治

头痛为临床常见的症状，可见于许多疾病中。本病与西医

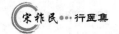

的血管神经性头痛、高血压性头痛、鼻额炎性头痛相类似。中医将头痛分为外感头痛、内伤头痛两大类。内伤头痛又可分为阴虚阳亢、肝郁气滞两个类型。

1. 外感头痛

症状：头痛时作，恶风，遇寒热头痛加重，痛时或连项背，或头目昏胀，伴见风寒表证或风热表证。舌红、苔白或黄、脉浮紧或浮数。

治则：疏风解表止痛。

方药：桑叶10g，菊花10g，防风6g，羌活6g，荆芥穗10g，薄荷10g，川芎6g，茶叶3g。加减：巅项痛甚者，加藁本；头两侧痛甚者，加柴胡；前额痛甚者，加白芷；颈项发板者，加葛根；偏头痛者，加钩藤、龙胆草。

典型病例1 周某，男，10岁。1989年3月2日初诊。头痛2天。患儿因衣冠不整外出后，自觉头痛，以前额及两太阳穴部位疼痛较重，以胀痛为主。同时发热，体温在38～39℃之间。自服阿司匹林后，体温下降，头痛减轻，但数小时后如故。伴见头晕，咽痛，鼻塞，浊涕，不咳，大便干，二日一行。其咽红，舌红、苔薄黄，脉浮数。中医证属：外感风寒，入里化热，风热上扰清阳，内侵咽喉。治宜清热疏风解表。方药：桑叶10g，菊花10g，桔梗10g，连翘12g，金银花10g，柴胡10g，薄荷10g，白芷3g，板蓝根10g，芦根15g，茶叶3g（后下）。

服药2剂，头痛明显减轻，体温下降至37.5～38℃之间。连服3剂，头痛头晕消失，体温正常，咽痛减轻，鼻涕止，轻咳。上方去茶叶、白芷、桑叶，加桑白皮12g、酒黄芩12g、杏仁10g。又服3剂，诸症痊愈。

按语：此患儿为外出感于风寒之邪，由于患儿为阳盛之体，入里化热，风热侵犯肺卫，上扰清阳而头晕头痛，内侵咽喉而咽红咽痛，邪正交争而发热，肺窍不利而鼻塞，故选用桑菊饮加减，清热解表，疏风止痛。2 剂痛减，5 剂头痛消失，体温正常，再加入桑白皮等清肺热、止咳嗽之品，再服而愈。此型患儿临床最为多见，疗效亦较为明显。

2. 内伤头痛

（1）阴虚阳亢头痛

症状：头痛头晕、胀痛，目涩，失眠多梦，五心烦热，腰膝酸软，便秘。舌红、少苔或剥苔，脉弦细。

治则：滋阴潜阳止痛。

方药：生地黄 30g，元参 15g，生牡蛎 24g（先煎），生龙骨 24g（先煎），生石决明 24g（先煎），珍珠母 10g（先煎），石斛 10g，丹参 10g，川芎 10g，杭菊花 10g，杭白芍 10g，天麻 10g，钩藤 10g。加减：伴眩晕者，加全蝎以息风止痛；便秘甚者，加瓜蒌或郁李仁、火麻仁以润肠通便；口渴甚者，加花粉、麦冬、乌梅以养阴生津。

典型病例 2 司某，男，26 岁。1994 年 2 月 5 日初诊。头痛 3 年。3 年前冬天，患者在热气熏蒸的厨房干活，头汗甚多时，到户外取物，寒风一吹，头汗即回，转回厨房内，即觉头左侧及颈部作痛，曾到多所医院求治，服用多种解热、镇痛药物，均效果不佳。痛时自左耳下起，沿齿根部上行至太阳穴，绕巅顶，在屋内辗转绕行，头低曲腰，当头向某方向时，可略缓一刻。痛起再转，尤以后半夜较甚，患者十分痛苦。患者除头痛外，亦恶风，常头围巾戴帽，手托头额。伴见夜寐少眠，多梦，头晕目涩，倦怠乏力，纳少，便秘。舌质红，少苔光亮，脉弦细，血压 140/80mmHg。中医证属：外感风寒，久郁伤正，阴虚阳亢。治宜育阴潜阳，息风止痛。方药：生龙骨 24g（先煎），生牡蛎 24g（先煎），生石决明 24g（先煎），生地黄 30g，元参 30g，白蒺藜 10g，菊花 10g，杭白芍

30g，天麻 10g，川芎 6g，丹参 30g，川牛膝 10g，全蝎 5g，钩藤 30g。

服药 7 剂，患者自觉头痛减轻，又服 7 剂，头痛明显减轻，夜间可平静 4~5 小时而入睡，但仍觉头晕目涩，大便秘结，2~3 日 1 行，上方加决明子 10g 继服。

患者连服 21 剂，头痛基本已止，不需紧裹围巾及戴帽，每晚可保证 6~7 小时睡眠，夜寐较安，头晕目涩减轻，精神明显好转，大便转畅，一日一行，仍纳少乏力，前方去全蝎、天麻，加生谷芽 10g、生稻芽 10g、鸡内金 10g、黄精 10g、女贞子 15g、旱莲草 15g。患者又服 27 剂，诸症皆消，与正常人无异。一年后追访：经过寒冬，头痛未发。

按语：《灵枢•大惑论》云："邪中于项，因逢其身之虚，其入深则随眼系以入于脑……则目眩以转矣。"《证因脉治》又云："自觉起居不慎，坐卧当风，风寒暑湿入于经络，则成自感六淫之头痛也。"由此可知，外感是引起头痛的一个重要原因。此患者于酷热之环境，而外出当风。风寒之邪入于头之肌表，深入经络，故头痛。久治不愈，唯以正常起居，久而伤及人之真阴，肾水无以涵木，而致肝阳上亢，致使头痛更甚，且以夜间为主，并伴见其他症状。故选用滋阴潜阳、息风止痛为法，用大剂生地黄、白芍、元参滋阴柔肝，用龙牡、石决明、钩藤潜阳镇肝，蒺藜、菊花除风以清肝热，川芎、丹参、天麻、牛膝活血祛瘀止痛，全蝎息风止痛，后又加用决明子，既可清肝明目，又可通下大便，给邪以出路。服药月余而大效。后期脾肾两虚之象较明显，故加入谷稻芽、黄精、女贞子、旱莲草等药，以健脾补肾，补后天亦壮先天。巩固前效，防其病复。

（2）肝郁气滞头痛

症状：头痛，以串痛为主，痛无定处，多为胀痛，每随情志而变化，伴见烦急易怒，两胁胀痛，胸闷不舒，嗳气则缓，纳少失眠。舌红、苔白、脉弦。

治则：疏肝解郁，理气止痛。

方药：柴胡6g，川芎10g，香附10g，枳壳6g，白芍20g，甘草6g，郁金10g，菖蒲10g，天麻10g，钩藤10g，菊花12g，生石决明15g（先煎）。加减：胸闷不舒者，加瓜蒌皮、桔梗、薤白开胸利膈；肝气横逆犯胃而恶心呕吐者，加代赭石、姜半夏、竹茹以降逆止呕和胃；气郁化火者，去川芎，加丹皮、炒栀子清泻肝火，或加川楝子、延胡索以疏肝泻热、行气止痛。

典型病例3 蒙某，女，15岁。1994年3月29日初诊。左侧头面疼痛1年。患者平素性情急躁，1年前情志不遂后，出现左侧头面疼痛，牵涉左齿龈肿痛，拔除左智齿后，仍头痛不止。经用封闭及镇痛疗法后，仍无效。因痛不能眠，而求诊中医。诊时患者呈急性病容，面目憔悴，左侧面颊至头巅均痛。痛剧时含目提颊、流泪，舌根发硬，不欲讲话，失眠少寐，胸闷憋气，自觉嗳气则舒，两胁胀痛，经前痛甚，烦急易怒，便干，隔日一行。舌淡红、苔薄白，脉弦细。血压120/70mmHg。中医证属：肝郁气滞，肝气上扰清阳。治宜疏肝解郁，理气止痛。方药：柴胡6g，川芎10g，佛手10g，石菖蒲10g，川郁金10g，白芍20g，天麻10g，钩藤10g，菊花10g，全蝎10g，地龙10g，瓜蒌10g，灵磁石10g（先煎），生石决明30g（先煎）。

服上方7剂，疼痛有所缓和，胸闷觉畅。又服5剂，头面疼痛明显减轻，时间亦缩短，夜间能入睡3小时，精神好转，前方加路路通10g以疏通经络，加丹参12g、牛膝10g以活血通经，继服。

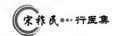

患者连服 28 剂，头面基本不痛，原疼痛部位略觉不舒，胁痛消失，夜寐较安，纳食仍少，前方去柴胡、磁石、石决明、菊花，加全当归 10g、蒲黄 10g、五灵脂 10g、延胡索 10g 以活血通络，茯苓 15g、神曲 20g 健脾和中。

患者接服 12 剂，头面一切正常，心情舒畅，纳可，夜寐好。半年后，其母暴亡，甚为悲痛，头痛亦无反复。

按语： 祖国医学认为："通则不痛""痛则不通"。经络之气通畅则不会出现痛证，痛证的出现多由于经络不通所致。肝脏位居中焦胁部，主疏泄，喜条达，恶抑郁，情志不遂，所欲不得，必致肝的疏泄功能失常，而出现肝气郁结，气机不调，运行不畅，气滞所处必见疼痛。正如《类证治裁》云："头为天象，诸阳经会焉……清阳不运，其痛乃作。"此患者因情志不遂而发病，且伴见胸闷憋气，嗳气，两胁胀痛，烦急易怒等典型肝郁之象，故选用柴胡、川芎、佛手、菖蒲等疏肝行气解郁，天麻、菊花、钩藤平肝清热息风，全蝎、地龙息风止痛，石决明、磁石镇肝潜阳，瓜蒌宽胸理气。全方合用以疏肝解郁、理气止痛为大法，服之痛减，又加通络活血之品，则更见明显效果，后期再加健脾胃之药而收功。

小结： 头痛非一病名，而为一症状。临床因发病原因不同，则头痛的部位、病程及性质亦有所不同。许多局部病变，皆可引起头痛，如眼疾、鼻窦炎症、三叉神经痛、颅内感染等均可致头痛，祖国医学认为，风、寒、暑、湿等皆可侵袭头部，引起头痛，气、血、痰、郁亦可上扰清阳而致头痛。正如《证治汇补》所言："自外入者，风寒暑湿之邪，自内发者，气血痰郁之异。"临床观察以肝风上扰、肝气上逆引起头痛者，最为多见。

头痛又可称为头风、脑风与肝风。头为诸阳之会，手足三阳经脉皆络于头面，阴经中只有厥阴经上会于巅顶，因此巅顶痛多与厥阴经有关。后脑、两眉与肝肾经有关。上下齿龈与阳明胃经有关。头两侧及颈项则是太阳、少阳两经的循行部位，而与之有关。头痛发生于何部位，即可从何经入手，当可收效。又有人总结出引经药：巅顶痛，以藁本引之；前额痛，以白芷引之；颈项痛，以葛根引之；头两侧痛，则以柴胡引之。川芎为治头痛之要药，可治一切风寒头痛，尤善治少阴、厥阴头痛，但应注意在有热象时，宜慎用。茶叶苦寒，清上而降下，又可佐制风药之温燥、升散，是治头痛的常用之品，但宜后下，不可忽略。

头为清阳之府。五脏之华，六脏之清皆上注于头部。因之气血、脏腑、经络的内伤与不足及外感六淫之邪，皆可上注于头而痛。气虚而痛，多空痛，时痛时止而畏冷。血虚头痛，其头胀痛、隐痛，头晕心慌而乏力。气血双亏头痛，其痛而晕，引以为苦，过劳加重，且伴心慌心悸、气短乏力等。肾虚头痛，痛及头两侧及巅顶，耳鸣腰酸，五心烦热。血瘀头痛，痛有定处，经久不愈，掣痛不止，或如锥刺。风寒头痛，其痛时作，遇风寒加重，痛连项背，故恶风恶寒。风痰头痛，其头昏蒙，耳鸣，胸脘满闷。湿浊头痛，其痛沉重如裹，呕吐痰涎，身倦易困。头痛，新病在经，易治；久病入络，难医。剧痛者，大多邪已入络，故经脉闭塞不通，气血运行不畅，甚则瘀塞。故治疗时当注意应用活血化瘀、活血通络之品。

总之，头痛非难医之病，亦非易治之疾，临证当先分脏腑经络，再辨寒热虚实，结合患者发病特征，对症治疗，当为有效。

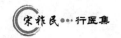

流行性乙型脑炎中医证治

流行性乙型脑炎是由于嗜神经病毒所引起的中枢神经系统的急性传染病，从其发病季节（七、八、九月）和临床表现看，属于温病理论体系中的"暑温"范畴。从医籍中可以看出，早在明清时代吴又可、余师愚就有类似的证治记载，而近世亦多用治温之法辨治"乙脑"。根据临证观察，本病以高热、昏迷、抽风、呼吸循环衰竭为重要环节。但有热偏盛（暑热疫）或湿偏盛（湿热疫）的不同，故采用清瘟败毒饮和甘露消毒丹治疗，以清热解毒、芳香化浊为原则。

由于暑热毒邪的侵袭，热偏盛者多见高热头痛，嗜睡，面红赤，口渴，汗出或少汗，舌红、苔黄，脉弦数等证。以清热解毒为主，用清瘟败毒饮加减。湿偏盛者证见发热，头晕，呕吐，昏睡，面黄，舌红、苔腻，脉濡数等证，以芳香化浊为主，如甘露消毒丹或三仁汤等论治，湿热并重者，清热解毒，芳香化浊同时选用。

1. 卫气表证

症状：身热无汗，微恶风寒，身形拘急，头痛面赤。舌红、苔薄白，脉濡数。

治则：芳化暑湿，解表透邪。

方药：香薷 3g，金银花 15g，扁豆花 10g，厚朴花 6g，连翘 10g，藿香 10g，荷叶 10g，竹叶 6g。加减：发热甚者，加白虎汤之生石膏、知母以清热泻火、止渴除烦，加薄荷清热宣透；大便不通者，加大黄、元明粉以导热下行，急下存阴。

典型病例1 刘某，女，4 岁。高热 3 天，抽搐 2 次。发热时高时低，恶寒，无汗，手脚发凉，头痛，嗜睡，纳呆。患儿昨夜再次惊厥，手足抽搐，两目上吊，口吐白沫，持续约半小时，抽止，神志不清，语謇，二便失禁。查体：急性病容，面色苍白，口唇淡红，瞳孔对光反射迟钝，心律整齐，心音有力，双肺呼吸音粗，偶闻痰鸣音，腹软，肝脾不大，四肢肌张力低。血压 100/60mmHg，克氏征（+），巴氏征（+）。腰穿显示：外观无色略混浊，白细胞数 $96 \times 10^6/L$。舌淡红、苔白腻，脉数、两寸脉滑。诊断：流行性乙型脑炎。曾用抗生素治疗，因输液反应而停药。中医辨证：暑热内郁，卫表不疏。治宜芳化暑湿，轻宣透表。方药：香薷 6g，淡豆豉 10g，鲜芦根 6g，鲜荷叶 10g，金银花 15g，扁豆花 12g，丝瓜络 3g，僵蚕 6g。

服前药 1 剂后，得汗不彻，不恶寒，仍高热口干，苔薄略腻，脉数。上方加连翘 12g、生石膏 30g、滑石 12g 以加强清热祛暑之力。

又服 3 剂，患儿神志渐清，嗜睡消失，头身汗出，体温下降，在 37℃左右，头痛明显减轻，二便已能自控，大便 3 次，为稀便，生石膏减为 15g。

患儿继服 7 剂，体温正常，头痛消失，脑膜刺激征消失，双肺正常，仍纳食较差，周身乏力。去生石膏、连翘，加炒谷芽 10g、炒稻芽 10g、砂仁 3g 以醒脾开胃，继清余热，观察护理 1 周后，体健如初，痊愈出院。

按语： 此患儿以高热、神昏、抽搐为主证，伴见恶寒无汗，手足发凉，说明患儿外感暑热时邪，郁于卫表，难以发散，故暑热引动肝风而抽搐，上扰清阳，蒙蔽清窍，而见神昏嗜睡，选用香薷、芦根、薄荷、荷叶、扁豆花清暑热祛湿邪，轻宣透表，金银花清热解毒，丝瓜络清热达络，僵蚕清肝热止惊厥，淡豆豉解表。全方芳化暑湿，清热解表，故 1 剂得汗，恶寒消失，但汗出不彻，且高热不退。有热入气分之嫌，故以

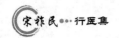

原方加生石膏、连翘、滑石清热解毒，祛湿解暑。又3剂，患儿体温大降，神志转清，症状大减。因大便稀，恐生石膏寒凉，故减量。后期又加健脾醒脾开胃之品，以扶助后天，增强正气，有助恢复。

2. 暑湿内蒸

症状：高热不退，口渴思饮，烦躁嗜睡，头痛项强，或见抽搐，便秘溺赤。舌红绛、苔白厚，脉滑大数。

治则：清热祛湿。

方药：藿香10g，厚朴6g，白蔻仁10g，生薏米10g，滑石10g，甘草6g，黄芩10g，竹叶6g，连翘12g，金银花12g。

加减：热象偏重者，汤药中加菊花、炒栀子、生石膏、知母，并配服牛黄清热散或紫雪散；湿象偏重者，加佩兰、半夏、大豆黄卷以化湿邪；抽搐者，加钩藤、地龙以镇惊止痉；神昏者，加石菖蒲、郁金以芳化开窍。

典型病例2 李某，女，3岁。发热4天，患儿高热不退，嗜睡呕吐，呈喷射状呕吐。腰穿检查：外观无色透明，压力较高，白细胞数114×10^6/L，氯化物129mmol/L，蛋白1.1g/L，潘氏试验（＋）。诊为：乙型脑炎。收入院治疗。就诊时，患儿身热有汗，口渴不欲饮，神倦嗜睡，头痛时有恶心，喷射状呕吐，时有双手抖动及两目上吊，纳差，尿黄，大便二日未行。舌质红，舌苔中心可见黄腻苔，脉弦滑。颈有抵抗，脑膜刺激征（＋），心肺（－）。中医辨证：暑湿内蒸，蒙闭清窍。治宜清暑化湿，宣达开窍。方药：白蔻仁3g，杏仁6g，生薏仁12g，藿香10g，菖蒲12g，厚朴12g，滑石12g，甘草6g，黄芩6g，竹叶10g，半夏6g。并用局方至宝丹1丸，分2次化服。

服药1剂，神志渐清，体温逐渐下降，呕吐停止，但仍有恶心。继服3剂，体温降至37℃左右，神志完全清醒，抽搐消失。仍微有头痛，纳差，倦怠乏力，黄腻苔已退。前方加菊花 10g、炒谷芽 10g、炒稻芽 10g。

又服 4 剂，患儿体温正常，头痛消失，大便 1 次，较干，已有食欲，但仍纳少。舌红、苔少薄，脉弱。证属暑病后期，脾胃受伤，宜调脾胃。方药：荷叶 10g，荷梗 10g，扁豆 10g，金银花 6g，西瓜翠衣 15g，沙参 15g，麦冬 10g，天花粉 10g，炒谷芽 15g，炒稻芽 15g，砂仁 3g。上方又服 7 剂，饮食正常，痊愈出院。

按语： 乙脑多发生于夏季，暑湿当令。故此型临床十分常见。患儿身热有汗，口渴不欲饮，为内有暑湿之邪之故。神倦、嗜睡、头痛为湿热之邪上攻清阳，蒙蔽清窍所致。暑热内迫，引动肝风，故见手抖、目翻等惊厥诸症。黄腻苔是湿热之邪上蒸喉舌之外在表现。故选用三仁汤加减治之。方中薏仁、杏仁、蔻仁为三仁，是方中主药。杏仁苦辛，轻开上焦肺气，以肺主一身之气，气化则湿亦行；蔻仁芳香味辛，行气化湿；薏仁甘淡，渗利湿热。佐以藿香、菖蒲芳化开窍。半夏、厚朴行气除湿消痞。滑石、甘草、竹叶清热利湿。黄芩清热解毒燥湿。全方旨在清热祛湿，芳化开窍。由于患儿症情较重，故第一剂加服局方至宝丹 1 丸，以加强清热解毒、化浊开窍之力，故 1 剂后，神志渐清，继服汤药，症情大见好转。后期患儿纳少体弱，故以清络饮加沙参麦冬汤加减化裁，服之收效。

3. 热搏营血

症状：发热起伏，朝轻暮重，尤以夜间为甚，神昏抽搐，角弓反张，颈项强直，皮肤可见斑疹。舌质红绛，或舌体干卷少津无苔或少苔，脉细数。

治则：清营凉血，镇惊止痉。

方药：水牛角 10g，生地黄 20g，丹皮 10g，元参 20g，麦冬 10g, 连翘 15g, 金银花 15g, 茅根 30g, 生石膏 30g, 荷叶 6g, 菖蒲 10g, 钩藤 20g。加减：热象重者，酌加紫草、知母、炒栀子清热解毒；衄血重者，酌加茜草、仙鹤草、藕节、血余炭以止血；抽搐反复不止者，酌加全蝎、蜈蚣、地龙等息风止痉。

典型病例 3 吴某，女，6 岁。发热头痛 3 天。半日来昏迷不醒，惊厥数次，在某医院诊为乙型脑炎，曾予抗生素、甘露醇等治疗未效，请中医会诊，细观患儿面色黄垢，昏迷嗜睡，时有抽搐，角弓反张，颈项强直，两目上视，喉中少许痰鸣，周身灼热，无汗，尿黄，舌干红绛，脉数。克氏征（ + ），巴氏征（ + ）。腰穿检查：外观无色透明，白细胞数 $134 \times 10^6/L$，氯化物 122mmol/L，蛋白 0.65g/L，潘氏试验（ + ）。证属暑湿入里，热搏营血。治宜清营透热，凉血止痉。方药：鲜芦根 30g, 生石膏 30g, 水牛角 10g, 生地黄 15g, 丹皮 10g, 金银花 18g, 连翘 12g, 滑石块 12g, 鲜荷叶 30g, 元参 15g, 菖蒲 6g, 钩藤 12g。配服牛黄清热散 1g, 分 3 次冲服。

服药 1 剂，抽搐止，仍见昏迷，喉中痰鸣，唇焦舌绛，少苔。灼热不退，邪闭营分而未透，仍用上方。继服上方 3 剂，患儿头身皆有微汗，灼热明显减轻，体温在 37℃ 左右。神志逐渐清醒，目视灵活，大便 1 次，为溏便。停服牛黄清热散，上方去芦根、生石膏、水牛角，加鸡血藤 15g、忍冬藤 12g、丝瓜络 10g、桑枝 12g 以活血通络，舒筋通脉。

服上方 3 剂，颈项强直消失，神志清醒，肢体活动自如，脑膜刺激征（ - ）。患儿仍觉倦怠乏力、纳少。舌嫩红，少苔，脉虚弱无力。证属温病后期，气阴两伤。治宜调补气阴。方用：西洋参 3g, 北沙参 10g, 麦冬 10g, 山药 15g, 白芍 10g, 扁豆衣 15g, 远志 6g, 生牡蛎 10g, 五味子 6g, 炒谷、稻芽各 10g。又服 7 剂后，继服 5 剂，患儿倦怠乏力逐渐消退，食欲增加，病愈出院。

按语： 此患儿病程短，病情重，很快出现昏迷。符合小儿传变迅速的病理特点。暑为阳邪，其性炎热、酷烈。外感暑热时邪，不得清解，而化热化火，直入气营，燔灼营血，逆传心包，热扰心神，而见神昏嗜睡。暑热引动肝风，筋脉失营，而见抽搐、角弓反张、颈项强直等症。故此治疗重在解热，清营凉血，热清则抽搐自止。方中以生石膏、水牛角清热泻火解毒。其中生石膏辛甘大寒，以清泄气分实热为长；水牛角代替犀角，重在清热凉血。二药相配，以治温病之火热炽盛之动风效佳，同为方中主药。邪热炽盛，必伤阴液，故方中用生地、丹皮、元参清热凉血以养阴分，用金银花、连翘清热解毒，滑石、荷叶、芦根清热解暑，菖蒲芳香开窍，钩藤镇惊止痉。全方以清热为主旨，并配合牛黄清热散，更加重了清热泻火之力。故1剂药后抽搐止，3剂体温降，神志渐清，调整方剂畅通经络。惊厥诸症消失后，因热耗气阴，故以调补气阴而收功。

4. 痰蒙清窍

症状：高热头痛，狂躁不宁，喉中痰鸣，神昏谵语，四肢抽动，角弓反张，舌红、苔黄腻，脉滑数。

治则：豁痰开窍，清热止痉。

方药：胆南星6g，天竺黄10g，清半夏10g，竹沥水10ml，藿香10g，佩兰10g，川郁金10g，石菖蒲10g，荷叶10g，地龙10g，僵蚕10g。加减：热象偏重者，加炒栀子、龙胆草以泻肝经实热；狂躁甚者，酌加"三宝"以开窍醒神。

典型病例4 吴某，男，6岁。高热3天，头痛，喷射状呕吐，嗜睡，惊厥数次。腰穿显示：外观无色微混浊，白细胞数 $112 \times 10^6/L$，氯化物 184.8mmol/L，葡萄糖 4.28mmol/L，蛋白0.4g/L, 潘氏试验（＋）。诊为乙型脑炎。收入院治疗。患儿高热持续不退，波动于39～40℃之间，抽动不止，神志昏蒙，谵语狂躁，喉中痰鸣，头痛呕吐，脑膜刺激征（＋）。舌红、苔黄厚腻，脉滑数。证属暑温内闭，痰蒙清窍。治宜开窍豁痰，芳香化浊。方用：胆南星6g，天竺黄6g，鲜藿香10g，鲜佩兰10g，鲜荷叶10g，菖蒲10g，郁金10g，竹茹10g，清半夏6g，僵蚕10g，丝瓜络6g。煎好后以竹沥水10ml兑服，并用局方至宝丹2丸，分4次化服。

服药2剂，患儿狂躁谵语明显减轻，抽动停止，体温下降，在38～39℃之间。继服上方3剂，体温降至37.5℃，神志转清，能回答问题，呕吐消失，仍有头痛，但疼痛程度减轻，喉中仍可闻及痰鸣。上方去竹茹，加菊花10g、生蛤壳15g、生海石15g、忍冬藤15g。

服药7剂，体温正常，神志完全恢复，痰鸣已减，头痛消失，面色潮红，肢体活动尚觉吃力，仍感倦怠，纳少。舌红，黄腻苔已退，可见薄白苔。再拟养阴通络，继清余邪。方用：北沙参15g，川贝母10g，丝瓜络6g，生扁豆15g，石斛10g，竹叶6g，荷梗10g，灯心草1.5g。上方又服7剂，诸证皆消。痊愈出院。

按语：痰是"乙脑"的病理产物，它是造成"乙脑"患儿惊厥、神昏、肢体不利以及留有后遗症的重要原因。故古人云："疗惊必先豁痰。"此患儿表现狂躁谵语，抽搐不止，神志昏蒙，喉中痰鸣，苔黄腻，皆为痰热之征象。故方中以胆南星、天竺黄、竹沥水清化热痰，鲜藿香、鲜佩兰、菖蒲、郁金芳香化湿，以绝痰之来源，竹茹清化热痰，兼以止呕，僵蚕、丝瓜络止痉通络。配服局方至宝丹清热解毒，化浊开窍。故服后，抽止吐止，狂躁等诸证减轻。加菊花以疏风清热，止头痛；生海石、生蛤壳以软坚化顽痰；忍冬藤以清经络之湿热。

所以再服，痰消神清。又以清络饮加减，清余邪通经络而告痊愈。

小结：流行性乙型脑炎，中医称小儿暑温，是一种急性而危重的传染病，小儿发病以 10 岁以下的儿童发病率最高。其发病特点可用急、速、危、残 4 个字加以概括，即起病急骤，传变迅速，危象环生，重者残留后遗症。小儿暑温的病理变化，体现在热、痰、风。三者可相互转化，又互为因果。热是产生风和痰的根本，表现为热盛生风，风盛动痰，痰郁热炽。其卫气阶段，临床表现以热证为主，气营和营血阶段则以痰证、风证多见。故治疗时，当掌握三者之关系。重在解热。故有"疗惊必先豁痰，豁痰必先祛风，祛风必先解热"之大法。

暑温之邪为热邪，常挟湿邪为患，故不仅表现为暑热内炽之象，还常见湿痰蒙窍之征，因此治疗时，不仅要清热解毒，还要注意应用芳香开窍法，常用方剂为清瘟败毒饮和甘露消毒丹。余师愚的清瘟败毒饮，是当时治疗暑热温疫之良方。其方为白虎汤、犀角地黄汤、黄连解毒汤多方化裁而来，并以生石膏为主药，以其用量之大小分为大、中、小剂。用以治疗热毒充斥表里、高热、头痛如劈、狂躁谵妄等证，因此类证候，已非白虎汤所能包治，必须加味。就其高热不退，昏迷抽风等气营两燔，邪陷心包之证，用清营汤亦必加生石膏，以气营两清。因其热非能一清即退，大有热不为汗衰之势，以其挟有戾毒之气。正如吴氏评语所说："要知热中亦兼秽浊。"此秽浊除内含湿浊，当有疫毒之邪。若湿邪略有所胜，应选用甘露消毒丹。王孟英《温热经纬》云："是暑湿热疫之邪，留在气分，悉以此丹治之立效。"此二方，一方主清热解毒，一方为芳香化浊，是治疗乙脑经常选用的方剂。

对于四肢厥逆，体温不高，或肢厥身热，多为热深厥深，治疗时应先开窍透热，不可骤用寒凉泻火，以免冰遏热伏，邪不易外达，而致内陷，如若出现内闭外脱，喘喝无力，喉中痰鸣，冷汗淋漓，面色晦暗，脉弱无力等气液耗伤之证，治宜固脱达邪，宜小剂，不可过杂。阳尚未脱，手足不凉者，用西洋参、山药、山萸肉、五味子益气敛脱，龙骨、牡蛎固脱收敛，或可加小量局方至宝丹、安宫牛黄丸开窍达邪。痰盛者，可予0.06g左右的白矾面冲化服用，可使痰液减少。若见湿热互蒸之证，宜先用芳香化浊之药，避免辛温助热化燥，如例1。若汗后仍然高热，宜清里热，不可再表，故香薷饮用法中，有"见汗后止服"之说。此外，某些辛温发汗，以及淡渗燥湿辛烈之药，如需应用，亦宜适可而止，以免助热伤阴耗液。关于止痉，需要在清热的基础上，加用息风及豁痰之品，因其抽搐乃由痰热而动风，热痰去则风渐止。但后期若虚风内动，则需滋阴潜摄。对于便秘腑实者，除急下存阴外，忌用猛攻大下之法，损伤津液，致邪内陷。生石膏为治疗小儿暑湿之要药，可适用于各阶段。如邪在卫气，可清气透热，使邪不内传。邪在气分，可直接清气凉气，入营则可透热，使邪转气分而解。生石膏虽为大寒，但非苦寒，乃为甘寒，临床若配合甘草同先煎，可缓其寒性，用其清热之功效。若配以薄荷、藿香、佩兰则更清灵易用，为治疗小儿温病之良药。

小儿暑温虽有卫气营血诸阶段之分，但临床卫分症状较少见，或虽有恶寒无汗之表证，瞬息即转变为高热之气分证，临床亦有一俟外感，便逆传心包，直入营血之危重证候，总之，小儿暑温是小儿时邪疾病中较为险恶之疾患，临床应高度警惕，诊断治疗均不可疏忽一丝一毫，否则，将会危及小儿的生命。

手足口综合征中医证治

本病是以发热，手、足、口腔发有疱疹为特征，由病毒引起的一种流行性传染性疾病。临床常见发热，流涕，不欲进食，手足心、手指、足趾背分肉之际可见疱疹，相对而生，甚至肘、膝等部亦出现皮疹，呈充血性红斑，或丘疹或疱疹，小如粟米，大如豆粒，有痒感，溃后痛减，口腔及舌咽腭部充血，并有散在的疱疹，破后溃疡，形成口疮。

该病多由于感染湿热毒疫之邪，自口鼻及肌肤所侵入，并蕴结于上、中二焦，内伤脾胃与肺，因湿热重浊、湿蕴、黏腻，与热毒相结，则充斥肌腠、四肢、口腔，深入于血，外发红疹、溃疡后作痛作痒。由于脾主肌肉，达于四肢，开窍于口，因而湿热之毒自血循经入络，外发脾之四末、手足指端。手足指为气血难到之处，而湿热又易于积蓄之所，严重时可及手足掌心等处，湿热上蒸于口，因而口腔、舌咽腭峡溃疡，形成手足口综合征。

主证：本病初起手大指及足大趾，有红色斑丘疹稠密，隆起高于皮肤，内含黏液，作痒作痛，溃破后有溃疡面嫩红外露，口腔舌唇峡溃疡作痛，甚而咽腭峡部满布溃烂，时流口涎，因痛而不欲进食，烦急不安，尿黄而少，甚而并发高热，舌质红、苔白厚腻，脉象弦滑而数。

治疗原则：清热利湿，芳化解毒。

方药：芦根、白茅根、杭菊花、板蓝根、白僵蚕、生石膏、金银花、青连翘、炒栀子、蒲公英、大元参、淡竹叶、木通。

加减：手足口综合征主要是由湿热毒邪所引起，但在临证中湿热毒各有所偏盛。或湿热并盛，或毒热并重，因之药物亦应有所偏重。其湿偏重者，加藿香、佩兰叶以增强芳香化湿浊的作用；热偏重者，除生石膏加量外，还要加丹皮、紫草等以清热凉血；毒邪重者，加紫花地丁、大青叶、败酱草等以清热解毒。

典型病例　杨某某，女，4 岁。门诊病历，1991 年 5 月 20 日初诊。发热 1 天，体温 39.5℃，少汗，口腔多处出现米粒红晕，尤以舌尖边部溃烂为甚，手指与足趾有红色斑丘疹，部分丘疹中心隆起，内含水液，呈水疱状，其分布稠密，隆起高于皮肤，痒时抓破流水作痛，颜面躯干、四肢无皮疹及水疱。不欲进食，烦躁不安，大便未行，小便黄少，舌质红、苔白厚腻，脉象弦滑而数。辨证：内蕴湿热，兼感时邪。治则：清热解毒，芳香化湿。方药：芦根 15g，白茅根 15g，生石膏 24g，板蓝根 10g，杭菊花 10g，栀子 6g，青连翘 10g，金银花 10g，大元参 10g，蒲公英 10g，藿香 10g，木通 6g。水煎服，3 剂。

二诊：服前方后身热见退，体温 37.5℃，手指与足趾丘疹已收敛，痒痛已止，神清见安，略能进食，口腔溃疡见少，仍有一小块溃疡面，大便行一次，较干，尿黄见清，舌质略红、苔白略厚，脉象弦滑。此系余邪未尽，继清余热化湿为治。上方加紫花地丁 6g、佩兰叶 10g。服 2 剂后痊愈。

按语：该病据载传自域外，从证因来看当属温病的湿温范畴，多由外部水湿污染而得。其邪多侵肌腠，蕴蓄脾胃，发于四肢手足、口腔。邪侵上焦肺卫较轻，有发热或不发热者，流涕，或咳嗽等症，发于中焦气分证情略重，多见壮热，少汗，烦躁不安等症，其手足疱疹、口腔溃疡亦相应加重，但在治疗上，药法得宜取效亦捷。

水痘中医证治

　　水痘，又名水花，是小儿特有的一种传染性疾病，临床比较多见。水痘的症状比天花和麻疹的症状轻，多流行于冬末春初，以1~4岁小儿发病最为多见。预后一般良好，发病一次以后，终生不再感染。

　　根据文献的记载，有认为属天行之气的，也有认为属湿热的。目前认为，水痘为湿邪内蕴，风热侵袭，湿热互结郁闭肌表而发。水痘初起的时候，一般很像感冒。有发热、头痛、咳嗽、打喷嚏、急躁不安、不想吃东西等症状。一般发热不太高，在发热的同时，或发热1~2天后，头面部及耳后出现米粒大小的红疹。摸之稍觉碍手，继在前胸、后背、四肢等处渐渐出现。疹点在头面、躯干较多，四肢较少，手足心更少。多成对出现。初起治疗宜辛凉平剂：银翘散加减，但要根据水痘的不同形态而加减用药。如果水痘大如豌豆且水多，此为湿重，加二妙散；如果脓多，此为毒热，加蒲公英、地丁、栀子皮；如果水疱周围红赤，此为血热，加黄连、板蓝根、赤芍；如果大便干燥、舌苔黄厚，加熟大黄。

　　病例1　刘某，男，3岁。病历号：5007749。1984年11月9日初诊。患儿身热3天，咳嗽，食少，肢倦无力，颜面、躯干发现水痘，即来门诊治疗。有水痘接触史。检查患儿头角发际皆有高粱米大之水痘，胸背部较多，大者如黄豆，小如粟米，盘根红，四肢散在微见，舌尖微红、苔薄黄，脉滑数。辨证：内蕴湿热，兼感时邪，郁闭肌表，化热而发，致成水痘。治法：清热解毒，凉血疏表。方药：金银花9g，连翘6g，栀皮炭7.5g，赤芍6g，黄连2g，蒲公英6g，板蓝根6g，蝉衣

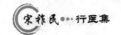

3g，焦山楂6g，牛蒡子6g，六一散10g（包煎）。

二诊：服药后，水痘新者未出，旧者渐回，大便未行，精神好，胃纳正常。舌苔黄而腻，脉滑数。说明积滞未化，仍师上方加化毒散4分冲服，加强清热解毒之效。

三诊：药后大便通，水痘完全干痂，精神饮食皆正常，而愈。

病例2 黄某，女，1.8岁。病历号：474428。1984年4月4日初诊。患儿身出水疱1天，昨日发现颜面出现水痘，散布于躯干部，大如豌豆，水多而亮，无脓，根盘微红，四肢较少，甚痒，抓破后出黄黏水，因痒而致睡眠不安，烦急，平素食欲不佳，喜饮，面色黄，舌苔薄白，指纹紫红，脉浮数。辨证：湿热蕴郁心脾二经，外发水痘。治法：健脾利湿，清热解毒。方药：苍术6g，黄柏4.5g，荷叶9g，生薏米6g，金银花9g，连翘6g，炒谷、稻芽各9g，地肤子6g。

二诊：服药3剂后水疱水液吸收而结痂，胃纳好转，痒减，夜眠较安，二便正常，唯水痘底盘略红，故再以上方加栀皮炭4.5g凉血解毒，连服2剂而愈。

按语：水痘为外感风热时邪侵袭与内蕴湿热相合，湿热互结，郁闭肌肤所致。临证可发热，亦可不发热。发热者，多为风热之邪较盛之故，所以治疗时，宜清热疏表，祛湿解毒，如例1。若久发热者，是为风热之邪较轻，侵袭人体之后即与湿热相结，故临床以湿热发表为主证，外感表证不显，如例2，此时治疗以清热祛湿为主，并配以健脾之品。脾为湿脏，健脾则湿自去。

水痘应与丘疹样荨麻疹相鉴别。就部位来说，水痘多见于颜面躯干，丘疹样荨麻疹多见于四肢。就疱疹而言，水痘之水疱，触之较软，水液清亮，并且同一时间、同一部位可同时见到斑丘疹、水疱疹及结痂；而丘疹样荨麻疹质地较硬，触之碍手。二者不难区别。

水痘具有一定传染性，应注意隔离与护理。饮食上应忌食鱼虾、牛羊肉等发物，以防症情加重。护理上应防止患儿抓破水疱，出现皮肤局部感染。可在破溃的水疱上外涂紫药水，以使水疱干燥结痂，减少感染机会。

痄腮证治

痄腮，是儿科的一种最常见的传染病，因其突然出现腮部肿胀、疼痛而得名。又因其腮肿如蛤蟆状，故又称"蛤蟆瘟"。"瘟"即有传染之意。西医称之为"流行性腮腺炎"。

痄腮一年四季皆可发生，以冬、春季节发病较多，其发病以学龄前儿童多见。年长儿患痄腮后，易合并脑炎、睾丸炎及卵巢炎。个别成人亦可发病。本病预后良好。

痄腮患病不外内、外二因。外感四时不正之气为其外因。素日过食辛热动火之物，久而积蓄生热，蕴于阳明胃经为其内因。正如《疡科心得》云："此由风温偶袭少阳，经脉失和所致。因耳前耳后、颊前皆属少阳经脉所过之地。"《伤科症治大全》又云："多因甘甜厚味，脾胃积热所致。"《锦囊秘录》总结说："胸膈蕴积热毒，致生风痰，上攻头面，壅滞不散，发为痄腮。"邪毒自口鼻侵入后，壅阻少阳之络，故漫肿坚硬，多见于两耳下之腮部。若温毒炽盛，亦可出现壮热昏迷，惊厥。因少阳与厥阴相表里，足厥阴之经脉绕阴器，故年长儿可在发痄腮的同时，并发睾丸炎及卵巢炎。

本病初起多有恶寒发热等表证，但发热轻重不一，此与患儿的体质及感邪之轻重有关。继而出现腮部肿胀、疼痛，可见于一侧，亦可两侧同时肿大，可逐渐肿大，亦有一夜即发至高峰，一般多在 2～3 天发至高峰，肿大的部位以耳垂为中心，边界不清，按之有弹性，如按熟卵，腮肿表面有灼热盛，但表皮不红，咀嚼时，酸胀感明显。腮肿全过程约 7～12 天，腮腺不化脓。腮肿消退时，其他症状亦随之消失。

本病治疗分为内服、外用二类。内服药：初起风热时毒，郁阻少阳，故治宜疏风清热，解郁消肿，方用银翘散加减治之。中期风热重症毒热亢盛，蕴蒸少阳，治宜清热解毒，软坚散结，方用普济消毒饮加减治之。后期热退肿不消，治宜活血化瘀，软坚散结。若神昏谵语，烦躁不安，可酌情选用"三宝"治之。

病例 1　苏某某，女，6 岁。病历号：516193。1985 年 6 月 16 日初诊。发热 2 天，体温高达 40℃，热时无汗，两耳下肿大而疼痛，头痛，不咳嗽，无流涕，口渴，大便日一次，小便微黄，食欲欠佳，吞食则腮疼。昨日鼻衄一次，流血甚多，色鲜红，经外院青霉素、退热药等治疗，热势如初，故来就诊。望其面色红赤，无汗，两腮肿大，约 4cm×4cm，压痛明显，舌苔薄白，舌边尖红，脉浮数。辨证：风热袭表，少阳经络失和，热不得泄，迫血妄行。治法：辛凉解表清热，佐以凉血解毒。方药：荆芥 7.5g，薄荷 3g，金银花 9g，连翘 12g，黄芩 4.5g，知母 3g，僵蚕 4.5g，马勃 3g，赤芍 6g，鲜茅根 15g，鲜芦根 15g，生石膏 18g。

二诊：服药后，微汗出，身热退净，体温 36.4℃，头痛止，舌质红，咽红，脉数。此表邪虽退，而余热未尽。原方减荆芥、薄荷、僵蚕、生石膏，加夏枯草 9g、元参 9g、板蓝根 9g。依此方连服 2 剂，于 6 月 21 日复查腮肿消退，未见鼻衄，精神正常而愈。

病例 2　高某某，男，4 岁。1985 年 5 月 3 日门诊。患儿在幼儿园有痄腮接触史，前两天自诉右耳下疼痛，昨日开始肿大，咀嚼时酸痛尤甚，口苦，微咳，大便略干，尿微黄。右腮肿大 5cm×6cm，有压痛，口唇红干，尿微黄，舌苔薄白，舌质微红，脉浮滑数，体温 37.8℃。辨证：痰热凝结，壅滞不散，兼感时邪。治法：辛凉解表，清热解毒。方药：薄荷 6g，炒僵蚕 4g，牛蒡子 5g，金银花 9g，连翘 9g，板蓝根 9g，黄芩 5g，浙贝母 3g，鲜芦根 15g。

二诊：服药 2 剂后身热退净，体温 36.4℃，大便仍干，腮肿硬同前，表邪虽退，痰热凝结未化。方药：连翘 10g，板蓝根 10g，元参 15g，赤芍 6g，昆布 6g，黄芩 6g，生大黄 3g，夏枯草 10g。

三诊：服药 2 剂，大便见畅，腮肿明显减轻，尚有硬结约 2cm×2cm，再师上方加龙胆草，服 2 剂而痊愈。

按语：痄腮是指腮部肿大疼痛的一种小儿传染病，《温病条辨》称之为"温毒"。在临床上腮肿与颌下肿往往同时并见，不过有轻重之分。由耳向下肿及颌部谓"蛤蟆瘟"；由耳而上肿及头面谓"大头瘟""含腮疮"等，是从发病的部位而言。发病的原因与治疗大致相同。

在临床治疗时首先注意腮肿的软硬。痄腮濡软，按之没指，根蒂不坚硬而热属发颐。软与硬说明邪的轻重而已，软者风重，硬者毒热重，软而无根可不用药而愈。肿而硬一般要用药治疗。治疗此病的药物选择如下：

疏风药：荆芥、防风、薄荷、僵蚕、柴胡。临床使用荆芥、防风、柴胡时除表郁者一般不可轻易使用，尤其毒热过重者，用药反而肿胀。

解毒药：金银花、连翘、蒲公英、地丁、板蓝根、大青叶。

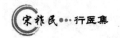
清热药：黄芩、栀子、大黄、龙胆草。其中大黄，既可通便又可活血化瘀，清肿甚佳。初起，表郁重者不可过用寒遏，免致热伏不得外达，肿反不消。

治血化瘀药：丹皮、赤芍、红花。

软坚散结药：昆布、夏枯草、生牡蛎、浙贝、马勃、元参。此类药用于无大热，腮肿日久不消，取其软坚散结，急热肿痛时可选后三味用。

昏迷痉厥药：安宫牛黄散，紫雪丹。

在治疗上，初起一两天，兼表邪，肿而软的，宜清热解毒兼透表散邪，略用宣消之药，如马勃、苦梗等；肿已四五日而硬痛者，当清热解毒之中兼用消肿散结之药，如川贝、夏枯草等。毒热过重者，禁用柴胡、升麻等升提药，免引毒热上攻，反令头面肿大，但初起无大热时，亦不可过用寒凉，以免热郁结不散而肿不消。如证中兼见大便秘结者，当用生大黄，既清热破血散结，又可通便清热，此是秘诀。方剂中加用元参，以育阴清热，解毒之功大于养阴，此病禁食鱼腥等发物。

麻 疹 证 治

麻疹为儿童最多见的传染病，常发生于冬春之季。由于地区不同，在名称上有所差异。北方称之为"疹"，南方称之为"麻""痧"，皆属于麻疹而与风疹、幼儿急疹不同。

麻疹最早与痘相提并论，称作"痘疹"始于汉代。因此后来著述也都混同。如宋时《小儿药证直诀》中说："先发脓疱后发疹子者顺，先发水疱后发疹子者逆。"并称之为"疱疹"。但在同一时代的《伤寒总病论》中就明确地把痘与疹分开而做鉴别。至明、清两代"麻疹"名称在应用上就已经极为普遍。本病在我国的流行始于3世纪初，当时已有记载，如晋永嘉年代的支法存氏谓："疹症之发多在天行疠气传染之时，沿门比屋相传，轻重相等。发热之间，或咳嗽喷嚏，鼻流清涕，眼泡浮肿，面肿腮赤，或眼泪汪汪，或恶心呕吐，即是疹候。"这很清楚地描绘出麻疹的典型症状与流行情况。自唐、宋以后历代医家对本病皆有论述，至明清已有专书讨论。尤其新中国成立后党和政府更加重视第二代的健康，因此在麻疹的预防和治疗方面有了显著的成就，如麻疹疫苗的使用，使大多儿童免于此患。

麻疹的发病原因，多由天行疫气，湿毒感染，或因内蕴胎毒，肺胃积热。如钱仲阳谓："疱疹症，此天行之病也，小儿在胎十月，食五脏血秽，生下则其毒当出。"指出既因内蕴胎毒又感时行疫气，与后代所论病因颇相吻合。但也有认为单纯蕴蓄伏毒所发的，如滑寿《麻疹全书》记载："麻疹小而色红碎密，其行于皮肤之间者，属少阴心经君火也。"朱震亨谓："斑驳疹毒之病，是肺胃热毒。"但后世医家多数认为内因胎毒火热，外感时行疫气而成。如《麻科活人全书》谓："麻虽胎毒，多带时行，气候暄热，常令男女传染而成。"此说为多数医家所依据，现大多认为麻疹传染，非胎毒所发。

麻疹既由内外两因所致，其自外来者多侵于肺，内蕴伏毒其病多及于心，此二脏统人全身之气血，内热不离营血，而营血心之所主，外邪则侵犯肺胃之气。如《幼科全书》说："疹痘皆胎毒所发，色小红而行于皮肤中者，属少阴君火也，谓之疹。"指出了疹由内蕴胎毒与营血之热引发。在《幼科释谜》中记载："痧疹虽由肺胃间毒，毕竟是肺经所发之疾，故方书言手太阴肺疹。"万全谓："疹小而碎，少阴君火也，心肺位乎上，心火旺则肺受之，治疹专以肺为主，观咳嗽者火，则叶焦举也。"疹为心经之火，多见肺经之症，因此疹热在心营，

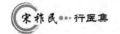

而发于肺表，即所谓"聚于肺，关于胃，热在心营"。

麻疹发病过程一般可分为三个时期，即先兆期、发疹期和回没期。

1. 先兆期　此时见证多显精神不振，困倦多睡，手足指冷，呵欠，咳嗽流涕，打喷嚏等证。如《幼科准绳》说："小儿耳冷尻冷，手足乍暖乍冷，面赤时嚏惊悸，此疮疹欲发之候也。"此为疹出之预兆。

2. 发疹期　大约在先兆期三日之后，即开始见疹，并有高热，面赤羞明，眼泪汪汪，耳后赤点，渐及头面胸背四肢，咳嗽气粗，声音重浊或微哑，口渴烦躁，或兼有呕吐，便泻、小便黄赤、唇红干燥，舌质红绛，苔薄白或黄厚，脉浮数。

3. 回没期　疹点透发经过3天左右，逐渐出齐，及于全身、手足心背等部，疹色转为暗红，留有棕色瘢痕，身热渐低，精神清爽，略有倦怠，咳嗽口渴等症渐次消失，过1~2周后即脉静身凉而康复。

麻疹三个时期采用不同的治疗法则，如成秉真说："始用宣毒发表，中用化毒清表，终用养阴。"谢玉琼说："麻初发热恐难透表，故当用升发疏表解肌之剂。正出未透之间宣发表而兼清凉，至麻到通身上下俱红，斯时则当用清凉解毒之剂。"即初期当以辛凉疏表透疹，继则清热解毒，终用养阴化热等法，总以疹出为邪有出路，内陷则变症突起，这是治疗麻疹的要领。

治疗时，采用自制麻疹透表汤：鲜芦根30g，金银花10g，连翘10g，荆芥穗6g，淡豆豉10g，薄荷6g，牛蒡子6g，大青叶10g，生地10g。

本方为辛凉透表兼清热解毒，用于麻疹初起尚未透。但本方加减药味即可适用于全部病程。

加减：便泄甚者（日7~8次）可减大青叶或易为板蓝

根，或去牛蒡易苦梗。因表郁汗少而疹不外透者，可加浮萍或三春柳。（并配合外用大麻子、萝卜缨捣成泥状搓前胸后背）因热毒重，血滞而疹色紫暗，不活润者或疹出过多，可加紫草、赤芍，甚者加蒲公英、地丁或归尾。因素体质弱或气阴不足而疹色淡红者，宜补益气阴，如北沙参、石斛。疹已出尚高热，毒热较重者可加生石膏、元参或知母。烦急较甚者，多因内热炽盛，可加生栀子、丹皮或少量黄芩、黄连，多则苦寒夺阴伤液。咳嗽为本病多见之症，初期咳重者宜宣达肺气，加用杏仁、苦梗等药；后期干咳阴伤者宜滋润护肺，加百合、梨皮、杷叶、桑白皮、地骨皮等药。有痰宜加贝母、竺黄。目赤加菊花。咽肿痛加僵蚕、板蓝根、草河车、山豆根、马勃等药。尿黄赤、短少者，加茅根、竹叶。成药五粒回春丹适宜于麻疹初起，疹未透者，不可常服，尤其疹已出透，过服则助热伤阴，一般用妙灵丹较为妥当。

中期疹已出齐，手足心皆见，宜加重解毒药力，上方可减荆芥穗、豆豉等透疹达表之药，可加元参、大青叶、生石膏、蝉衣。

后期疹已出透渐回，疹色由红转紫，宜增加养阴药。上方减薄荷、牛蒡子，加天花粉、元参。清余毒可用少量生山楂。

治疗禁忌：谢玉琼说："麻乃肺胃蕴积热毒而发，不宜内实，不宜温补，而最喜清凉，初起不可过用寒凉，以免遏伏难出。"这是治疹的重要禁忌。何廉臣认为此病初起用辛凉开透法，燥者佐甘寒，如鲜生地、鲜茅根之类；挟湿者佐淡渗，如生薏仁、茯苓之类；火盛者佐咸寒，如犀角（水牛角代）、羚羊角、金汁之类……。唯牛蒡子为透发痦疹之要药。若初起作呕者，用之，呕更甚。然经谓："在上者，因而越之，风痰呕出，疹反出透，亦不必怕，若怕其呕，加白蔻三四分，即不呕；大便泄者，儿科方书皆禁用，以牛蒡子多油，善能作泄也。然疹将出而将泄者，不药可愈，亦不必禁；若疹后水泄，用甘寒复以淡渗加银花露最妙，慎勿用温热提补，如理中汤等，误用反危，往往咳血，便血，不可救药矣。"麻疹属温热多伤阴血，除素体虚弱、气虚疹陷者须托补之外，不但温热补药不能用，如莲子肉、扁豆之类亦能助热伤阴，不可不慎。成药五粒回春丹适用于初起，不用常服，尤其是疹出已透之时，过服则助热。

病例 1 风温袭肺，通营发疹。徐某某，男，6岁。1961年3月4日初诊。发热3天，出疹半日，头痛身热，恶风自汗，频咳气逆，头面项下均见红疹隐隐，烦急不安。右脉浮滑数，舌边尖红、苔薄白，此正如叶天士所说：温邪上受，首先犯肺，热入血络而成疹。治以辛凉疏表，清热透疹。方药：薄荷3g，蝉衣3g，牛蒡子4g，连翘15g，金银花10g，芦根24g，桑叶4g，大青叶10g，前胡3g，桔梗1.5g。

二诊：两日后，疹虽透而频咳甚急，口渴引饮。原方去前胡、桔梗，加生石膏18g、知母6g、枇杷叶15g、元参15g、板蓝根10g，连进2剂。至第5日，热退身凉，气平咳减，前方再去生石膏、牛蒡子，加贝母6g、石斛6g、生山楂6g，连服3日，咳止，胃见纳食，停药而愈。

病例 2 疹毒郁结，内攻咽喉。赵某某，女，3岁。1961年4月21日初诊。高热1周，面部和躯干部出疹3日，其皮疹细碎色紫，手心亦有出现，体温时高时低，唯呼吸急促，喘憋，饮水作呛，音哑。腹泻，日行4~5次，便带黏物。食欲差，精神不佳，闭目不睁，面色暗，手足尚温，舌绛，无苔，较润，咽红赤，脉浮滑而数。辨证：郁蕴之热过重，疹毒未尽，结于肺经，上攻咽喉，气机失利。治法：清热养阴，宣肺利喉。方药：鲜芦根24g，鲜茅根24g，马勃4g，寸麦冬10g，川贝母10g，板蓝根10g，大青叶10g，粉甘草3g，生地18g，苦桔梗 3g，金银花 10g，连翘 10g，薄荷 1.5g，犀角粉（水牛角替代）1g。分 4 次冲服。

二诊：面色已转红润，气促减轻，仍音哑，饮食稍进，时欲饮水，皮疹色红，舌质绛已转红，薄白苔，仍身热，体温 38.8℃，脉浮滑数。内蕴热邪减轻，疹毒之势亦减，而肺喉所结之热未散，再师原方，去大青叶，增苦梗为 6g，生甘草为 6g，再服 2 剂，以清余热。

病例 3　疹毒未透，因泻内陷。刘某某，男，3 岁。1963 年 4 月 18 日入院。患儿发热已 7 天，于第 4 天胸部出现疹点，24 小时之间大便泄下 20 多次，所便之物有黏绿色兼有奶瓣，尿少，身热无汗，胸部疹点隐没，烦躁思饮，精神疲倦，呼吸急促，咽中痰鸣，偶发咳嗽，体温 40℃，其面色苍白，四肢发凉，舌质红、苔白略厚腻，脉细数。辨证：风温郁表，泄甚邪陷，疹毒郁滞肺胃。治法：宣肺透表，升陷达邪。方药：芦根 15g，荆芥穗 10g，淡豆豉 10g，葛根 10g，金银花 12g，桔梗 6g，前胡 6g，神曲 10g，蝉衣 6g，生甘草 1.5g。

二诊：服药后身得微汗，体温略降（38℃），胸部瘾疹外露，腹泻、气喘、痰鸣皆见轻，手足见温，精神好转，舌尖红苔转黄，脉见浮数。症有转机，邪见外透。再以上方加滑石块 12g、竹叶 10g，以清热祛湿分利。

三诊：胸背疹点增多，头面已见疹点。大便减至日 2 次，黏物见少。尿黄短，口干唇燥，裂纹，舌红苔黄而干，脉浮数。此为疹毒虽外透而邪热仍盛，况且因泻津液已伤，再拟清热解毒，育阴生津。方药：鲜芦根 15g，鲜茅根 15g，金银花 12g，连翘 10g，蝉衣 10g，神曲 6g，生甘草 6g，石斛 10g，滑石块 10g。

服药后，胸背四肢疹布稠密，色红兼黄，口干，舌红少苔，音哑，咳嗽较频，有痰，脉数，再以清热解毒，育阴润肺。上方去蝉衣、神曲、滑石块，加元参 12g、赤芍 10g、紫草 10g、川贝母 6g、沙参 10g。服药 3 剂后，疹退热除而安。

病例 4 麻疹合并痄腮。邓某某，男，9 岁。壮热 5 天，咳嗽痰多，尿少浮肿，查尿蛋白（＋＋），尿中红细胞多数。胸透示：右肺大片阴影，肺内炎性改变，随即收入院治疗。入院后，患儿仍壮热不退，体温高达 40℃，咳嗽加重，经用抗生素仍咳嗽不止，其两耳下腮腺部位逐渐肿大，头前额及鬓角隐约可见疹点，诊为麻疹合并肺炎，腮腺炎，肾炎，即行隔离，并请中医会诊。诊此患儿时，只见其身虽有壮热但干热无汗，头面及周身浮肿，两腮肿大延至颌下，口渴思饮，额鬓疹点，颜色紫红而暗，咳嗽气粗，鼻翼煽动，面红目赤，唇红干裂，尿少面赤，舌绛苔黄，脉浮滑大而数。辨证：温毒内发，热灼营血。治法：宣肺透表，行水利尿。方药：紫背浮萍 15g、金银花 12g、连翘 10g、鲜芦根 30g、鲜茅根 30g、苦桔梗 10g、杏仁 6g、蒲公英 10g、地丁 10g、蝉衣 6g、生石膏 24g、板蓝根 10g、僵蚕 6g、紫草 10g。水煎服，1 剂。

二诊：患儿服药后前额见汗，其疹点见多，颜面胸腹部渐有疹出，尿量增加，水肿渐消，继服上药 2 剂后，手足心及鼻尖疹出，肿消，咳嗽气促明显减轻，5 剂后，热退咳止，腮肿消失，胸透示：肺内阴影已消失，尿蛋白（－），再以清余热、养阴生津之法调养之。方药：生地 10g、元参 15g、北沙参 10g、麦冬 10g、板蓝根 10g、金银花 10g、连翘 10g。服 3 剂痊愈出院。

按语： 麻疹乃儿科四大要证（麻、痘、惊、疳）之一，目前，虽近绝迹，但在过去的年代，都是危害小儿身体健康的一大疾患。麻疹多由天行疠气、湿毒感染而致，正如钱仲阳云"此天行之病也"。麻疹顺证依先兆期、发疹期、回没期三期，依次而发，约 10 天左右，即可康复，治疗总以透疹为要，配合辛凉解表、清热解毒及养阴清热等法应用，多可取效。如例1。若麻毒炽盛，化火入里内陷脏腑，可致诸多变证。如例2。麻毒郁结，内攻咽喉，出现呼吸急促、喘憋等症状，甚为危急，有窒息而毙之忧，故急当宣肺利咽喉、清热解毒为要，然此时应避免应用苦寒之药，以免苦寒遏伏，使疹不得外达。疹透则热毒有所宣越，其结于咽喉之热毒自减。例3为麻毒初发未透，即大便泄泻致疹点隐没，伴高热烦急，神疲，四末如冰，为疹毒内陷之兆，此时，若以清热解毒之法透疹，恐苦凉致泄泻更重，而疹毒亦不得外达，若辛温升提，固涩止泻，又恐引毒热内攻，思之再三，认为：应透疹为要，但要配以升陷止泻疹透热出则泻必渐止，故配方予之。药后，果然疹出，再服而愈。例4为麻疹合并痄腮、肺炎及肾炎案，其儿壮热、腮肿、浮肿、咳嗽均甚，是为热毒内炽之症，然疹点初见，恐用苦寒清热致邪毒内遏热伏，疹毒内陷，然行水消肿，淡渗利湿，又难退高热，自以透疹为要，使邪热有出路，欲透疹，应解表邪，汗出则疹亦出，解表疏风，提壶揭盖，浮肿亦可消。故服药5剂，热退、浮肿、腮肿均消。

总之，麻疹治疗总以透疹为要，配合他法灵活运用，疹出则邪有出路，内陷则变证生焉，此为治疹为要点。

肝炎中医证治

肝炎是现代医学名称，此病一年四季都可发生，是一种消化道传染性疾病。从临床表现症状看，一部分符合中医的"黄疸"病，如全身皮肤、巩膜黄染、小便黄赤等特征。此病历代医籍都有记载，最早见于《黄帝内经》，如《素问·平人气象论》提出：溺黄赤，安卧者，黄疸。目黄者曰黄疸。至

汉张仲景指出本病的治则及方剂，并在《金匮要略》中分为
九疸三十六黄。元代罗天益执简驭繁，从病的性质上分为
"阳黄"与"阴黄"两大类。尤其到明、清时期温病学派的发
展，对黄疸的诊断治疗方面都有进一步的发挥。

本病的病因大多认为与"湿"有密切的关系，湿与热合
邪多为阳黄，湿与寒同病多属阴黄。本病的发生除受内、外湿
邪之外，也与人体的气血盛衰、体质强弱、脾胃运化功能有一
定的关系。如吴鞠通在《温病条辨》中说："夏秋疸病，湿热
气蒸，外干时令，内蕴水谷。"感受暑湿郁于肌表，内结脾
胃，外不得泄，内不得运，湿聚热蒸，胆汁外溢，熏染肌肤而
发黄。色鲜明者多为阳黄。或内伤饮食，损伤脾胃，中阳不
振，寒湿内滞，阻遏气机，胆汁不得泄越，流溢脉络，浸淫肌
肤而为黄疸，色多滞暗，成为阴黄。倪仲之在《伤寒刍言》
中说："热胜者黄而明，湿胜者黄而晦。"陈复正在《幼幼集
成》中说："阳黄证，因湿多成热，热则生黄，此所谓湿热证
也……。此证不拘外感风湿，内伤饮食，皆能致之。阴黄
症……此皆阳虚之候。"都说明阳黄多为湿热证，阴黄多偏湿
重而阳虚。

本病临床常分为急性黄疸型、急性无黄疸型、慢性迁延性
及慢性活动性四类。湿热并重的多成黄疸型，热重湿少的多属
无黄疸型。此两种临床较为多见。因发病较急，症状明显，如
无其他并发症，经过治疗转愈者多，后两种病程较长，尤其澳
抗阳性的反复不愈。有些病人因初期治疗护理失宜，久病气血
津液受损，脾胃受伤，其症状与疳积相似，饮食懒进，面黄身
瘦，倦怠乏力，脘痞腹胀乃至青筋暴露等。治当将息调养。

急性黄疸型，初期很像感冒或"停食着凉"。开始多有发
热恶寒，恶心呕吐，腹痛等症。一周后，眼睛发黄，大便干溏
不定，尿黄，食欲不振等。无黄疸型除面目不黄以外，兼有肢

倦，胃脘不适，胁痛等症。

黄疸型治疗以清热利湿为主，方剂用茵陈蒿汤加味。大便溏者用五苓散加味。无黄疸型以清热解毒为主，方剂以栀子柏皮汤为主。慢性迁延性与慢性活动性肝炎，它的病程较长，在治疗时首先解决当时的主要症状。如食欲不好，以开胃为主；消化不好，以健脾为主；气血虚以补气养血为主，不要单纯治肝或用过多的清热药物。兼有肝脾肿大者，应以软坚化瘀为主。

治疗本病多采用自制方剂：肝炎Ⅰ号、Ⅱ号、Ⅲ号、Ⅳ号。

肝炎Ⅰ号：适于急性黄疸型肝炎。因湿热蕴蒸发黄，可清热利湿，芳香化浊。

茵陈15g，藿香10g，鲜茅根30g，连翘10g，生栀子10g，竹叶10g，败酱草15g，黄柏10g，焦四仙30g。

加减：发热者，加金银花、菊花或佩兰、蒲公英。便秘者，加生大黄或莱菔子。尿黄赤短少者，加滑石块或通草。烦躁者加黄连。恶心加竹茹、苏梗或半夏。湿蓄，脾运受阻，加生薏米、白蔻或厚朴、茯苓。因湿郁气滞而腹痛者加枳壳、陈皮或木香、香附。脘痞、苔厚者，可加砂仁或槟榔、川郁金。

肝炎Ⅱ号：适于迁延性肝炎，多因湿热未净，脾虚失运，而见身倦乏力，食后腹胀，两胁或肝区疼痛，食差，腿酸，便溏或先干后溏，舌淡红、苔腻，脉弦滑。治以健脾化湿，行气消胀。

茵陈10g，土茯苓10g，白蔻6g，川楝子4g，延胡索10g，薏米10g，香附10g，白芍10g，败酱草12g，鸡内金10g。

加减：胸闷可加川厚朴、枳壳；胁痛甚，可加川郁金、柴胡或木香、旋复花、代赭石；腹胀甚，可加大腹皮、青陈皮；

腹痛，可加沉香面或苏梗；腰酸，可加桑寄生、川断、杜仲或怀牛膝；腰腿酸软乏力，可加木瓜；食少，加白术、砂仁；口干思饮，加石斛、玉竹；舌红少苔，加女贞子、枸杞子；尿少，加车前子、路路通、冬瓜皮；肝大，加鳖甲、王不留行、丹参、水红花子、泽兰叶。

肝炎Ⅲ号：适于早期肝硬化者（慢性活动性肝炎）

鳖甲 10g，白芍 10g，川楝子 10g，延胡索 10g，泽兰叶 10g，大腹皮 10g，丹皮 10g，路路通 10g，水红花子 30g，香附 10g。

肝炎Ⅳ号：适于胎黄者。

茵陈 6g，生栀子 3g，金钱草 6g，鸡内金 3g，穿肠草 6g，生薏米 6g，通草 1.5g，青矾散 0.06g（冲），壳砂 1g。

加减：发热者，加金银花、连翘、败酱草、青黛；呕吐者，加藿香、姜半夏；便溏者，加灶心土、茯苓；尿黄赤者，加竹叶、滑石块；腹胀者，加莱菔子、广木香。

病例1　急性黄疸型肝炎。毛某某，女，13 岁。病历号：532447。1985 年 7 月 14 日初诊。患儿自 2 月前开始身热，经附近医院治疗 10 日，身热减，但肢倦乏力，饮食不纳，厌油腻，时时干哕，口苦咽干，3 日来大便干，面色灰，尿黄如浓茶。查尿三胆阳性，黄疸指数 20μmol/L，麝香草酚浊试验 16U，麝香草酚絮状试验（＋＋＋），谷丙转氨酶 527U/L，肝脏剑下 3cm，右肋下 2cm，脾脏（－）。现症：面色黄，两目黄染，舌红，苔薄黄，腹胀，硬而拒按，脉弦细数有力。辨证：湿热内蕴，久酿不解而成黄疸。治法：清热利湿退黄。方药：茵陈 12g，生栀子 6g，酒大黄 1.5g，赤芍 6g，建神曲 12g，连翘 9g，竹茹 9g，鲜茅根 24g，败酱草 30g。

二诊：服药 4 剂后，巩膜黄染退去，恶心止，胃纳转佳，尿黄减，大便转成黄色，精神正常，苔仍薄黄，脉弦数。在原方中减酒大黄，加黄芩3g，服近12剂后，化验结果示：尿三胆阴性，黄疸指数5μmol/L，麝香草酚浊度试验6U，麝香草酚絮状试验：（－），谷丙转氨酶：105U/L，肝（－），脾（－），患儿痊愈。

病例2 急性无黄疸型肝炎。王某某，男，3岁。病历号：491681。1985年3月15日初诊。患儿1月前发热腹痛，恶心不吐，尿黄，食欲不振，传染病院化验黄疸指数正常，肝功三项均异常，诊断为肝炎。调治20余日，仍心烦，纳食不馨，大便正常，故来我院就诊。检查面色黄暗，两眼巩膜不黄，舌质微赤，苔薄白，舌根部苔厚垢，发育中等，精神尚好，脉弦数。辨证：表里俱病，表邪未解，遗热在内。治法：清热化滞。方药：栀子柏皮汤加味。茵陈9g，黄柏6g，焦栀子6g，赤芍6g，建神曲9g，茅根18g，生甘草3g，焦山楂6g，川楝子3g。

二诊：服药后，胃纳转佳，苔垢见退，腹痛止，效不更方，继服12剂再行化验，结果表明，黄疸指数2μmol/L，麝香草酚浊度试验5U，麝香草酚絮状试验（－），谷丙转氨酶62.4U/L，肝脏（－），脾（－），痊愈。

病例3 迁延性肝炎。温某某，男，6岁。病历号：381260。1983年11月25日初诊。半年前在幼儿园体检发现肝大，剑突下8cm，肋下4cm，谷丙转氨酶200U/L，脾（－）。经某医院诊为肝炎，即住院治疗共6个月，肝功能始终不正常。患儿食欲大减，每食牛奶或喝粥即吐，每日只食少量饼干。近3日来流清涕，喷嚏，咳嗽，痰鸣，午后身有低热，大便溏薄，日1~2次。查体：精神欠佳，发育中等，面色㿠白，胖浮如肿，舌苔薄白而润，舌质微红，脉浮强有力。急则治其标，缓则治其本，故先以麻杏石甘汤加味治之。麻黄0.6g，杏仁6g，生石膏12g，生甘草1.5g，前胡6g，苏子6g，葶苈

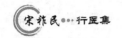

子6g，莱菔子4.5g，黛蛤散12g。

服药2剂，痰热渐退，咳嗽减轻，仍有痰鸣、黄浊稠痰，知饥仍吐，并且呃逆。表邪虽祛，痰热未净，拟苏葶丸加味。苏子6g，葶苈子6g，桑白皮6g，黄芩4.5g，瓜蒌仁3g，鲜芦根15g，黛蛤散12g。

服上方2剂后，咳嗽、痰鸣皆减，吃粥及牛奶仍呃逆欲吐，大便日行二次，苔白腻面润，脉弦缓。痰热虽祛，脾湿未化，改健脾利湿法，藿香正气散加减。鲜藿香4.5g，半夏3g，苍术6g，陈皮3g，生甘草1.5g，柿蒂3g，姜竹茹6g，生谷、稻芽各9g，沉香面0.6g。

服3剂后，呕吐止，大便转正常，进食甚香，苔转薄白，脉弦。宜健脾化瘀软坚法以治其本。茵陈12g，白蔻3g，陈皮6g，党参3g，茯苓9g，当归9g，鸡内金9g，生牡蛎15g，生甘草1.5g。

自服此方20余剂，化验肝功能转为正常，追踪一年余，体健。

病例4 慢性肝炎。王某某，女，6岁。病历号：476678。1984年12月28日初诊。患儿患急性传染性肝炎一年余，经某医院治疗至今始终未愈。一年来食欲不佳，恶食油腻，经常腹胀腹痛，矢气多，腹痛多在食后，每吃饭则噫气，大便正常，睡眠安，尿检正常。化验检查，麝香草酚浊度试验5U，脑磷脂絮状试验（＋＋＋），谷丙转氨酶213U/L，血清总蛋白5.84U/L，白蛋白2.61U/L，球蛋白3.23U/L，肝大，剑下5cm，肋下（－），脾（－）。现症：面色黄暗，面有虫斑，白睛发青，形体消瘦，精神欠佳，唇舌淡红，脉弦略数。

辨证：初患湿热黄疸，经治，湿虽祛而瘀滞在肝，经久不解，兼有虫积。治法：宜先化虫，后调其肝。方药：使君子

12g, 枳实 9g, 槟榔 6g, 雷丸 6g, 鹤虱 9g, 芜荑 6g。

服下此药 2 剂, 泻蛲虫甚多, 腹痛减, 仍有噫气, 胃纳欠佳, 再拟化瘀柔肝开胃。当归 6g, 赤芍 3g, 焦山楂 9g, 白芍 6g, 川楝子 3g, 焦山楂 3g, 生甘草 3g, 香附 9g, 藿香 12g, 炒谷、麦芽各 9g。

三诊: 服药后, 食欲大振, 早晨仍有腹痛, 痛时喜按, 舌苔白, 脉弦。肝气横逆, 脾络不和, 拟调气柔肝。当归 6g, 白芍 12g, 炙甘草 3g, 乌药 9g, 香附 6g, 苏梗 6g, 厚朴 4.5g, 陈皮 3g, 延胡索 6g。

四诊: 服上方 4 剂, 腹痛止, 噫气消, 得调气养血之效, 再师原方, 服药 14 剂后, 自觉症状完全消失, 饮食、二便皆正常, 精神甚佳, 脉仍有弦意, 再师养肝调气之品。当归 6g, 白芍 12g, 炙甘草 3g, 乌药 9g, 香附 6g, 陈皮 3g, 鸡内金 9g。

服药后, 面色红润, 脉象和缓, 没有自觉症状, 逐渐改用丸药, 黄精丹日服 2 次, 每服 2 丸。化验检查各项指标均已正常。

按语: 肝炎是常见的消化系统传染病, 具有较强的传染性, 从临床症状看, 部分病人属中医 "黄疸" 范畴, 如例 1。例 3、例 4 早期也有黄疸症状。肝炎的病因大多与湿热有关, 脾胃运化功能失调是其内在病因。外感湿热, 内结脾胃, 或内伤饮食, 滞伤脾胃, 湿热内生。湿热熏蒸故发黄, 脾胃运化失调的可见纳呆、恶心、乏力等症状, 其临床可分为四个类型: 湿热并重者多为黄疸型, 如例 1; 热重湿少者, 多为无黄疸型肝炎, 如例 2。此两种临床较为多见, 因发病较急, 症状明显, 若无其他并发症, 经适当治疗, 多可迅速治愈。例 3、例 4 为迁延性及慢性肝炎, 其病程较长, 可因治疗护理失宜, 而由急性肝炎转化而来, 临床以脾胃失调、气血两虚之证为主,

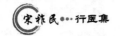

故治疗时应重点解决其当时的主要症状，并注意调补脾胃，补气养血，还应配合应用柔肝养肝之品，对其肝脾肿大早期以清热散结为主，后期则以软坚散结、活血化瘀为主。

痢 疾 证 治

痢疾是夏秋季节多发的一种消化道传染病。临床的主要症状是便下脓血、腹痛等。本病在古医籍中早有记载，《素问·太阴阳明论》称之为"肠便血"，又名"滞下"，汉张仲景所著《伤寒论》亦有"少阴病，下利便脓血"的论述。隋巢元方的《诸病源候论》更明确地将本病分为赤痢、白痢、赤白痢、冷痢、热痢等数种病名，这对临床区分利与痢、泄泻与痢疾有极大的帮助。宋代《小儿卫生总微论方》创立小儿八痢论，对痢疾的分型较细。近世医家从临床实际出发，执简驭繁，将痢疾分为急性与慢性两类。急性痢疾，包括湿热痢与疫毒痢；慢性痢疾，包括休息痢、噤口痢、小儿水谷痢等。

本病外因多与感受暑湿秽浊疫气有关，内因多起于饮食失节，生冷油腻不洁所致。小儿不知饥饱，时常饮食失节，克伤脾胃，以致脾失运化、胃失受纳消导，积蓄滞热，遂成下痢。如吴鞠通所说："湿温内蕴，夹杂饮食停滞，气不得运，血不得行，遂成滞下，俗名痢疾。"夏秋之季，湿热熏蒸，人处其间，易为湿热秽浊疫气所感。尤其小儿脏腑娇嫩，受邪之后，易于深入脏腑，毒深热重，侵入营血，引发惊厥、昏迷等危候。

痢疾的主要症状为腹痛，里急后重，便下脓血。重者可出现壮热恶寒，便下日数十次，或便鲜血，或便褐黏如胶。严重者往往未见脓血，即见惊厥昏迷，面色紫晦，四肢逆冷，继则便泄无度等症。其舌苔多黄，脉弦滑，夹表邪者，可见濡数脉。

痢疾的腹痛、里急后重有虚实之分，如腹痛其势如刺如刮，阵作拒按，多属实象。而痛势绵绵不休，喜揉喜按，则多为虚证。里急便下不爽为实，久坐不便为虚。后重者，在便后稍减，进而复作为实，便后不减反而加重为虚。

便下脓血，色红者多属热重，或偏于血分；大便白黏者多为湿重，或偏于气分。若口渴欲饮，并且舌红苔黄而干，多属热重于湿。若口不渴，胸膈痞闷，舌苔滑者，多属湿重于热。实热痢多因湿热互阻、脾不健运，而证见身热烦满，便下脓血，尿涩不畅，治以清热利湿。

虚寒痢因寒湿伤阳，脾气下陷，痢下色白，清稀而腥，当温中健脾。水谷痢因食滞郁积，脾失运消，痢下色黄，腹胀厌食，治以行气导滞。噤口痢因湿热重伤胃肠津液，下痢而见哕呕，闭目不食，治以益胃开噤。疫毒痢因感染秽疫，直入营血，证见便血痉厥，神昏抽风，治当清热解毒。休息痢乃因痢久脾肾两虚，邪滞不除。故痢下屡止屡发，绵绵日久，经年不愈，其患者面色萎黄，少光泽，舌淡红，少苔无苔或光剥苔。此与噤口痢治疗失当有关。

痢疾的治疗，除辨证论治以外，多运用清热利湿之法，佐以导滞行气和血等治则，必要时，可兼用芳香开窍。对夹有表邪者，当先解表，表解里自和。喻嘉言称之为"逆流挽舟"，陈修园则云："外疏通，则内畅遂。"临证之时，更须注意虚实与湿热的偏重，以及病之新久，病人体质如何等等。对疫毒痢尤其要掌握好用药时机。痢疾的治法中，虽有"通因通用"之法，但应用时，不可大下，因其湿热之邪胶滞肠胃宜疏通导浊，大下之法，如大承气汤，徒伤胃气而滞热不除。因此，用大黄炭之类为好。痢疾的治疗，更忌过早止涩。早用止涩之品，痢虽暂止，但导致浊邪积聚不除，遗患无穷。对于温补之品，亦应慎用。温补之品，用之不当，则壅邪遗祸，而见胀满腹痛，症状加重。临床常见因早用固涩温补之品，而轻则噤口，重则神昏抽搐，甚则死亡。故不可不慎。

痢疾后期，当注意舌苔变化。若痢虽止，但患者舌苔仍见厚腻，是内滞之邪未净之征，仍须继清余邪，佐以调理。若舌淡苔薄或少苔，食纳欠佳，则宜调养脾胃为主，不宜食用生冷油腻及不易消化食物，避免重伤肠胃。

前人认为，先痢疾后转化便泻，是向愈之转机；先水泻而后便痢，是为转重。小儿如先见粪沫者，为热，属实证；或无便后有粪沫者多虚。便色鲜明者，易治；便色晦暗者，难治。便下腥秽五色，或大便如烟油状，皆属危候。痢疾的治疗，常用的方剂有：白头翁汤、葛根芩连汤、芍药汤、香连丸、木香槟榔丸等。近年来，常选用马齿苋、败酱草、卧胆草、苦参、黄连、地锦草等药，在临床加减应用。

病案1 朱某，男，14岁。1991年8月24日初诊。腹痛作泻2天。时有腹痛，便泻黄白黏物，日行十余次，尿少，倦怠乏力。视其面色红赤，发热但无汗，舌质红，舌苔黄、厚腻，脉滑数。查大便常规：黄黏便，黏液（＋＋），红细胞10～15个/HP，白细胞多数。

中医辨证：内蕴湿热，外受暑邪，湿热秽浊，阻滞清阳。治疗大法：清热利湿，疏表导浊。方药：香薷3g，藿香10g，佩兰叶10g，金银花10g，净连翘10g，黄连6g，槟榔10g，苦桔梗6g，六一散12g。

患儿服上方3剂，头晕、腹痛止，精神明显转好，略进饮食，身有微汗，低热，大便1次，黄稀而黏，尿黄。舌红苔黄，脉弦滑。查大便中红细胞消失，白细胞10～15个/HP。说明患儿表气已通，湿热渐退，余邪未净，再拟前方，减香薷、佩兰，加竹茹 10g、地骨皮 10g。

又服 2 次，发热退净，大便 1 次，已无黏物，大便常规正常。精神好，食欲渐增，尿淡黄，尿量增多。舌苔微薄黄。加神曲 10g、陈皮 10g。继服 3 剂而愈。

病案 2　周某，男，3 岁。1991 年 8 月 1 日初诊。高热 1 天，惊厥 1 次。患儿自昨晨起，发热、呕吐、精神较弱。即至某门诊部，诊为上呼吸道感染，予退热药及消炎药。至下午发热仍不退，体温持续在 39～40℃ 之间，服退热药后，体温略有下降，但不久复升。入夜，患儿突然口吐白沫，四肢抽动，约 1 分钟抽止。急送往我院。视患儿急性热病容，身热无汗，嗜睡状，查体温 39.8℃，双侧瞳孔等大等圆，对光反射存在，颈项略硬，巴氏征、布氏征（－）。舌质红，舌苔白黄厚，脉沉细。即刻肛管取便，查大便常规：红细胞 5～10 个/HP，白细胞 15～20 个/HP。血常规：白细胞总数 1400×10^9/L，中性粒细胞 78%。西医印象：中毒性痢疾。中医辨证：内蕴湿热，外感时邪，表邪内陷，热郁动风，湿浊上蒙，神明被扰。治则：芳香化浊，清热利湿。方药：

藿香 10g，鲜荷叶 10g，金银花 15g，净连翘 10g，川黄连 6g，石菖蒲 10g，川郁金 10g，射干 10g，滑石块 12g。配用局方至宝丹 1 粒，分 2 次服。

服药 2 剂，身热渐退，但神志未清，呼之能应，喂水能饮，仍嗜睡状，大便仍无，舌苔白而厚腻，脉滑数。此等症状体征，表明患儿外邪虽透，内蕴湿热不除，肠中秽毒不去，则神志难清。再拟清热解毒，芳化导滞之法。方药：鲜藿香 10g，鲜荷叶 10g，金银花 10g，净连翘 10g，石菖蒲 10g，焦山楂 3g，黄芩 6g，白头翁 6g，大黄炭 3g。

服药 1 剂，大便泻下，可见红白黏物，夹有血水，腥臭味大。上方加黄连 3g、葛根 3g。继服 2 剂，患儿神志渐清，能睁眼说话，体温正常，饮食仍差，大便日行 3~5 次不等，但脓血已明显减少，兼见黄沫。舌质红，厚苔已退，可见薄白苔，脉滑。说明湿热已减，清窍已利，再拟清热利湿导浊之剂。藿香 10g，川黄连 3g，白头翁 10g，马齿苋 10g，鱼腥草 10g，炒白芍 6g，炒扁豆 10g，焦山楂 3g，甘草 1.5g。

又服 3 剂，大便减为日行 2 次，略稀溏，已无黏液，复查大便常规、血常规均已正常。精神好，食饮仍较差。中药改以和胃气，清余邪。方用：生谷芽 10g，生稻芽 10g，陈皮 10g，佛手 6g，藿香 10g，马齿苋 10g，黄连 1.5g，茯苓 10g，山药 10g。

连服 3 剂，大便正常，病情痊愈。

病案 3 陈某，男，4 岁。1995 年 7 月 3 日初诊。患儿发热 3 天，体温 39℃ 左右，曾一度抽搐、昏睡、脘腹阵阵作痛，恶心纳呆。在某医院化验大便示：红细胞及白细胞多数，并有脓球，诊为中毒性痢疾，收入院治疗。3 日后，身热退，泻痢止，渐有食欲，但进食不多，大便检查正常，出院。5 日后，大便复见脓血，日行 4~5 次，腹痛下坠，再次入院。经治大便日渐好转，脓血消失，大便培养阴性，调养一周出院。出院后因饮食不节，大便再见脓血，因而"三进宫"。患儿如此反复泻痢，经治医生颇感棘手，故延请中医会诊。查看患儿，两颊红，腹略胀满，杳不思食，尿黄少，舌质红，舌苔黄厚垢腻，脉滑数。中医证属：内滞未净，湿热未除。当以清热利湿、消导化滞为治疗大法。方药：焦槟榔 10g，陈皮 6g，大腹皮 10g，焦山楂 3g，广木香 6g，大黄炭 6g，炒白芍 12g，甘草 6g。水煎服。

将处方交给经治大夫时，嘱咐道：今日服药后，夜间或第二日大便次数可能会增加，并且会夹有黏冻杂物，不须担心。当时经治医生面有难色，以为：此番入院，已加大药量。目前患儿大便泻痢基本止住。服中药后，若再腹泻，如何向家属交待。细与说之：此患儿目前泄泻虽止，病实未愈，证情尚存，验之舌苔，即可证明。舌苔厚垢腻，为湿热内蕴之象，此苔下去则肠内湿热秽毒不除，此后病必反复。患儿之所以如此反复泻痢，正因为如此。经治医生无他策，故勉为纳用此方。

患儿服药后，第二日晨起果然大便泻下，泻下物为绿褐色黏物，量较多。继服中药，大便中黏物较前减少，舌苔黄厚垢腻明显减少。3剂服完，舌苔明显好转，厚腻全部退净，见舌红少苔，润而有津，腹胀消失，当日无大便，仍不思饮食，中药改以健脾养胃之法。方药：藿香10g，茯苓10g，山药10g，炒扁豆10g，炒薏米15g，焦山楂3g，炒谷芽10g，生稻芽10g，陈皮6g，砂仁6g，佛手6g，玉竹6g。

服药3剂，患儿精神好，自己索要食物，大便2日1行，为正常大便。查大便常规正常。嘱患儿家长：出院后，应注意患儿饮食，切勿暴饮暴食，忌食生冷油腻。半年后，复见该小儿，泻痢痊愈后，未再反复。

按语：痢疾为消化道的一种常见传染病，多发生于夏秋季节，与人们饮食不洁、饮食不节有很大关系。尤其是小儿不知饥饱，暴饮暴食，饮食不节时有发生，而且小儿不知卫生，不洁净之手吃食物，随处可见。因此，小儿腹泻、痢疾的发病率较高。

中医认为，夏季暑湿当令，人们易于感受暑湿邪气，小儿脏腑娇嫩，形气未充，感受湿热秽毒，则邪毒直入肠胃，酿成下痢，故治疗当以清热利湿为大法，如例1，药到湿热除，则病痊愈，此为普通型痢疾。若为疫毒痢，则是感受疫疬之毒邪，病情一般较重，其初起多不见下痢，而见高热、神昏、抽搐。此为湿浊上蒙清窍，疫疬毒邪直干营血，热极生风而致，如例 2。此时的治疗应以清热解毒、息风止痉、开窍醒神为主。当患者脓血便下，再改清解肠中秽毒之法。后期则应调理中焦，生发胃气，使患者正气恢复，则病情不能反复。而本文例 3，反复泻痢，皆因其邪气未净，正气未复，虽痢止，一旦有不当饮食之诱因，则招致复痢。

看其邪气净否，关键看舌苔。舌苔为脾胃津液熏蒸所结，脾胃的变化，从舌苔即可反映出来。尤以小儿不能自述其苦，查看舌苔则甚为重要。即使小儿邪气已净，但脾胃功能未复，亦应注意饮食。饮食稍有不节，则可招致病情反复。

在疫毒痢的治疗时，一定要掌握好治疗时机。因为小儿脏腑经络薄弱，毒热极易深入脏腑，伤及心营，变证凶险。若治疗不及时，则后果堪虞。治疗一般痢疾，除清热利湿之外，重点应行气和血，前辈医家有"和血则腹痛自止，行气则后重自除"之说。

血小板减少性紫癜中医证治

本病中医文献中近于"肌衄""血斑"，因肌衄症多认为血从皮肤汗孔外出。在《医宗金鉴·失血总括》所提：皮肤出血曰肌衄。而《医学入门》说：血从汗孔出者，谓之肌衄。《纲目》认为血汗即肌衄，又名脉溢。因之从临床实际而言，紫斑即为皮肤表面出血点。按之多不褪色。但它不同于外感时邪温热的发斑。因热盛燔营而出，热减斑消。此证多近于内伤血斑。

现代医学多认为，其为自身免疫缺陷，有原发性与继发性两型。本病还可因病毒的感染，如立克次氏体感染，对血小板过多的破坏，化学物和放射性同位素等，对巨核细胞的破坏，从而影响血小板的生成。脾功能亢进，系统性红斑狼疮，尿毒症，血管内凝血，过敏性疾病等均可对本病产生影响。

毛细血管脆弱，血小板功能异常，及形态异常，骨髓象巨核细胞少，血小板生成障碍，形态不充盈是产生本病的主要病理变化。在检查方法上，血管脆性试验呈阳性，血块回缩不良，血小板低于 10 万。

中医认为，外感时邪，热毒侵袭，或毒热过盛，火热内迫，伤及血络，气血受损，血离经脉，溢于脉外，渗于肌肤，出见血斑。或因气虚脾失统摄，血渗外溢，总属气阴两伤。

紫癜的出现与血络的失固、营卫的失和有着十分密切的关系。如《素问·气穴论》说：若邪客于孙络，孙络满而外溢大络。孙络和大络都与营卫相通，而影响营卫的运行，致使营卫稽留迟滞，营卫不得配合流通运行，卫气不固而营血外溢，营血凝滞于肌表形成出血斑。因之营血虽然外溢，瘀于肌表，而实质仍为气血失调，治者调内在之气血营卫，而不只单纯消肤表之瘀斑。故而化瘀宜寓于养血之中，药用柔和，如鸡血藤、赤芍、苏木之类。

从斑色论治：斑色鲜红，多属于血热，治宜凉血清热；斑色紫红，为既有血热，又夹血瘀，治宜凉血化瘀；斑色淡红，多为血虚气弱，治宜养血益气；斑色黄瘀，多属血聚，治宜养血温化，调养血络。斑色的变化，其由鲜红到紫红，到淡红，也是转化的全过程

因其总体为虚证，其病之本质为气阴不足，血失常道。时时以顾护气阴为主，故很少用行气破血化瘀之法，及至化瘀也多在补养之中通血络。

斑色鲜红为阴虚血热，可用育阴凉血之剂，如犀角地黄汤。斑色紫暗或紫淡，属阴虚血弱，可用二至丸，药用如女贞子、旱莲草、桑葚、黄精、白芍、山药等味；消斑在有热时用

紫草、茜草、青黛、藕节以凉血止血化斑。对于较年长之女童，其出紫斑不多，但月经量多而时间长，或一月两行，甚至淋沥不断，而近似漏症，治当调养经血，固摄冲任，如人参卫生汤之剂加减，如当归、白芍、党参、山药用量宜大，更添二至丸及滋补肝胃之品：菟丝子、鹿角霜、金樱子等。辛温燥烈之品少用，如川芎、当归之类，以其温则行，辛则散，易促血行，而血外溢。如必用时，当配以阴柔之药如生地、熟地等。要知阴虚血热，其血不宁，不宜助热，热则动血，而易于出血。

治法虽然应该清热凉血，血药用过凉又易损伤脾胃，而见食少、腹痛、便溏，服药期间，如过食生凉亦可出现此等征象。脾胃为后天之本，气血生化之源泉，脾胃运化功能减弱，对血液病的治疗影响较大，尤其再生障碍性贫血，亟需依赖脾胃吸收饮食物中的精微来充养，食疗将占有很重要的位置。因此用药须凉而不凝，温而不烈，固摄益气养血为治，气固则血止，气摄则血不外溢，化瘀而不动血，止血而不凝瘀，为治疗本病的要点。

1. 辨证论治

（1）阴虚血热型

症状：肌肤多发紫斑，其色鲜红，伴见鼻衄，自汗盗汗，烦急易怒，夜寐不安，面色多红，唇红颧红。舌红少苔，脉细数。

治则：清热凉血，养阴消斑。

方药：白茅根30g，紫草15g，丹皮10g，连翘10g，青黛10g（包煎），杭白芍10g，天花粉18g，元参15g，生侧柏10g，藕节10g，牛膝6g，生地黄10g，甘草6g。

加减：热象较重者，酌加大青叶、金银花等清热解毒之品；大便秘结者，酌加肉苁蓉、黑芝麻、熟地黄等养阴润下之品；口渴甚者，酌加乌梅、石斛等养阴生津之品。

典型病例1　段某，女，1岁。1978年5月9日初诊。患儿身出青紫斑及出血点已2月余，咳嗽3天。查血小板28×10^9/L。查看患儿，其躯干及四肢均可见鲜红色出血点，部分融合为成片青紫色瘀斑，不高出皮肤，不痒。伴见咳嗽、咳吐白痰，流浊涕，五心烦热，咽干咽红。舌质红、苔薄黄、脉滑数。中医证属阴虚血热，兼感外邪。治宜养阴凉血，清热疏解。方用：芦根10g，桑叶3g，桑白皮6g，连翘10g，紫草6g，茜草6g，元参10g，天花粉10g，白芍6g，甘草6g。

服药3剂，患儿咳嗽、流涕明显减轻，仍有痰、夜寐不安，有汗，仍有新的出血点。前方去芦根、桑叶、桑白皮，加白茅根15g、生地黄6g、仙鹤草10g，元参加量至18g，继服。

患儿又服3剂，未再见新出血点。继服4剂，原出血点颜色逐渐变浅，部分出血点消失，血小板升至56×10^9/L，其咳嗽等外感症状消失，其他症状亦有所减轻。效不更方，患儿连续服用21剂，出血症状消失，血小板连续2次复查均在100×10^9/L以上，故停药。半年后再次复查，血小板206×10^9/L而告痊愈。

按语：此患儿年龄偏小，平素喜食鱼肉类食品，体质偏热。小儿脏腑娇嫩，阳常有余，阴常不足，加之小儿外感时邪，入里化热，故表现为阴虚内热之证。就诊之时，因患儿尚有外感，故方中以芦根、桑叶、桑白皮、连翘清热解表，以元参、天花粉养阴清热，紫草、茜草清热凉血，白芍、甘草酸甘化阴。后，方中又加入生地、茅根、仙鹤草，并加大元参用量，意在加重养阴清热之力，故连续治疗1月，而告痊愈。

（2）阴虚血弱型

症状：肌肤紫斑，其色淡红，或见青瘀大片。伴见：面色

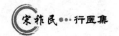

晦暗，身倦乏力，自汗盗汗，纳少，失眠，易感冒，易鼻衄，衄时不易止。舌淡红、苔薄白，脉沉细或弱。

治则：养血育阴。

方药：黄精 30g，山药 6g，女贞子 15g，旱莲草 15g，桑葚 10g，天花粉 18g，乌梅 10g，甘草 10g。

加减：病程日久者。加仙灵脾、生黄芪等健脾止汗。鼻衄者，加荷叶炭、汉三七以止血。纳呆者，加炒谷芽、炒稻芽、砂仁、鸡内金健脾醒脾、生发胃气。

典型病例 2　于某，男，7 岁。1978 年 8 月 8 日初诊。患儿反复鼻衄，身有紫斑 3 月余。患儿平素易感冒。3 月前，无明显原因出现鼻衄，且不易止，多次到医院求治，查血小板在 $(10 \sim 30) \times 10^9/L$ 之间，经多方治疗，疗效不佳。目前患儿周身皮肤可见大片青瘀斑片，时有腹痛，大便色黑，时有心慌，气短乏力，纳呆便溏，自汗盗汗，入睡困难。唇舌俱淡，舌苔薄白，脉沉细弱。中医证属：脾虚血弱，气阴不足，失于统摄。治宜健脾养血，补益气阴。方用：山药 10g，黄精 30g，女贞子 15g，熟地黄 10g，天花粉 10g，乌梅 6g，甘草 3g，炒白芍 10g，砂仁 3g，石莲子 10g，鸡内金 10g，汉三七面 3g（冲服）。患儿服药 7 剂，鼻衄止，诸症亦有所减轻，前方去汉三七，继服。

患儿坚持服药 30 余剂，鼻衄未作，瘀斑消失，心慌等症状亦消失。血小板 $82 \times 10^9/L$，唯纳食仍少，上方加生谷芽 10g，生稻芽 10g 以健脾气、生胃气。患儿又服药 1 个月，纳食明显增加，近 2 月未见感冒，血小板升至 $200 \times 10^9/L$。1 年后追访，患儿康健。

按语：此患儿平素易感冒，说明患儿体质本弱，正气不足，加之患儿反复鼻衄，更损阴血，致气阴两虚。脾为后天之本，脾气不足则摄血为权，血失统摄，更泛脉外，血虚则无以

154

荣五脏，故见心慌、纳呆、便溏、唇淡、舌淡等诸症。应用山药、黄精、石莲子等，重在健脾养血，女贞子、熟地黄亦为养阴之正品。乌梅、白芍、甘草酸甘化阴，砂仁芳香醒脾，鸡内金健脾开胃。因患儿得病日久，故需较长期服药，而逐步治愈。

（3）冲任失调型

主证：本型多见于年龄稍长的女孩，月经量多，甚或停一周就又见血，或半月一行，严重者则淋沥不断，近于崩漏症，或见血块，紫癜的量少或不出紫斑，或兼见齿缝渗血，面色苍黄，身倦乏力，纳食较差，唇舌淡红，脉沉细弱，重按无力。

辨证：冲任失固，肝脾两虚。

治法：固摄气血，调养冲任。

方药：生牡蛎15g，桑寄生15g，菟丝子10g，山药15g，阿胶珠10g，鸡内金10g，生黄芪10g，当归15g，熟地15g，杜仲炭10g，汉三七面3g（冲服），白芍10g，甘草6g，怀牛膝10g，鸡血藤15g。

典型病例3 曹某，女，13岁。门诊病历号：56975。初诊日期：1981年11月26日。自8月份开始牙龈出血，去某医院诊为原发性血小板减少性紫癜，经治不见好转，来本院求治。曾经服激素和中药治疗，食纳佳，二便可，其他未见异常，唯经行3次，每次量多，舌胖苔薄，脉大弱，查血小板1.2万。证属气血两虚，血脉失和。药用：生龙、牡各30g（先煎），桑寄生20g，木瓜6g，菟丝子12g，女贞子15g，旱莲草15g，山药10g，黄精10g，白芍12g，甘草6g，鸡血藤10g。服药半月后行经，经量较前明显减少，为正常经量，一周净，查血小板8.2万，上方加龟板、阿胶继服30剂，血小板升至15.7万。一年后来诉：行经正常，血小板维持在15万左右。

按语： 年龄较大女孩患血小板减少性紫癜，其皮肤瘀斑一般较少，而月经常过多，有些病人经血淋沥不止，近于崩漏，此与肝、脾、肾、冲、任失调有关。《血证论》云："肝藏血，血生于心，下行胞中是为血海，凡周身之血，总视血海为治乱，血生源于脾，统摄于脾，调节在肝，藏于肝，脾虚失于统摄，肝虚失于调节，肝肾乙癸同源，肝脾血亏，导致肾气不足，肾司开合不利，失于闭藏，因而冲任不固，奇经受损，络血不宁，致使经水量多，淋沥不断。"《素问·调经论》说："病在脉，调之血，病在血，调之络……"因此，治以调络养血，固摄冲任，下元得充，气血得和，紫癜见消。

2. 小结

血小板减少性紫癜的治疗，中医重在辨证论治。根据临床多年经验，此病虚多实少。本病初起，可与外邪有关。比如，外感温热时邪，迫血妄行。但更多的病历显示为内伤，表现为阴虚内热，热灼血络。故其治则，育阴在先，清热凉血在后。临床若见到患儿经常外感，而时有表证，则应使用清热解毒药。此类药物亦可使血小板增加。本病中后期的治疗，宜调理血络，育阴养血，还应滋补肝肾。因为肝主藏血，肾藏精，精生髓，血充足与否，直接关系到本病证情的变化。

在用药方面，益气药可用生黄芪、山药、党参；养血药可用黄精、鸡血藤；固摄可用牡蛎；散血用苏木；化瘀用丹参、红花、赤芍、汉三七；温化可用桂枝，也可用少许当归，因为当归辛窜，走而不守。若见青瘀大片，可用桂枝配生地黄。温经通络时，配以阴柔之品，则防桂枝之热。此药对配伍中，桂枝温养经络，生地黄凉血育阴，适用于面色晦暗，皮肤色黄，体虚发胖之小儿。偏血热者，可用紫草、茜草、青黛。在应用清热凉血药时，不宜过用寒凉，否则易伤脾胃。脾胃为后天之本，气血生化之源，脾胃受损，不仅对治疗不利，还可致腹痛、便溏。同时还应忌食生冷食品。对温热药亦不可过用。临床观察，紫癜常常此起彼伏，时有热蕴其中，血得温则行，得辛则散。过用温药则促进血行外溢而加重紫斑，故治疗本病的要点在于"凉而不凝、温而不热"。

人之一身，皆气血之所循行，气非血不和，血非气不运，故气主煦之，血主濡之，气与血无处不有，毛窍之内，即有终脉之血，络脉空隙，血从气溢，离其常道则发斑。其本在血，其标为斑，应以治其气血为根基，以调其络脉为法，以清化固摄而为治，既非破化其血，又非寒涩堵止，顺其生化而善养之。

叶天士认为，点大而在皮肤之上者为斑，点小云头隐隐，或琐碎小粒者为疹（高于皮上），此多属温热之邪，热通营血而出，故以清营治热凉血为法，较之紫癜单纯。且热邪除，斑则消退，并不反复迭出不穷。

血小板减少性紫癜因其免疫功能低下，而易于反复感冒，一般说来，感冒后应先治其表，后治其里，当先服清表疏化之剂，而暂不治本，但治疗外感病所用之清热解毒药，如金银花、连翘之类药品，大多有增强免疫功能方面的作用。有些病则经用此等药物后而血小板增高，紫癜消退，长期反复运用亦有痊愈者，即或未愈，但多病情稳定，很少有大出血的征象。

紫斑出现的多或少，轻重缓急，一般以两胫及踝部多见，上肢及躯干较少，再重者由胫上至膝臀，严重者布满全身，甚而兼见鼻衄、齿衄，或咯血。此时应留意其内出血，如腹中疼痛，大便褐色。若出现头痛、呕吐，眼花或视一为二，眼球活动不灵敏，或外展受限，内斜视较重，甚为抽风、昏迷、肢体不灵等颅脑出血征象，应予急救。亦可暂服云南白药，或第一灵丹等止血之剂。若紫斑的出现，星星点点，散在不多，但亦不止，此时应加强益气养血，以助其升值。如紫斑已不出现，

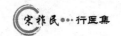

而血小板计数仍未上升，应减用清热凉血清斑之品。如仍有虚热之象，尚可清补两施，选用生黄芪、黄精、山药等益气育阴，加用金银花、玄参、丹皮等，清虚热而又增强免疫功能。

若患儿血小板在1万以内长期不增殖者，较为难治，但坚持治疗亦可使其缓慢升值，此时若经常感冒、感染或活动过量，对血小板会有所影响，大多属于自身机能调整阶段，待其正气逐渐恢复，气血阴阳协调后即向好的方面进展，此时宜耐心调理脾胃，补养气血，防止感冒。待血小板增殖至5万时，则病情虽然摇摆不定，但将有突破性进展；能增殖5万以上，则在短时期内可向正常值迈进。

紫癜出现的多少与病情的好恶，有一定的联系，因之要十分注意紫斑出量多少，病情是否反复。从临床实际来看引起的原因，多因重复感受外邪，病毒的侵袭，使本来就低下的免疫功能更趋于下降。再有因活动量较平时过大，过于疲劳，如爬山、远行、游泳、滑冰，甚至洗澡时间过久，出汗过多，卫外失固，血络受伤，或因高热，内郁之热冲击营血，血因火动。此当根据不同情况，而采取相应的治疗措施。

血小板减少性紫癜除用一般益气养血之药，更应调养肝、脾、肾三脏，因肝藏血，脾生血，肾为先天之本，尤其对血小板久不升值的，更应助肾气以增元根之气（服用强的松者，或正在减量时需要），用菟丝子、枸杞子、女贞子补肝阴，助肾阳，用补骨脂、仙灵脾、仙茅、巴戟肉补肾阳。肾为人体阴阳精血之源，主骨生髓，填精补髓，对增加免疫功能、再生血液具有重要的作用。

过敏性紫癜中医证治

过敏性紫癜属毛细血管对某种物质过敏而引起的变态反应，其血管壁通透性增强，使血渗出及水肿。可累及皮肤黏膜、消化道、关节和肾脏，因而临床可见紫斑。有些病例其斑可高于皮肤，或并见荨麻疹，或有痛痒感，而不同于血小板减少性紫癜，平于皮肤。其斑多现于两胫，严重时及于臀或全身，甚而出现疱疹，可伴有腹部疼痛，四肢关节肿痛发热。并可引起肾炎（紫癜性肾炎）之蛋白尿、血尿。

本病引起的原因很多，如细菌、病毒、虫证、药物等。化验时血小板计数，出、凝血时间均正常，毛细血管脆性试验阳性，血块回缩试验及骨髓化验均在正常值范围。中医文献所载：本病当属于发斑，或肌衄、衄血的范畴。

其病因大多与饮食和居住环境有关，或为敏感体质。从临床辨治来看，多因于内蕴湿热，外受风袭。或由于多食肥甘鱼腥，兼食生冷杂物过量，饮食积蓄肠胃，致使肠胃蕴湿化热，再遇风寒湿浊，以致脾胃中气失和，升降机能受阻，不得升清降浊，营卫表里失调，血络肌表失于致密。或感染时疫毒邪，内侵血络，外发紫斑。

正如在《医宗金鉴·外科》中所提：葡萄疫，此证多因婴儿感受疫疠之气，郁于皮肤凝结而成，大小青紫斑点，色状如葡萄，发于偏身，唯腿胫居多，甚则毒邪攻胃，以致牙龈腐烂臭味出血，形成牙疳，而青紫斑点其色反淡，久则令人虚羸。或兼见蓓蕾片状如云，或见丘疹水疱、脓疱，多作痛痒，并常见腹痛、四肢关节肿痛。巢元方认为此"斑毒之病"，系由热毒蕴积于胃，蒸发于肌肉。因之本病当由内外合邪所致成。

本病既有风湿，又有血热，风湿伤于营卫，腠理失固，邪即深入营血。治法以祛风化湿，清热解毒。病之初起，多邪实而正不虚，总以除邪为主，不必扶正。中后期当以健脾化湿，佐以扶正之药，如生薏仁之类，或育阴益肾，兼予凉血，而化瘀通络消斑亦不可少。

其要点在于祛湿热之毒，一般化湿则力较逊，兼疏解风邪，如防风、蝉衣；祛风达络如防己、秦艽、威灵仙；祛风湿之地肤子、蛇床子、白鲜皮之类；清热如黄柏、龙胆草、连翘、败酱草、苦参、槐米等味；宣表疏风，凉血利湿，如紫背浮萍、凌霄花、紫草、泽兰叶、赤芍、青黛、丹皮等凉血化湿之药；湿邪较重者可加健脾除湿之药，如土茯苓、生薏米、苍术等可以选用。柴胡可疏达肌表，白薇可凉营清热，乌梅、地龙、五味子可化湿脱敏，尤其对兼见蓓蕾、丘疹高凸者，当收敛而不可再行发散者用之更佳。

1. 辨证论治

（1）风热型

症状：紫斑多发于四肢，尤以下肢及臀部为甚，其色泽鲜红，成丘疹样或红斑状，可伴痒感，微发热，腹痛，关节肿痛，大便色黑，咽红。舌红、苔白或微黄，脉浮数。

治则：疏风，清热，凉血。

方药：白鲜皮 10g，地肤子 10g，防风 6g，薄荷 6g，牛蒡子 6g，浮萍 6g，连翘 10g，金银花 10g，蝉衣 3g，丹皮 10g，白茅根 15g。

加减：发热重者，可加生石膏、紫草以清热；腹痛便血重者，可加地榆炭、木香、槐花以行气止痛，化瘀止血；关节肿痛者，可加秦艽、牛膝、防己以祛湿消肿。

典型病例 1 刘某，男，8 岁 3 月。1989 年 9 月 25 日初诊。患儿发热 3 天，双下肢出紫斑 1 天。患儿 3 天前，感凉后开始发热，体温在 38℃ 左右，鼻流浊涕，微咳少痰。自服感冒冲剂，症状有所减轻。昨日偶然发现双小腿及足踝部有少许鲜红色的皮疹，今日增多并有微痒感，无腹痛，关节不肿不痛。化验：血小板 $185 \times 10^9/L$，末梢血白细胞 $9800/mm^3$，N 71%，L 25%，E 4%。咽红、双扁桃体不大，心肺（－）。舌红、苔薄白，脉浮数。西医诊断：过敏性紫癜。中医辨证：风热外感，邪郁肌肤。治宜祛风清热解表。方药：白鲜皮 15g，地肤子 10g，防风 10g，刺蒺藜 10g，金银花 12g，连翘 12g，浮萍 10g，紫草 10g，土茯苓 12g，丹皮 10g。

服药 3 剂，发热退，双下肢皮疹颜色变浅，但仍有少许新出。继服 5 剂，未再见新出皮疹，原有紫癜逐渐消退，流涕止，仍见咳嗽。故于前方加桑白皮 10g、酒黄芩 10g。

又服 5 剂，患儿皮疹退净，尿检正常，咳嗽明显减轻，改服止嗽化痰定喘丸，以治其咳。半年后复见该小儿，言：皮疹未再发，痊愈。

按语： 风热型紫癜，临床观察该型证情较轻，诊断一般无困难，治疗较易，疗效明显。但若延误治疗，其病情可逐渐发展，邪热郁而化火，导致毒火内炽，与体内湿邪相合，而形成较重的湿毒型，其治疗便较为棘手。

此患儿为外感时邪，郁于肌表，发于皮肤，故见紫癜，伴见外感风热表证，但无腹痛及关节肿痛，均说明患儿病情尚轻浅，故以疏风清热解表为治疗大法。自拟方中以白鲜皮、防风、蒺藜为主药，祛风解表；浮萍解表透疹；紫草解毒透疹凉血；地肤子清热祛湿止痒；金银花、连翘、土茯苓清热解毒；丹皮清热凉血。诸药合用，重在祛风清热。故其症 3 剂而减，5 剂渐消，又 5 剂退净，因患儿仍咳故加桑白皮、酒黄芩以清肺止咳而愈。

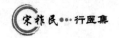

（2）湿毒型

症状：紫斑下肢为重，多融合成片，其色紫暗，分批出斑，伴见发热，烦急，口渴不欲饮，鼻衄，腹痛缠绵，大便黏腻色黑。舌红绛、苔白厚腻，脉滑数。

治则：清热解毒祛湿。

方药：土茯苓 30g，黄柏 6g，苍术 6g，牛膝 10g，连翘 10g，苦参 6g，防己 6g，凌霄花 10g，蛇床子 6g，白鲜皮 10g。

加减：出血病情较重者，可加汉三七面冲服，还可加茜草、藕节、地榆，或用其炭剂；便秘不通者，可加熟大黄、火麻仁以通下腑结；皮肤瘙痒甚者，可加蝉衣、防风、浮萍以祛风止痒。

典型病例2 瞿某，女，8 岁。1990 年 11 月 3 日初诊。患儿身出紫斑，左踝关节肿痛 13 天。有外感史。目前紫斑以双下肢为主，双踝部较多，其色紫红，针尖到米粒大小不等，略高出皮肤。初发时有痒感，目前不痒，部分紫斑融合，左踝关节肿胀疼痛，活动受限，伴见烦急，腹痛，呕吐，大便色黑，黏腻不爽，尿黄赤，舌红、苔黄腻，脉滑数有力。查：血小板 252×10^9/L。中医辨证：外感时邪，郁而化火，火热与脾湿相合，湿热火毒外发肌肤。治宜清热解毒祛湿。方药：苍术 10g，黄柏 6g，土茯苓 10g，丹皮 10g，连翘 15g，蛇床子 6g，苦参 10g，凌霄花 10g，青黛 10g（包煎），生薏米 15g，竹茹 10g。

服药 3 剂后，腹痛、呕吐消失，双下肢皮疹渐消，但腰臀部可见数个新出紫癜，仍宗前法，前方去竹茹继服。患儿服药 10 剂，双下肢紫癜大部分消失，但仍可见少许新出，左踝关节肿痛消失，活动自如。再拟前方加紫草 10g。

1 年后追访，患儿服用最后一方 30 余剂后，诸证皆消，紫癜未见新出，亦无任何并发症。

按语： 此例患儿发病之初，有外感史，所出皮疹有痒感，说明病初为外感风热，热邪伤络，故见斑点及皮疹。就诊时痒感消失，说明风热已入里化火，火热与脾湿相合，湿热内蕴。现在患儿舌苔黄腻，大便黏腻不爽，关节肿胀等，故方中以黄柏、苍术、牛膝、白鲜皮、地肤子、蛇床子清热祛风除湿，连翘、土茯苓清热解毒，丹皮清热凉血，活血散瘀，此外方中还以生薏米健脾化湿，苦参清热燥湿。全方以清热解毒祛湿为大法，药服 3 剂，皮疹减消，腹痛消失。此类患儿腹痛系肠内黏膜，亦发皮疹及出血点导致，故服药后，皮疹消退则腹痛自止。此后因患儿皮肤仍可见少许新出皮疹，故加用紫草以凉血解毒透疹，毒去湿散而愈。

2. 小结

过敏性紫癜，临床以实证多见，若病久不愈，也可见到虚证或虚实夹杂之证。小儿为阳盛之体，易实易热，外感时邪，多化火热。但火热之邪，易聚易散，很少久聚。紫癜之为病，常分批出现，缠绵难愈，说明其中必夹湿邪。湿邪黏腻缠绵，攻之不可，散之不去，是为难祛之邪。当今小儿娇生惯养，营养过剩，饮食不节，其脾胃多有损伤，运化失职，以致脾湿不运，贮蕴中焦。火热邪气，内传脾胃，与湿相聚，交炽为病。湿热合邪致病，治疗颇难：清热之品多苦寒，易伤脾胃，更助湿邪；燥湿之药多辛热，又助火热为疟，故临床每遇湿热之疾，多以清热、祛湿两法并用，或有所偏重。用药时，祛湿少用辛热，清热少用苦寒，或有所佐制。非独以清热解毒而能奏效也。

本病其初发之时，多表现为风热型，如例1，属轻证。证情较重时，常为湿、热、毒合邪为病，临床可见偏热型，亦可见偏湿型。每位患者之证型，很少从始至终皆为一证，亦很少只用一法。故临证治疗时，宜细审其证，观其所变，随证而

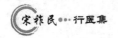

治，方可每治每验。

贫血中医证治

贫血，是西医病名，可分为缺铁性贫血、再生障碍性贫血等，其中再生障碍性贫血是骨髓造血系统受到损害，骨髓内巨核细胞减少的血液病。其轻重程度可从骨髓巨核细胞的多少进行判断。有完全障碍、重度再生低下及中度再生低下，其骨髓内均无巨核细胞，轻度再生低下骨髓内有巨核细胞，但为数较少。

本病可分为原发性与继发性两种，原因不明的称为原发性，能查明原因的称作继发性。

一般可由药源性或物理放射、生物因素以及病毒感染等原因引起，最终导致血的再生障碍而贫血。从临床观察，有些是因热病之后，或感受疫疠毒邪，或服药过量所引起。

本病纯为虚证，气血不足，由于血红蛋白过低，多表现面色苍白，唇舌惨淡无华，皮肤失色，爪甲不红，甚至手掌及口齿上腭黄白，亦可齿缝渗血，鼻衄，瘀斑，经常见口颊唇内上腭及舌部血疱，由于气虚血少，因而常见细弱之脉。

治疗原则为补气养血，促进肾气化生精血之源，以生阴血。证脉一致，病情多见稳定，亦易于治疗，如脉见浮大中空而数，属血不归经，气机外浮，阴不守阳，外越之危候，将见大出血之危象。大失血之后，再兼感时邪，出现高热，而口腔咽喉溃烂，出血，食水难咽，唇舌裂血，则更为难治，治须固护气阴，兼清虚热。亦可根据症情，选用凉血解毒之品，如犀角地黄汤，加金银花、连翘等解毒之品，以清虚热。总用苦寒伤正败胃，以有胃气则生，在此时尤为重要。

1. 辨证论治

（1）心脾气虚

症状：面色苍白或萎黄，唇舌、爪甲俱淡、发黄失泽，纳呆，倦怠，乏力，心悸气短，头晕目眩。舌淡、苔白，脉弱无力。

治则：补益心脾，益气生血。

方药：太子参10g，生黄芪10g，山药10g，当归10g，茯苓15g，生薏米15g，炒扁豆10g，莲子肉6g，枸杞子10g，生鸡内金6g，龙眼肉6g，神曲12g。

加减：纳少无食欲者，加砂仁、白蔻芳香醒脾，生谷、麦芽生发胃气；脾虚水泛而肿者，加茯苓皮、猪苓、泽泻健脾祛湿消肿；有出血倾向者，加藕节、仙鹤草、汉三七凉血止血。

典型病例1 刘某，女，6岁。患儿自幼纳差，偏食异食，易感冒，面色苍白。3天前在外院查：血红蛋白68g/L，红细胞 2.8×10^{12}/L，白细胞 5.6×10^9/L，血小板 120×10^9/L，血清铁 $3.58\mu mol/L$。骨髓穿刺：骨髓增生活跃，以中幼红细胞增生明显，巨核细胞数正常。诊为：缺铁性贫血。要求中医治疗。患儿纳差，无食欲，偏食，头晕，心慌，倦怠，乏力，自汗，烦急，易感冒，平均每月 1~2 次，大便溏薄，2~3 日 1 行。患儿精神弱，面色苍白，头发稀疏，唇舌色淡，苔薄白，脉沉弱无力。证属心脾两虚，气血不足。治宜健脾益气，生血养血。方药：生黄芪20g，党参6g，当归6g，山药12g，茯苓15g，生薏米15g，黄精 10g，莲子肉10g，枸杞子10g，生麦芽15g，生谷芽15g，生鸡内金10g。

服上药7剂，患儿精神好转，头晕减轻，仍无食欲，上方加砂仁6g、佛手10g、炙甘草10g，继服。上方又服7剂，渐有食欲，复查血红蛋白99g/L，红细胞 3.4×10^{12}/L，血清铁 $6.26\mu mol/L$，烦急明显减轻，心慌减轻，嘱患儿继服。连服

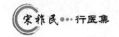

21 剂，心慌、烦急消失，仍有少量自汗，便溏，上方加浮小麦 15g，煅牡蛎 15g。

又服 28 剂，患儿饮食正常，诸症消失，复查血红蛋白 121g/L，红细胞 4.0×10^{12}/L，血清铁 9.84μmol/L，服药期间患儿未患感冒。

按语： 小儿生长发育旺盛，体内对各种营养物质，其中包括微量元素铁的需求较大。若其饮食中缺少此类，久之必造成贫血的发生。此外，某些慢性消耗性疾病，如长期腹泻、呕吐等，也可导致本病的发生。因此本病的病史、病程一般较长，许多患儿因起病缓慢，往往不易引起家长重视，一旦被发现时，患儿多已出现中度贫血。从中医角度而言，脾为后天之本，小儿生长发育的营养，全有赖于脾胃的腐熟、运化功能，若脾胃失调就会影响小儿营养的吸收，造成小儿各个脏腑失于濡养，出现贫血的症状，机体抵抗力下降，就会发生各种疾病。因此中医治疗本病，多从脾胃入手，调脾胃，运消化，以后天补先天。此例患儿自幼纳差、偏食，说明其病史已非一日，脾胃功能已弱，加之时有感冒，外邪更伤脾胃，致脾胃功能愈加薄弱。故选生黄芪、党参、山药健脾益气为主药，生麦芽、生谷芽生发胃气，茯苓、生薏米、莲子肉健脾淡渗利湿，枸杞子助阳补肾，黄精调补胃阴，鸡内金既消食又助运化。全方重在健脾益气，佐以消导利湿，为健脾重剂。连服数剂，症状逐减。后因患儿便溏，自汗，而加浮小麦、煅牡蛎收敛，又服月余而痊愈。

（2）肝肾阴虚
症状： 面色苍白或萎黄，两颧发红，肌肤不泽，头晕目涩，耳鸣耳聋，五心烦热，盗汗，腰酸腿软，舌红，少苔、剥苔，脉细数。

治则：滋阴养血。

方药：北沙参 15g，当归 10g，百合 10g，黄精 15g，生地黄 10g，阿胶 10g（烊化），石斛 10g，鸡内金 6g，五味子 6g，白芍 12g，甘草 6g。

加减：潮热盗汗甚者，加鳖甲、地骨皮、龟板滋阴清热；头身抖动者，加钩藤、石决明平肝息风；出血者，加茜草根、侧柏炭、水牛角凉血止血。

典型病例 2　许某，女，8 岁。1992 年 12 月 20 日初诊。患儿因时有头晕、齿龈渗血而在当地医院就诊，查血红蛋白 40g/L，红细胞 2.5×10^{12}/L，白细胞 2×10^9/L，血小板 70×10^9/L。骨穿示：脂肪多，巨核细胞明显减少。诊为再生障碍性贫血，转至我院。患儿心慌气短，头晕眼花，耳鸣，盗汗，纳少，乏力，腰酸腿软，夜寐不安。查看患儿精神较差，面色苍白无华，唇舌俱淡，但颧部发红，肌肤甲错，爪甲不荣，舌淡红，花剥苔，脉沉细无力。中医证属：气血不足，肝肾阴虚。治宜滋补肝肾，养血育阴。方药：当归 12g，龟板 10g（先煎），北沙参 30g，麦冬 20g，五味子 6g，黄精 30g，百合 10g，女贞子 15g，旱莲草 15g，生黄芪 30g，山药 30g，鸡内金 10g，砂仁 3g，生白芍 30g，菖蒲 10g，生牡蛎 30g（先煎）。

服药 7 剂，患儿精神明显好转，心慌头晕明显减轻，盗汗亦有所减少，仍纳少乏力，齿龈仍有渗血，上方加仙鹤草 30g、生地黄 15g 以养阴凉血。

上方坚持服用 28 剂，头晕消失，未见出血，耳鸣消失，盗汗明显减少，入睡较前安定，但仍做梦，偶有心慌气短。患儿面色较前已有光泽，唇舌已见红润之色，花剥苔已脱，舌光少苔，脉细，重按仍无力。查：血红蛋白 92g/L，红细胞 4.0×10^{12}/L，白细胞 4×10^9/L，血小板 101×10^9/L。效不更方，继服上方，并依据上方调节剂量，配制丸药备服。

又服上方汤剂 14 剂，丸药配制完成，继服丸药，每日服 3 次，每次服 1 丸（6g），坚持服药半年，自觉症状全部消失。患儿精神好，面色唇舌红润，肌肤平滑光泽，爪甲润泽。再查：血红蛋白 132g/L，红细胞 51×10^{12}/L，白细胞 5.8×10^9/L，血小板 158×10^9/L，复查骨穿正常。一年后追访，患儿一切正常，其间 2 次重感冒，均未引起病情反复。

按语： 再生障碍性贫血是贫血患者中较常见的一种。它是多种病因引起的一种造血功能障碍综合征，病变虽涉及心、肝、脾、肾多个脏器，但重点在肝、肾。肝主藏血，肾主藏精，精血互为资生，精足则血旺。又肾为先天之本，故肝肾虚则精血不足，精与血均属阴，因此肝肾阴虚是本病的主要证型。中医有"阳虚易治，阴虚难调"之说，临床实践证明，肝肾阴虚型贫血，病程虽较长，但并非不治之证，只要能依据中医辨证原则，耐心调治，多可收效。本例患儿自幼时有头晕，面色苍白，未引起家长重视，到确诊时，患儿实际病史已有数年，且病情已重。经大剂滋补肝肾，养血育阴，益气生精之品，症状逐渐减轻，后又配服丸药，服用达半年之久，方愈。亦与患儿积极配合治疗有密切关系，因此，在治疗过程中，药物治疗是一方面，心理治疗是另一方面，做好患儿的思想工作，可达到意想不到的效果。

2. 小结

贫血为慢性虚损性疾病，诊断虽不难，但治疗时确为不易。祖国医学虽无此病名，但对类似病证的论述及研究，早已有之。《灵枢·决气》云："血脱者，色白夭然不泽，其脉空虚。"《金匮要略》亦云："男子面色薄者，主渴及亡血，猝喘悸，脉浮者，里虚也。"关于其病因，《虚劳心传》云："童子患此者，则由于先天禀赋不足，而禀于母气者尤多。"《订补名医指掌》更明确指出："小儿之劳，得于母胎。"说明小儿患此病，多由于先天不足所致，加上后天小儿脾胃失调，喂养不当，更影响后天的补充，致使气血化生无源，自身耗损而发病。

贫血的发生与发展，脾胃的功能起着十分重要的作用。脾为后天之本，主运化，是气血生化之源，脾胃虚弱必致化生无权，而出现气血不足。正如《景岳全书》所云："胃阳主气，脾阳主血，胃司受纳，脾主运化，一运一纳，化生精气。"《灵枢·决气》云："中焦受气取汁，变化而赤是谓血。"可见血乃脾胃腐熟运化的水谷精气变化而来。脾胃的功能失调，尤其是中焦之气不足，是造成本病的一个重要方面，这是本文的第 1 个证型。

肝肾同源，精血互生，先天不足则精血必虚，后天失于滋养则精亏血耗，故其贫血的症状多较重，病程亦较长。这是本文的第 2 个证型。

一般而言，病之初起，气血不足，多在脾胃，症情多轻，治疗较易。久病不愈，累及肝肾，精亏血乏，症情多较重，且易合并他病，治疗较难。其治疗初期宜补脾助运，以资营血生化之源；后期当补益精气，养血育阴，培补根本。用药时补阴养血当忌过于滋腻，以免影响脾胃的受纳运化，健脾助运当忌过于温燥，以免更耗精血阴液。

本病治疗要点：补气养血，必要时促进肾气化生精血之源，以生阴血。以其气血大虚，气血亏则导致精气不足，精气被夺则再生新血乏能，因此一般补气补血之药，尚难取胜，而须加用生物有灵之品。如阴虚选用龟板，阳虚选用鹿角胶，与龟板同时用，可阴中生阳，亦可用二仙胶阴阳双补。或用鹿茸以生精髓，用阿胶以补血，但对平素脾胃运化功能虚弱者慎用，以其碍胃而食纳减少。大补元气亦可选用人参、西洋参、紫河车之类，但在气阴两虚，或血虚多于气虚，或新感外邪发热时，注意不可过于补气，因补气则阴更显不足，因在气血阴阳皆虚时，则脏腑功能亦弱，过多地补气，则形成气有余便是火的趋势，以其虚不受补则能进而助热，更易于耗灼真阴，阴不守阳而动血，血动则妄行离经而出。补气阴可用北沙参、百合，补肝肾养血则可用女贞子，或少量枸杞子以甘养而培元，用生牡蛎、生白芍以育阴潜阳而滋养血液，如治脾之后天生化血源，可用黄精、生山药。一味丹参功同四物，一味山药功同补中益气汤，并善治崩中漏下。《金匮要略》薯蓣丸治虚劳，因此其补脾益气之功不可低估。尚可用莲子肉、生白术之类。补中有化可用生鸡内金。在《医学衷中参西录》中记有茅根鸡胚汤治劳伤，以鸡内金生则有化瘀之力，非单以消食为用。它既可助脾胃的运化功能，又可对化瘀起薄力，而不伤正。由于有心主血脉之论，在血气虚少引起心悸怔忡时，亦可助心阳，养心血以生脾在源之血，可用龙眼肉，并可配石斛育阴生津，尚能制约龙眼肉之辛甘温之烈。用大枣、生姜亦可代替其作用，并可助调营卫而助脾的运化功能。如用熟地养血，当配砂仁以减其腻胃影响脾胃运化，从而起到既补养血，又健脾助消化。此等皆为扶正而不助虐之法。以资参用。

再生障碍性贫血，运用补气养血之药，有时难于满足其血的消失，尤其靠输血维持治疗的患者，经输血后血色素虽能上升，但为时不久血红蛋白又趋下降，而其下降趋势较快，血的再生较慢。因此必须采用补气生髓，血肉有情之物，如牛、羊、猪的脊髓油脂食用，或用其油脂炒面粉加拌红糖水调食用。此法亦可用于后期恢复时调养巩固。当然如果能用鹿茸粉与紫河车粉同时服用，其生血效果更好，近时亦有用鲜胎盘补养，但得之不易，况有不洁者则生他疾，暂可不取。

白血病中医证治

　　小儿白血病临床分为急性、慢性两类。祖国医学对本病虽没有系统的论述，但有类似白血病证状的描述和治疗。白血病后期多发展成劳损之证，有人称之为"温劳"或"温毒热疫"。从病程上来看，患儿大多数是急性发病，迅速衰败，进而消瘦失荣，甚至死亡，病程短达三四个月至一年。因此又有急痨、百日痨、童子痨之称。或见有全身颈腋淋巴肿核累累，而又有"瘰疬""痰核流注""流火"之称。或见其肝脾肿大，腹胀，青筋暴露，面黄消瘦失荣，而近似"疳积"。或见其低热，自汗，气短乏力，舌红少苔等证，又以"骨蒸劳热""阴虚里热"称之。总之历代各家都对本病有所认识，但又都是从本病某一发展阶段，或某一主证而提出论点和治则的；缺乏对本病理论上和治疗上的系统阐述。因此，对白血病病因、病机及临床辨证分型的治疗观察，仍然是我们要继续解决的问题。

　　本病的病因为毒热疫疠之邪所致成，其中夹有热毒与湿毒，而"急粒"偏于热盛，"急淋"偏于湿重。热、湿、毒、疠损伤人之正气最速，证象变化多，非一般寒暑风湿之邪所能致成，必为"疠毒"之邪侵及气血，滞塞肠胃，壅阻经络，注于膜原，深入髓膂。

　　急淋、急粒是白血病在临床上常见的两个类型，从中医辨证的角度来看，两种类型中间既存在着相同点，又存在着不同点。相同点是：在发病的初期都有发热，面色苍白，身倦乏力，精神不振，气短自汗，或急性出血发斑，身痛肢麻，咽肿烂喉等毒深邪重，气阴不足，正不胜邪之象。不同点是：急粒

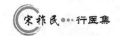

多呈热象，如高热，出血发斑，舌红，脉大数等热毒动血之证。而急淋多呈现夹湿伤脾的征象。如：面黄，腹胀，舌体胖，苔腻或有齿痕，脉多滑大数。

本病的治疗不外扶正与祛邪。邪气盛时多以祛邪为主，或扶正与祛邪并施，后期邪衰正弱自当以扶正为主。

1. 急性淋巴细胞性白血病

（1）早期（治疗前期或化疗初期）

主证：低热或高热，面黄白少泽，腹胀或痛，身倦乏力，骨节痛，颈腋可及瘰核，纳差，或有呕吐，便干或溏，日行1~3次，舌质淡红，舌体胖大或有齿痕，苔白厚或黄腻，脉滑大数。（幼淋细胞多，肝脾大）

辨证：湿热毒疠，内蕴膜原，脾运受阻，气阴受损。

治则：清化湿毒，益脾护中。

方药：茵陈10g，败酱草10g，土茯苓15g，土贝母10g，郁金10g，马鞭草10g，乌梅10g，花粉15g，莲子肉6g，槟榔6g，甘草6g。

（2）中期

主证：面色暗黄或黄白，两颊淡红，气池青暗，唇淡红干，食少，大便干溏不定，或先干后溏，腹略胀，自汗或盗汗，气微促，口干不思饮，身倦乏力，舌淡嫩或体胖润而少苔，或根部淡黄略腻苔，脉滑大无力。（幼淋减少，血象或单项偏低）

辨证：湿毒未尽，气阴两虚，脾虚失荣。

治则：益脾气，养阴血，兼祛湿毒。

方药：生黄芪6~10g，生薏米15g，山药15g，黄精10g，花粉10g，贯仲6g，生鸡内金10g，石莲子6g，旱莲草15g。

（3）缓解期

主证：精神尚可，胃纳一般或较差，便溏或次数多，3~5

次／日，面黄或白，略有润泽，唇淡红，舌红嫩少苔或薄白苔，脉沉细弱。（化疗已停，幼淋减少至正常范围，血象稍低）

辨证：气阴尚虚，脾弱中馁，余邪未尽。

治则：固摄气阴，补中健脾。

方药：山药 10g，黄精 10g，花粉 15g，乌梅 6g，甘草 6g，莲子肉 10g，泽兰 6g，茯苓 15g，生鸡内金 10g。

2. 急性粒细胞性白血病

（1）初期

主证：发病急骤，高热头晕，面色苍白，身倦乏力，骨节烦痛，精神不振，鼻衄齿衄，身出紫癜，唇红干或裂，舌红或边尖绛，苔黄，脉弦细数。

辨证：热毒深入脏腑经隧，血络失和迫血妄行，气阴两伤。

治则：清热解毒，凉营和络，固摄气阴。

方药：花粉 15g，乌梅 6g，甘草 6g，元参 15g，草河车 15g，丹皮 10g，白芍 10g，青黛 3g，泽兰 6g，紫草 10g，两头尖 6g。

（2）中期（化疗期）

主证：低热或偶见高热，面色白，颧红，偶干咳或齿缝渗血，或衄血，鼻孔红干，盗汗，舌红少苔，唇口干红，脉弦细弱数。血象偏低。

辨证：阴虚热耗，余毒未尽。

治则：育阴清热，固摄气阴。

方药：青蒿 10g，鳖甲 10g，丹皮 10g，生白芍 15g，地骨皮 12g，元参 15g，麦冬 10g，北沙参 15g，五味子 6g，生牡蛎 15g，生鸡内金 6g。

（3）后期（缓解期或化疗间歇期）

主证：面色苍白或暗黄，自汗盗汗，心悸气短，食差，唇淡颊潮红，舌淡红嫩少苔或薄白苔，脉细弱无力。血象低。

辨证：阴虚血弱，中气受损。

治则：育阴养血，补中益气。

方药：山药15g，黄精10g，生黄芪10g，当归15g，白芍10g，赤芍10g，阿胶6g，龟板10g，石莲子6g，石斛10g，生鸡内金6g。

小结： 急性淋巴细胞性白血病在病程中损伤中焦脾胃的症状较为突出，除面黄、腹胀外，还有黄疸、痢疾、咳痰等湿热壅滞之兼证。急性粒细胞性白血病多损伤下焦肾元，表现为气阴不足，所以常见出血、紫斑、面色苍白、心悸、气短、自汗等证。因此本病须注意调护脾胃，固护肾元，益气养阴尤为重要。

白血病用中药治疗，除以上辨证治疗外，往往根据病情变化做以下加减：毒热疫疠过盛酌加露蜂房、白花蛇舌草、半边莲、蚕砂、芦荟、胡黄连、龙胆草、蒲公英、紫花地丁、槐花、生栀子、败酱草、青黛、全蝎、马鞭草等。身出紫斑可加紫草、茜草、地榆、板蓝根、水牛角。出血可选用鲜茅根、鲜生地、细生地、汉三七、灶心土、荷叶炭、大小蓟、卷柏、瓦松、藕节。淋巴结肿大可加夏枯草、山甲珠、山慈姑、土贝母。身痛可加地龙、苏木、秦艽、干葛根、金银花藤。腹痛可加松香、乳香、没药、香附、延胡索、玉枢丹等。便溏可加生薏米、白蔻、黄连、茯苓、草果。腹胀宜加大腹皮、三棱、莪术、苏梗等。中成药可用梅花点舌丹、六神丸、西黄丸、人工牛黄。

临床观察： 白血病患者面色有时呈现青褐色，舌呈青蓝色，可能与中医理论的肝肾有关。青蓝为肝本脏之色，疫疠热毒损伤肝经，其本脏色现。面褐青与肾元受损有密切的联系。舌质紫暗多为瘀滞结热。所以从面色、舌质方面来看，毒热多损伤脾、肝、肾三脏。脾为生血之源，肝藏血，肾主骨生髓，因此在祛邪的基础上，需要维护气阴及肾之元气，以免正气耗伤，毒邪深入肾髓。

血友病中医证治

血友病为先天性凝血功能障碍，凝血因子不足，即第八因子（Ⅷ）缺乏，血浆凝血因子异常的一种出血性疾病，临床表现为出血多种多样，皮肤黏膜可见瘀点、瘀斑，消化道和泌尿道出血，关节、肌肉、内脏，甚或颅内出血。最常受累的部位是膝、踝、髋、肩、肘、腕等关节处，其瘀血肿痛时间较长，活动受限，可延续数小时，甚或持续数周。血液检查：凝血时间延长。出血量少而持久，呈渗漏性出血。

其骨髓检查可见白细胞、红细胞轻度增生，巨核细胞多为正常。尚可有抗第Ⅷ因子存在。

患血友病的小儿，自己多不知其病之害，常因嬉戏玩耍，活动量大而过劳，或碰撞硬物致使皮下软组织间渗出，瘀凝阻滞，因此四肢关节，腕踝肿痛，红紫青斑，影响肢体活动甚而因疼痛彻夜不眠，亦可因痛而不欲进食，面色憔悴，精神萎弱，呻吟叹息，出血严重时，可见内脏出血，或尿血便血，脘腹疼痛，剧时可引起颅内出血、昏迷、惊厥、肢体偏废、活动受限，轻者也可见头痛呕吐，或视力障碍，肢体麻木。

本病多因先天血脉脆弱，脏腑气血失固，气弱不能摄血所致。《素问·生气通天论》中提出：骨髓坚固，气血皆从。说明肾髓充盛则气血顺从经脉而运行，失固则妄行。肾主一身之气，气行则血行，气虚则血滞，气失统摄，血脉脆弱，故见诸多之出血表现。

本病为先天性疾病，且以出血为主证，经适当检查，其诊断不难。因其血脉脆弱，先天不足，后天失养，出血不易凝止，故其治疗原则以益气养血为总则，兼以调治后天之脾气，补益先天肾之元阳，佐以固摄止血，切忌破血化瘀，用破血之剂则更加促其出血。凉血之法亦不可多用，药用过于寒凉，虽可一时血止，但凉凝则血瘀滞，从而影响出血部位的血瘀吸收。养血药亦可行瘀，因养血药多温故能行。活血药量大则助其出血，欲止血用固摄益气法，气固则血止，气能统摄，则血内固而不外溢。此是治疗血友病的要领。

主证：皮肤青瘀紫块，肘膝关节肿痛，屈伸受限，或足踝肿痛，行走不便，因肿痛而影响睡眠，食欲不振，面呈憔悴，痛苦病容，舌质淡红，舌苔薄白，脉沉细弱。

辨证：血脉脆弱，气血失固。

治法：益气养血，固摄止血。

方药：生黄芪10g，党参6g，生白芍12g，宣木瓜10g，茯苓15g，苏木6g，鸡血藤10g，汉三七2g，仙鹤草15g，山药10g，甘草6g，川牛膝10g，忍冬藤10g，鸡内金6g。

加减：心慌甚者，加重炙甘草药量；便溏甚者，减生白芍，加煅牡蛎；关节瘀肿者，加木瓜、花蕊石、忍冬藤、苏木；瘀肿在上肢者，加桑枝；在下肢者，加桑寄生、川牛膝。

典型病例　冯某，男，7岁。1974年1月8日初诊。患儿自幼时有鼻衄，磕碰后身有瘀斑，未引起家长重视。4岁时，因拔牙而出现流血不止，经外院检查，患儿血小板182×10^9/L，出血时间2分钟，凝血时间13分钟，凝血酶原消耗试验（PCT）8秒，纠正试验证实：第Ⅷ因子缺乏，第Ⅷ因子凝血活性（Ⅷ：C）测定为5%。诊为血友病A。曾两次输新鲜血液治疗，症情无明显好转。故求诊中医。就诊时患儿右眼睑可见血肿，约核桃大小，右侧颜面漫肿青紫，右侧鼻孔红赤，口角糜烂，躯干及四肢皮肤散在瘀斑。伴见纳少，自汗，乏力，精神弱。舌红、苔白厚，脉弦细。患儿有家族史。中医辨证：气血两虚，外伤血瘀。治宜先以凉血化瘀治其标，再以益气养血固其本。方药：白茅根 12g，地榆 10g，当归尾 6g，穿山甲 3g，元参 12g，天花粉 10g，桃仁 10g，红花 6g，赤芍 10g，汉三七面 3g（冲服）。

服药 7 剂，精神明显好转，右眼血肿渐消，口疮已愈。又进原方 7 剂后，右眼血肿基本已消。患儿纳食不馨、倦怠乏力、自汗等症状便呈现出来。其舌淡红、苔白，脉弦细。中医治疗大法改为健脾养胃，益气养血，以后天补先天。方药改为：全当归 10g，生黄芪 15g，茯苓 10g，莲子肉 10g，黄精 15g，藿香 6g，天花粉 12g，陈皮 6g，焦山楂 3g，旱莲草 10g，元参 10g，藕节 15g，竹茹 10g。

患儿服前药 14 剂后，纳食明显增加，自觉周身有力，出汗减少，前方加砂仁 6g、生白芍 12g、甘草 6g。全方草药粉碎，共研细末，炼蜜为丸，每丸 3g，每次服 2 丸，每日服 3 次。

患儿连续服药半年，诸症消失。复查血液检查：血小板、出血时间及凝血时间均正常，凝血酶原消耗试验 30 秒，亦在正常范围，第Ⅷ因子凝血活性测定升至 87%，正常范围。10 年后追访患儿，患儿一切正常，无鼻衄及紫斑出现，无任何出血现象，身体健康。

按语：患儿有家族史，其症状及体征、化验均支持甲型血友病的诊断。从化验分析，此患儿属轻型血友病患者。其就诊时，因出血症情较急，自当急治其标，以安血消肿为大法，选用凉血止血、化瘀和血之方药治之。白茅根凉血而又行血，地榆凉血可止血，天花粉凉血且可化瘀，三药凉血益阴为主药。方中用咸寒软坚之元参，代替犀牛角凉血止血，并以桃仁、红花、赤芍以和阴活血化瘀。因为肿过甚，非一般化瘀消肿之药所能胜任，况血瘀络外，蓄于皮内而肿，故用当归尾、穿山甲其力略猛，方能达络而疏经通脉，令血行其道，并加以化瘀止血的汉三七面与汤剂同服，可祛瘀生新。此系采用唐容川之止血、宁血、化瘀、养血等法之意。患儿血肿消退后，选用健脾养胃之剂为固本之法。肾为先天之本，脾为后天之本，全身气血皆赖于脾胃之水谷精微的滋养，故健脾养胃乃以后天补先天之意。方中黄芪益气，当归养血，茯苓、莲子肉、黄精、陈皮、山楂健脾养胃，旱莲草、元参、花粉养阴，藕节止血，竹茹和胃。后又加入砂仁芳香醒脾，白芍、甘草酸甘化阴。配制丸药，乃以丸药之缓力徐徐图之。

血友病属血证，多因先天肾气不足，血脉脆弱，脏腑气血失固，后天脾虚，统摄失职所致。骨髓充盛则气血运行正常，气血失固则血流妄行，溢于皮下为瘀为斑，出鼻窍为鼻衄，走下窍则便血尿血。因此治疗本病宜益气固摄，养血止血。中药可选用生黄芪益气固表，党参或生晒参大补元气。络脉空隙，气必游行作痛，且血以气而溢，故予益气类用之。养血如生白芍、当归等用量宜大，便溏者不宜多用，或加健脾益气之山药。固摄用生牡蛎软坚固摄，化瘀消肿，或加用诃子、乌梅等固涩收敛之药。化瘀养血可用鸡血藤、木瓜或花蕊石等药，化瘀而行瘀，木瓜、鸡血藤还可荣养血脉并敛血通脉。汉三七亦有养血行瘀的功效，是虚可补养，瘀可行化双向治疗的佳品。云南白药其行瘀之力较强，且可止血，具有消肿止痛的功用。对瘀肿，常用清化达络之忍冬藤、忍冬花，尤其是局部灼热红肿者，用之更佳。瘀肿在上肢加用桑枝，在下肢则加用桑寄生、川牛膝以通经达络行气，苏木有很强的行瘀止痛的功用。肿甚可加用制乳香、没药，但用量宜小，一般在 1.5~3g，多用则碍胃而引发呕吐。忍冬花与生黄芪合用，可益气消肿。止血药一般应配合活血养血药一起应用，如川芎温通可以行瘀，但须配以柔药如生地黄、熟地黄，或阿胶珠养血，止血较为稳妥。单纯止血用仙鹤草，鹿衔草量可略大，茜草、坤草量不可多。一味丹参胜四物，小剂量丹参可养中有化，大剂量则可破血。肿瘀日久不能消散者，可在养血活血药中，加用助肾阳之仙灵脾，以资生化运行气血。尤其是停用激素时应加服温补肾阳的药物。消肿止痛是在养血的基础上，略加活血，以养血为主，化瘀为辅，要知益气可止痛，气壮能制痛，气微则痛剧，因气行舒畅则血滞得行、疼痛得止，以通则不痛故也。此非用破血而是治气以行血是也。

血小板功能低下症中医证治

血小板功能低下的患儿，具有常见出血征象，出血时间延长，而血小板计数正常的特点。血小板在人体止血的过程中和血栓形成等方面，有着非常重要的作用，如维护血管壁的完整（修补损坏）、机体的免疫反应、炎症反应等。主要是血小板不能形成伪足，凝聚性差，止血栓子形成不良，故常见出血征象。显微镜下检查多见不充盈饱满而瘪的、异常的血小板。

本病病因除血脉脆弱之外，更因其营气不足，血弱而气馁。从机理而论，当属阴（营）在内，阳（气）为之守，阳（气）在外，阴（血）为之使。由于营虚血弱加之气馁而失于统摄，更得之于先天精血不足，后天脾胃的失养，尤以脾胃的虚弱，血气不充盛，血脉的脆弱，气血失于固摄，致使血小板功能低下。

本病所出之斑色，大多淡红或暗红，或青瘀大片等，呈现虚不摄血之象，除鼻衄或咯血其色鲜红，为热迫血行，而暂用凉血之剂外，医治本病选用清热凉血之药较少，而用益气健脾养胃之品为多，益气药如生黄芪、白人参或红参。气足方能摄血，减少出血及紫斑。健脾养胃药用如山药、莲子肉等味，由于服药时间较久，恐其影响脾胃的消化功能，尤其服用阿胶之类滋腻而易于呆胃的药，应加用醒脾胃助运化的药品，如鸡内金、砂仁、陈皮、炒谷芽等。如必要时须养血，虽可用当归，即或有些热象，亦可配伍生地而用，阴柔可以制当归之辛窜，行守相得，而又不致耗血动血。

主证：鼻衄血，量多而时间较长，或不易止血，或咯血，身出紫斑，色淡紫暗红，或青瘀大片，饮食较差，消瘦，易于感冒。舌质淡暗红、苔薄白，脉沉细弱。

血小板计数正常，束臂试验阳性。

辨证：气血不足，脾虚胃弱。

治法：补气养血，健脾养胃。

方药：人参 3～6g，山药 10g，黄精 10g，当归 10g，白芍 10g，白术 10g，生地 15g，女贞子 15g，鸡内金 6g，阿胶 10g，茯苓 15g，莲子肉 10g，甘草 6g。

加减：自汗者，酌加黄芪、防风、牡蛎以益气敛汗。无食欲者，可加生麦芽、生谷芽、生稻芽以生发胃气。便溏者，宜加苍术、炒薏米、炒扁豆等。

血小板增多症中医证治

血小板正常值计数，一般为 10 万～30 万之间。本病血小板增多，可在 30 万～200 万。由于血小板的凝集增多，从而影响凝血活力生成功能，因之同样有出血的倾向。多见于急性溶血、脾切除、骨折、脾萎缩等，可造成血管内血栓形成，导致较严重的后果。本病属中医"血证"范畴。

原发性血小板增多症，属于少见的病种，病始因素尚不明，是骨髓巨核细胞增生为主的骨髓增殖性疾病，亦属于血小板功能不全。

中医认为，肝藏血，肾主骨髓，本病与肝、肾脏的关系较为密切。由于阴虚而火热内炽，燥热动血，津液及阴分受伤，或因于气滞血瘀，血脉阻滞而导致本病的发生。

本病临床表现轻重不一，轻者头晕乏力，重者可见出血，如鼻衄、血尿等症，或少量或部分密集血斑，并多伴见血热或燥热之象。治法当采用清热凉血、润燥化瘀，病久者，当以滋肝养肾、理气化瘀为原则。因其血液黏稠度增高，总以行气活血化瘀为治疗大法。西医多用放射物治疗如磷（^{32}P），以及马利兰、环磷酰胺、潘生丁、阿司匹林、消炎痛等，或换置血浆、脾切除等疗法，或以抗凝剂治之。

主证：鼻衄时见，每月数次，或衄血次数少但量多不易止，时或烦急不安，尿黄量少，舌红少苔而干，脉细数。血小板高于正常值。

辨证：燥热动血，气滞血瘀。

治法：清热润燥，凉血化瘀。

方药：鲜茅根30g，细生地15g，丹皮10g，花粉12g，乌梅炭10g，丹参10~30g，大蓟10g，小蓟10g，栀子炭6g，赤芍10g，川牛膝10g。

小结：本病血小板增多，血液黏稠，早期常伴有燥热之证，所以，治疗可在清热凉血之中，佐以化瘀，如红花、赤芍，但除血小板过高者外，用量不宜过大。对于确有实热的情况下，可以采用苦寒直折泻热之品，如炒栀子之类，但应适可而止。栀子炭则清中有止，更为适宜。

后期总以理气活血化瘀为原则。从药理实验得知，理气活血化瘀的药物，不仅可以改善微循环，还能降低血管的通透性，同时对纤维组织有不同程度的软化与吸收作用。活血化瘀还能通过改善血小板凝集作用而改善机体的血流状态。常用活血药有丹参、当归、桃仁、红花等。凉血药如鲜茅根、细生地、丹皮等，对脾虚胃弱便溏者慎用。清热生津育阴药用天花粉、生白芍、北沙参、麦冬等。止血药用大小蓟、生侧柏、藕节等。活血破气药可用三棱、莪术等，重者可用破血凉血之水蛭汤，疏肝治血之消癥化瘀汤等。本病不同于血小板减少症的治法，对于温补药较为少用，因补气则有助火化燥之嫌，补血有壅之弊。

小儿特发性鼻出血中医证治

小儿特发性鼻出血，中医称之为鼻衄，临床以反复发作，时发时止，缠绵不愈，出血量一般较少，多能自止为特征。本病尤以小儿多见，是中医血证中最常见的一种。临床分为肺胃热盛、阴虚火旺、脾不统血三型。

1. 辨证论治

（1）肺胃热盛型

症状：本型患儿病程较短，时见鼻出血，其色鲜红。常伴有面红目赤，牙龈肿痛，口鼻发干，大便秘结，小便色黄等。舌质红、舌苔黄，脉滑数有力。

治则：清热泻火，凉血止血。

方药：黄芩 10g，黄连 6g，栀子 6g，淡竹叶 6g，白茅根 15～30g，藕节 10g，仙鹤草 15g，生地黄 15g，川牛膝 10g，荷叶 10g，生甘草 6g。

加减：便秘甚者，加生大黄，或元明粉清热泻下。口疮者，加生石膏、知母、灯心草等清心胃之火。血不止者，加汉三七面，或云南白药冲服。

典型病例1 王某，男，5岁。1995年6月26日初诊。患儿鼻出血间断发作1月，每周发作1~2次，发作前，多有暴饮暴食史。鼻血鲜红，经堵塞而止，伴见面色红赤，口鼻干燥，夜寐不安，大便秘结，数日一行，小便黄赤。舌尖红、苔黄厚，脉滑数。中医辨证：肺胃热盛。治宜清热泻火，凉血止血。药用：黄芩10g，黄连6g，炒栀子3g，生地黄15g，牛膝10g，竹叶6g，荷叶10g，白茅根30g，藕节15g，仙鹤草10g，熟大黄6g，生甘草6g。

患儿服药2剂，大便1次，仍秘结，遂去熟大黄，改生大黄3g后下。又服1次，大便泻下。服完第3剂后，大便2次，量多味臭，患儿自觉周身舒适，服药后未见鼻衄，去生大黄继服。患儿连服10剂，未见鼻衄，诸症皆消，停药。嘱患儿切忌暴饮暴食，宜定时定量等。一年后追访，患儿一直未见鼻衄。

按语： 此类患儿临床较为多见。因为小儿为纯阳之体，阳常有余，"有余便是火"，况且，小儿不知饥饱，遇喜爱之食品易暴饮暴食。如此患儿常于暴饮暴饮后发生鼻衄。大量食物积滞胃肠，郁而化火，火热上炎，灼伤血络而见鼻衄。小儿外感时邪，入于肺卫，与胃热相合亦可使火热上壅鼻窍，热迫血行，溢于脉外而见鼻衄。因此，本型为实证、热证，治疗时，必然以清热泻火为大法，佐以凉血止血，用药时尤应注意通腑泄热药的应用。此患儿初用熟大黄，服2剂后大便虽下，但仍干，故改用生大黄后下，结果大便一日二行，量多，使热随腑气下通而去，因此，鼻衄再未出现。

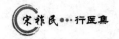

（2）阴虚火旺型

症状：此型患儿病程多较长，其鼻出血，时作时止，其色暗红，常伴有口干少津，目赤干涩，手足心热，盗汗，心烦不安，舌红、苔少或花剥苔，脉细数。

治则：滋阴清热，凉血止血。

方药：元参 15g，生地 30g，麦冬 10g，天花粉 10g，知母 6g，白茅根 12g，藕节 12g，仙鹤草 10g，地骨皮 10g，白薇 10g，旱莲草 10g。

加减：盗汗甚者，加浮小麦、煅牡蛎以收敛止汗；烦急甚者，加莲子心、灯心草清心除烦。

典型病例2 张某，女，7 岁。1995 年 9 月 22 日初诊。患儿鼻出血间断发作 4 年余。每月发作 1～2 次，尤其在吃巧克力后，必见鼻出血，秋季发作次数较其他季节多。伴见目干涩少泪，口干少津，手足心热，心烦不安，舌暗红、少苔，呈地图状，脉细数。中医辨证：阴虚火旺。治宜滋阴清热，凉血止血。药用：润元参 20g，大生地 30g，寸麦冬 10g，肥知母 6g，白茅根 15g，仙鹤草 30g，地骨皮 12g，天花粉 15g，五味子 6g，女贞子 15g，旱莲草 15g，鲜芦根 30g。

患儿服药 3 剂后，口有津液，其间有一次鼻衄，其出血量明显减少，加藕节 10g、棕榈炭 10g 继服。患儿又服 7 剂，鼻衄止，津液亏乏症状明显减轻。效不更方，又服 7 剂，未见鼻衄，诸症皆消。痊愈。

按语： 小儿为稚阴稚阳之体，阴常不足。此阴乃指人体之气血津液等物质，稚阴稚阳则是指小儿在气血津液等物质上及脏腑功能活动上，都是稚嫩和不完善的，常常处于不足之状态。因此，当小孩患热病时，热邪伤及阴分，以及大吐大泻之后，常常表现为阴液不足。阴不足则阳亢，致虚火内生。虚火亦可灼伤血络，而见衄血之证。但虚火之鼻衄，非实热之证，故其出血量较少，且颜色偏暗，非鲜红之色。故治疗当重在滋阴清热，如大剂元参、生地等。根据临床观察，此型患儿最忌食用巧克力、蜂王浆等食品，这类食品常为诱发鼻衄的一个重要因素，如本例患儿每于食巧克力后发作，便是明证。此外，本型在秋天发病率较高，亦与秋天天气干燥有关。因此对此类体质之患者应及时应用滋阴润燥之品。在饮食上，可适当多食用水果、蔬菜，也可做些冰糖梨水、冰糖银耳羹等食品，可起一定的辅助治疗的作用。

（3）脾不统血型

症状：本型病程多长，其鼻血量少色淡，频频发作。常伴有面色不华，神疲乏力，自汗易感，纳呆便溏。舌淡苔薄，脉弱。

治则：健脾益气，统血止血。

方药：党参 10g，山药 10g，茯苓 10g，白术 6g，白茅根 15g，藕节 10g，仙鹤草 10g，生地 10g，牛膝 10g，生麦芽 10g，生稻芽 10g，甘草 6g。

加减：自汗易感明显者，加生黄芪、防风以益气固表；便溏甚者，加苍术、灶心土以健脾燥湿；纳呆甚者，加砂仁、佛手、香橼芳香醒脾开胃。

典型病例 3 戴某，男，12 岁。1994 年 10 月 15 日初诊。患儿间断鼻衄 6 年余。时发鼻衄，量少色淡。伴见面色萎黄，纳少便溏，虚胖多汗，动则益甚，易感冒，查血小板 $75 \times 10^9/$L，出、凝血时间正常。其舌淡、苔薄白，脉弱无力。中医辨证：脾虚失健，统摄无权。治宜补中益气，健脾统血。药用：太子参 10g，茯苓 10g，白术 6g，山药 15g，苍术 6g，炒薏米 15g，生麦芽 12g，生稻芽 12g，生黄芪 6g，生地 10g，仙鹤草 30g，藕节 10g，甘草 6g。

服药 5 剂，纳食增加，又服 7 剂，精神好转，面色转润，

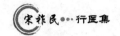

其间有 2 次鼻衄，量均较少，很快止住，自汗仍较多，前方生黄芪加至 12g，加防风 6g、煅牡蛎 12g 继服。连服 21 剂，未见鼻衄，出汗逐渐减少，纳食已正常，大便为软便，查血小板 $96 \times 10^4/L$，效不更方，继服。

又服 14 剂，查血小板正常，无鼻衄，服药期间未感冒，其他症状均已消失，故停药。一年后追访，患儿诉一直未出鼻血，已不易感冒。

按语： 此型是临床最常见类型，虽然每个患儿症状有轻重，但脾虚不能统血，致血衄于外是其主要病理表现。小儿具有脏腑娇嫩的生理特点，表现最为突出的脏腑就是脾。脾位于中焦，主运化转输，是人体之后天之本。脾又主统血，血由脾统摄，随气运营脉中，循环往复，周而复始，将营养物质带至各脏腑，以滋养之。若脾虚无力统摄血液，则血无所主，不知行向何方，而溢于脉外，是为衄血，而鼻衄是其中之一耳。本型的特点还表现在脾虚之证突出，如自汗、易感、便溏等，一般而言，典型病人均伴有此类症状，治疗时应注意兼顾用药。此外此型患者，一般病程较长，其治疗时间亦应相应加长，也可适当配制丸药服用。应视具体情况，酌情选用药物剂型及服药方法。

2. 小结

小儿特发性鼻出血，西医又称反复性鼻出血、顽固性鼻出血。该病归属于中医血证范畴，认为其由热迫血行，脉络受损，血溢脉外，或脾失统摄，血不循经所致。其性质有虚实之分，实证为火热亢盛，迫血妄行，如第一型。虚证有二：一为阴虚，一为气虚阳虚。阴虚必见虚火，虚火灼伤血络，而见出血。气虚不能行血，故血不循经，离经外溢。虚实之证，临床常可相互转化：实证日久，反复出血，可致气虚阴虚，转为虚证；虚证外感或食滞化热，又可出现标实之证。故治疗时，必须审证求因，仔细辨证，透过现象看本质，抓住主要矛盾而施治，必可获效。

中药治疗小儿鼻出血，乃求本之法。辨证用药，是为法宝。但经验用药，乃临床实践摸索而得，亦为一宝。根据我们多年临床经验，仙鹤草、生地黄可用于各型鼻出血，一般多采用较大剂量，如常规用量 20～30g。仙鹤草苦涩平剂，入肺肝脾经，广泛用于衄血、咯血、吐血、尿血、便血等血证。其性平，热证配寒凉之品，以清热凉血；寒证配温热之品，以收敛止血。二药是常用的止血之剂。现代医学亦证明其具有缩短凝血时间，增加血小板的作用。生地黄甘苦寒，入心肝肾经。因其性寒，故更适于有热之证，无论虚热、实热皆可用之。实热，用之可清热凉血；虚热，用之可滋阴清热。纯虚无热者，可慎用。生地黄的提取物可促进血液凝固而具有止血作用。此二药在辨证用药的基础上，可用于各型出血证，而具有较好疗效。

小儿特发性鼻出血，除内服药以外，在出血时，应适当配合应用部分外用药，有助于止血。如用云南白药，或汉三七面扑于纱布或药棉上，塞入鼻腔，堵塞压迫止血，均具有较好疗效。

在护理方面，对鼻出血患儿注意避免食用生冷、厚味肥甘、辛辣、巧克力、蜂王浆等食品，以防助热化热而引发鼻衄。还应加强锻炼，提高机体免疫力，减少发病诱因。

总之，小儿特发性鼻出血虽为小恙，亦应引起足够重视，积极治疗。中医辨证施治，内服配合外用，不失为较好的治疗方法，且具有较高的疗效。

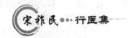

心悸怔忡证治

心悸怔忡与现代医学的"心肌炎"相类似，是儿科常见病之一。本病以心悸动、胸闷、憋气、喜叹息、脉结代为主要临床特征。多发生于学龄前及学龄儿童。

本病患儿多有发热史，或急性热性病的感染史。在发热退后，或高热转入低热期间，出现面色苍白或失泽，或暗而不荣，精神较弱，身倦乏力，自汗盗汗，胸闷太息，心悸动，脉结代，或见促脉。心率较快，尤其是在活动时心率更快，严重者可出现早期心功能衰竭。治疗后可进入恢复期，或转为慢性期，此时可见纳差、面色萎黄、消瘦、失眠多梦或夜寐不实、脉结代等症。

从本病的前因后果来看，是因外感急性热病过程中，损伤营阴脏真，使正气难于恢复而致成内伤病。早在汉代张仲景《伤寒论》中即有"心动悸，脉结代，炙甘草汤主之"的记载，至清代吴鞠通《温病条辨》在下焦篇中，有温病误用升散之法，致脉结代，甚者脉两至的记述。二者皆属于外感病邪深入，正气内溃，影响血液的流通，从而出现了心、脉方面的病象。由于伤气、伤血、偏阴、偏阳上的差异，所以治疗上应有所区分，大体上急性期先伤阴后伤阳者多见，而慢性期阴阳气血两虚者居多。

本病多数是由外感邪气，内陷入里，热伤耗阴津阴液，心营受损，营阴愈亏，虚火内灼，气液难于恢复以致心气受损，不能鼓动血液的正常运行而出现心动悸，脉结代。由于起病缓急不一样，所以病情轻重也有所不同。热邪一般多先伤心阴，后伤心阳，严重者亦可早期出现心阳虚脱。心主全身之血脉，心阳之气推动血液循环。气为血帅,气行血行,气止血止,如心气虚弱,鼓动无力,则脉弱而见结代。所以心阳充沛才能营运血脉,血液旺盛方可蕴蓄心阳,心气心血两充,方能正常循行血脉。如热伤营阴,则阴血虚少,血脉空虚失荣,脉道失利行艰,亦可出现脉结代。营血少,心失所养则心动悸,精神不振。营血少不得上荣,故面色失泽。气阴虚则盗汗自汗,汗为心液,汗出愈多则心营更加亏虚。营血所主在心,统化在脾,藏纳在肝,疏布在肺,输泻在肾,灌溉全身,滋养百脉。如阴血久虚及于阳,阳虚则脾失统化、肾失输泄,亦可为水肿。肺失疏布,气道不利,亦可酿痰生喘。总之,营血缺乏,阳气不足,皆能致成本病。

1. 心阴不足

症状:心悸,胸闷憋气,盗汗,健忘,失眠,多梦,烦急,舌红或红绛,白苔或少苔,结脉、代脉或细数脉。

治则:补益气阴,重补其阴。

方药:北沙参 15g,麦冬 10g,五味子 6g,鳖甲 20g(先煎),生地黄 10g,白芍 12g,炙甘草 6g,娑罗子 10g,生龙骨 15g(先煎),生牡蛎 15g(先煎)。

加减:心悸甚者,加大炙甘草药量;胸闷甚者,加菖蒲、厚朴花、玳玳花以行气宽胸;伴见低热者,加白薇、地骨皮以清虚热。

典型病例 1 刘某,女,13 岁。1990 年 7 月 24 日初诊。心悸 3 个月,病初在外院做心电图示 S－T 段偏移,T 波低平,心律失常,室性早搏呈二联律。心肌酶谱异常。确诊为心肌炎。目前患儿心悸心慌,胸闷憋气,盗汗,夜寐不安,舌尖红,舌苔略黄厚,结脉,咽红,心率 100 次/分,心尖部可闻及期前收缩,每分钟 6 次。中医辨证:气阴两伤,心阴不足。治宜养阴益气,重在养阴。方药:北沙参 30g,麦冬 10g,五

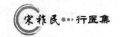

味子 6g，生龙骨 15g（先煎），生牡蛎 15g（先煎），鲜石斛 10g，佛手 10g，白芍 10g，茯苓 10g，丹参 10g，鸡内金 10g，炙甘草 10g。

患儿服 7 剂后，自觉胸闷减轻，盗汗减少，结脉次数减少。复查心电图：二联率消失，心尖部可闻及每分钟 3 次早搏，咽仍红，故于上方中加连翘 12g、板蓝根 12g，继服。

患儿连服 12 剂，胸闷憋气消失，心悸心慌亦消失，盗汗止，咽部正常。结脉每分钟仅见 2 次，继宗前法，去连翘、板蓝根，加甘松 6g。

又服 6 剂，复查心电图正常，心肌酶谱正常，心脏听诊正常，唯脉象仍沉细弱，故以上药略调药量，配制丸剂继服，以资巩固。半年后追访，病未再发。

按语： 此患儿证型为气阴两虚，偏于心阴不足，故方中以生脉散加味治之。因治法重在补阴，故去方中人参，改以北沙参代之。因沙参滋润而不燥烈，其育阴生津作用强于人参。石斛养心阴，白芍和阴敛气，与甘草合用，可酸甘化阴。佛手醒脾气，畅心神。丹参行血祛瘀。茯苓、鸡内金健脾益气固本。全方养阴益气，偏于育阴。考虑咽喉乃少阴经脉循行部位，其咽红，说明有少阴郁热上冲，故于方中加连翘、板蓝根以清热利咽。三诊时，患儿心悸等症消失，说明营阴渐复，虚热渐除，但仍可见结脉，说明血脉仍有不畅之处，而加甘松以鼓气通脉，醒脾健胃。最后配制丸药，乃以丸药之缓力，逐步巩固药效，扶正祛邪之意。

2. 心气不足

症状：心慌气短，稍活动即加重，胸闷憋气，神疲乏力，时有自汗，纳少懒言，面色㿠白，舌淡苔白，结脉、代脉或细弱脉。

治则：益气养心。

方药：炙甘草 10g，生黄芪 10g，桂枝 3g，百合 10g，大枣 6 枚，茯苓 15g，远志 10g，菖蒲 10g，白芍 12g，丹参 10g，生龙骨 15g，生牡蛎 15g。

加减：汗多者，加浮小麦、防风、白术；心悸甚者，加太子参；失眠者，加炒枣仁、茯神。

典型病例 2　李某，男，12 岁。1990 年 7 月 25 日初诊。心慌气短一年余，因心肌酶谱高于正常值，心电图异常，确诊为心肌炎，求诊于中医。目前患儿胸闷憋气，心慌气短，动则尤甚，身倦乏力，自汗懒言，纳呆，面色苍白，气池青暗，舌淡、苔薄白，结脉无力。心电图示 S－T 段下降，P－R 间期延长，室性早搏呈二联律，心动过缓，每分钟 56 次，其中夹有 18 次早搏，节律明显不齐。中医证属：气阴两虚，心气不足。治以益气养阴，重补心气。方药：炙甘草 12g，生黄芪 15g，北沙参 30g，桂枝 1.5g，麦冬 10g，大枣 6g，百合 15g，白芍 10g，菖蒲 10g，丹参 10g，生龙骨 15g，生牡蛎 15g。

服上药 7 剂，心慌、自汗明显减轻，但仍感胸闷憋气，前方去沙参、百合，加甘松 6g、郁金 10g、当归 10g、川芎 6g。

又服 7 剂，心慌胸闷明显减轻。复查心电图：二联律消失，心率 66 次/分，早搏次数减至 9 次/分，仍感乏力、气短，继服 7 剂，患儿心慌气短消失，胸闷自汗亦消失，心脏听诊：心率每分钟 78 次，节律整齐，未闻及早搏，仍感乏力、纳呆，前方加砂仁 6g、炒谷芽 10g、炒稻芽 10g 继服。

上方连服 14 剂，纳食增加，自觉有力。复查：心电图正常，心肌酶谱亦正常。半年后追访，患儿一切正常。

按语：此患儿证属气阴两虚，偏于心气不足之类型，故治疗当以补心气为上，方中炙甘草、生黄芪重补心气为主药，以沙参、百合、麦冬补其阴，桂枝、大枣温通心阳，菖蒲助心气，丹参行心血，生龙牡潜阳安神。服 7 剂，症虽有所减轻，但仍见胸闷憋气，考虑气为血帅，气行血行，气虚帅弱，故血行不畅而瘀，加当归、川芎活血化瘀。气虚则滞，郁闷胸中，胸阳不展而见胸闷憋气等症状，加甘松、郁金行郁散结，宽胸理气。又服 7 剂，症状大减，后又加砂仁、谷芽、稻芽乃醒脾助胃，补后天以养心气之意，连服 20 余剂而痊愈。

3. 气阴两虚

症状：心悸心慌，胸闷气短，失眠健忘，头晕目眩，神疲乏力，自汗盗汗，舌淡、苔白或少苔，脉细弱或结脉、代脉。

治则：双补阴阳，益气养血。

方药：太子参 6g，北沙参 15g，生黄芪 10g，鳖甲 10g（先煎），麦冬 10g，五味子 6g，黄精 10g，炙甘草 10g，白芍 10g，菖蒲 10g，远志 10g，当归 10g，生龙骨 15g（先煎），生牡蛎 15g（先煎）。

加减：心阳暴虚，冷汗淋漓者，加淡附片或独参汤；浮肿者，加茯苓、白术、猪苓；四肢发凉者，加桂枝。

典型病例 3 吕某，女，8 岁。1989 年 12 月 3 日初诊。患儿一月来喜叹息，胸闷，心慌，活动后加重，纳少，体瘦，乏力，自汗盗汗，夜寐多梦，记忆力差，烦急易怒。患儿自幼体弱多病，时有感冒。其面色苍白，舌质淡、苔白，结脉。心率每分钟 104 次，第一心音减弱，可闻及早搏 12 次/分，心电图示 S-T 段下降，I 度房室传导阻滞。心肌酶谱高于正常值。诊为：心肌炎。中医证属：气血不足，阴阳两虚。治以补益心阴，调养心气。方药：党参 10g，生黄芪 30g，麦冬 10g，五味子 10g，桂枝 1.5g，白芍 10g，丹参 10g，菖蒲 10g，佛手 10g，石斛 10g，鳖甲 10g（先煎），生龙骨 10g（先煎），生牡蛎 10g（先煎）。

一月后，家长来诉：患儿服药 5 剂后，胸闷心慌、叹息等症状明显减轻，因路远故将上方连服 28 剂后，叹息消失，心慌明显减弱，夜寐转安，心脏听诊：每分钟仅闻及一次早搏，复查心电图正常。上方去党参、桂枝，加炒麦芽 10g、甘松 6g、龙眼肉 10g。

半年后追访，患儿最后一方连服 2 月，诸症皆消，在当地医院复查心电图、心肌酶谱均正常，心脏听诊亦正常。

按语：此型是前两型的合并型，临床最为常见。患儿素体本弱，故发病之时，心慌、心悸、胸闷、气短等症状均较重，没有明显的偏于气虚或偏于阴虚，而是阴阳俱虚，故治疗时，自然应气血双补。值得注意的是，本型极易导致心阳虚衰，或心阳暴脱，宗气大泄，而见到大汗淋漓，四肢厥冷，面色发灰，口唇发绀，昏迷等危重证候。因此，当患儿病情转重时，应积极治疗，细心观察，及时更改方药。路远者，应嘱家长就近治疗。

4. 余热未净　心阴已伤

症状：发热已退，烦急不安，心悸盗汗，胸闷太息，尿量黄少，舌红少苔，脉细而促。

治则：继清余热，养阴宁心。

方药：沙参 15g，竹叶 6g，连翘 10g，菊花 3g，麦冬 10g，五味子 6g，百合 6g，生地黄 10g，娑罗子 6g，佛手片 6g。

加减：汗多加生牡蛎、浮小麦；心悸甚，加炙甘草；胸闷甚，加石菖蒲、厚朴花、玳玳花；有低热者，加地骨皮、白薇。

典型病例 4　赵某，男，10 岁。1994 年 8 月 2 日初诊。患儿感冒发热半月后，出现胸闷憋气，心悸动，喜太息，同时伴有低热，体温 37.2℃，咽痛咽红，烦急易怒，手足心热，大

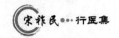

便干，舌红苔少，脉细数。查心电图：V_5T 波倒置，Ⅱ、Ⅲ、avF 导联的 ST 段略有下降，心肌酶谱正常。中医辨证：余热不尽，心肌受损。治宜清余热，养心阴。方药：北沙参 15g，生地黄 15g，麦冬 10g，五味子 10g，百合 10g，莲子心 3g，板蓝根 10g，菊花 10g，地骨皮 12g，娑罗子 10g，元参 15g，佛手 10g。

服药 5 剂，体温恢复正常，咽痛消失，但仍可见咽红。胸闷心悸亦明显好转。上方去生地黄、莲子心，加炙甘草 10g，继服。

又服药 14 剂，胸闷憋气消失，心电图恢复正常，烦急易怒消失，手足心热消失，但纳食仍少，故改以调理脾胃之剂，服数剂而愈。一年后追访，小儿体健。

按语： 患儿外感时邪半月，而出现胸闷憋气，心悸动，乃因热邪内陷，灼伤心阴，阴伤则营虚血少，心神失养则心悸，虚热未退而见低热、心烦。气阴不足，虚火上扰咽喉而见咽红咽痛。邪实未退净，正气已虚，邪热伤阴血，阴血虚在脉道中运行不畅，故脉细而促。而舌红少苔为阴虚有热之征象。所以方中用生地、元参清热养阴，菊花、草河车、地骨皮清余热利咽喉，沙参、麦冬、五味子养阴生津，百合益气养心、宁心安神，莲子心清心安神除烦，佛手、娑罗子理气和中，以展胸中之气，以止叹息。全方养阴清热为大法，故服 5 剂热邪渐退。心阴渐复，故去清热之莲子心、生地，加炙甘草以和中补心气，又服药二周，痊愈。对于感冒后期所致心阴受损等诸病案，应注意后期调理脾胃。脾胃为后天之本，脾胃功能正常则身体康健，病不复发；否则，极易引起病情反复。

心悸与怔忡在临床是有区别的。心悸是指患儿自觉心慌、悸动不安、不能自主的一种病证。怔忡则指心跳剧烈，心胸躁动为主症的疾病。二者在主证上有相似之处，但在病情轻重程度上有较大差异。心悸以实证居多，其心慌心悸，时作时止，休作有时，多由外因所导致，症情一般较轻。怔忡多由心血虚损或心阳不振所致，病程一般较长，症情亦较重，如《丹溪心法》云："怔忡者血虚，怔忡无时，血少者多。"其心慌心悸持续时间较长，很少有中途停歇。怔忡也可由心悸日久不愈，致心血虚损，心气不足而转化导致，亦如《医学入门》所说："怔忡因惊悸日久而成。"

本病病位在心，其病因可由体质、精神、外感等因素导致，心经的气血阴阳变化，是本病的病机关键。《证治汇补》云："人之所主者心，心之所养者血，心血一虚，神气失守，神去则舍空……此惊悸之所以肇端也。"因此说，心气心血的亏乏与充盛，心阴心阳的偏盛与偏衰，是小儿心肌炎发病的重要的物质基础。患儿外感时邪，入里化热化火，心血受灼，耗气伤阴，气血亏乏，无力鼓动血脉，故见心慌心悸，躁动不安等症。心气虚与心阴血虚所表现的症状有所不同。二者的病机又是相互关联的，心血是血脉运行的物质基础，无血何以运行？心气是推动血液运行的动力，心气不足则血脉运行紊乱，除心慌心悸主证外，还常伴见：头晕耳鸣，神疲倦怠，自汗盗汗，烦急易怒，纳少乏力等症状。

本病的治疗重在调补气阴，对偏气虚者，以炙甘草汤为主治疗，如例2，重用炙甘草、生黄芪以补心气。对于偏心阴虚者，以生脉饮为主治之，如例1，方中以北沙参代替人参，重在养阴润燥。若气阴俱亏则两方合而用之，双补气阴。在恢复期时，应重视调理脾胃。脾为后天之本，中焦气足，时时可补养心经，则心气心血必充盛，则本病不再发生。

在单味药方面：①甘松一药为治疗本病的经验用药，无论何种类型皆可应用。甘松味甘性温，入心脾二经，其气辛香，可逐郁散结，使气血运行流畅，故有理气止痛、醒脾益胃之功效，用治卒心痛、心慌心悸、胸闷效果较好。现代药理研究亦表明，该药可抗心律不齐，对异位性节律有明显的抑制作用。②生龙骨、生牡蛎二药微寒，一甘一咸，同入肝经，共有平肝潜阳、收敛固涩的功效。其中龙骨又长于镇惊安神，两药配对应用对于心慌心悸疗效较好，故可以用于各型心肌炎。用时一般 30~60g，先煎半小时，再入他药。

病毒性心肌炎的诊断，主要依靠病毒学检查。目前绝大部分医院不具备检查条件，因此临床诊断时，主要依靠典型症状及除外其他类型的心肌炎，做出临床诊断。依此治疗，一般多有效，但确切地说：无法做出病毒性心肌炎的诊断。本文所举三例皆属此情况。

小儿多动症中医证治

小儿多动症属儿科疑难杂症，近年来其发病率有逐渐增加的趋势。该病以精神不集中，多动，情绪多变，学习困难为主要临床特征。西医认为本病为脑功能轻微障碍，中医则认为是由心脾肝肾的阴阳失调所致，并将其分为心脾两虚、肝肾阴亏两个证型。

1. 心脾两虚

症状：多动如挤眉、弄眼、耸肩等，注意力涣散，健忘，夜寐不安，纳呆，便溏，面色不华。舌淡少苔，脉细缓。

治则：补益心脾，安神安志。

方药：黄芪 10g，党参 6g，山药 10g，茯神 20g，白术 10g，菖蒲 10g，远志 6g，枣仁 20g，钩藤 10g，夜交藤 15g，生龙、牡各 15g，炙草 5g。

加减：胸闷憋气者，加郁金、薤白宽胸理气，便溏加苍术健脾燥湿。

方解：方中应用四君子汤健脾益气为主。黄芪补气升阳；山药补益脾肾；酸枣仁养血安神益阴养肝；菖蒲、远志可以宁心安神；夜交藤养血安神还能通利经络均为辅佐用药；生龙、牡重镇安神、平肝潜阳可以加强安神功效，为使药。经配伍达到健脾益气、宁心定神之功效。

典型病例1　何某，男，10岁。1993年4月初诊。患儿纳差，面色不华，寐少，时有气短，多动不宁，不能按时完成作业，注意力不集中，校对试验水平差，二便正常。舌质淡、苔少，脉细。诊断为小儿多动症。中医辨证：心脾两虚，心神不宁。治宜：补益心脾，宁心定神。方药：党参8g，白术6g，茯苓20g，黄芪10g，山药10g，菖蒲10g，远志6g，酸枣仁20g，钩藤10g，夜交藤10g，炙甘草5g，生龙、牡各15g，生稻、麦芽各15g，焦三仙15g。服上药14剂后，患儿纳食明显增多，面色好转，睡眠亦明显安稳，但上课仍不能认真听讲，精神不集中。上方去焦三仙、夜交藤，加五味子6g、麦冬8g，取生脉散之意，养心敛气；加珍珠母15g，镇心安神，再进30剂后家长反映患儿上课能坚持听讲，回家后能主动完成作业。再查校对试验水平已在正常范围。

按语：患儿素体脾虚，脾不健运。而脾胃乃后天之本，脾虚则生化乏源，致机体五脏失于滋养，而出现气血不足之象。脾主气，心主血，首先反映出心脾两虚诸证候。故治疗时应从心脾入手。用四君子汤健脾益气生血，用生脉散益心敛气、健脾开胃以开源。脾运强健，气血有化生之源。脾气得以充盈，心气、心血亦得以充盈。心气盈则心神宁，心血充则心有所主，起到补益心脾、安神定志的功效。

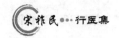

2. 肝肾阴亏　肝木偏亢

症状：形体消瘦，精神涣散，易怒易躁，多动多语，颧红，盗汗，舌红苔少，脉弦细。

治则：滋养肝肾，平肝潜阳。

方药：生地 10g，枸杞子 10g，女贞子 10g，旱莲草 10g，当归 6g，白芍 12g，百合 15g，合欢花 10g，钩藤 10g，珍珠母 15g，生龙、牡各 15g，菊花 10g。

加减：神情郁闷加柴胡 8g、郁金 6g、菖蒲 10g 疏肝理气。若纳呆、食少、便溏加云苓 12g、白术 6g、荷叶 10g 等健脾升清阳之药。

方解：生地、枸杞子为主药滋养肝肾之阴，配以女贞子、旱莲草为辅药加强滋养肝肾功效，佐以白芍配当归和血养血柔肝、敛阴平肝阳，佐以钩藤镇肝息风、菊花平肝阳，《随息居饮食谱》中记载菊花"清利头目，养血息风"。用百合取其宁心安神又有滋润之作用。选用能入心、肝、肾经的龙骨、牡蛎、珍珠母作使药镇心定惊、平肝潜阳，及能入心经的合欢花安神理气解郁，经配伍达到滋养肝肾、平肝潜阳之功效。

典型病例 2　徐某，男，8 岁。于 1989 年 5 月 13 日初诊。主诉近月来时时四肢不自主抖动，腹肌不时上下抽动，受批评、训斥时症状加重。上课精力不集中，平时在家易急易怒。查体见患儿形体消瘦，舌质偏红、苔少，脉弦细。辨证属肝肾阴虚，肝失所养，肝气不舒。治拟：滋养肝肾，疏肝理气。方药：生地 10g，枸杞子 10g，女贞子 10g，旱莲草 10g，当归 8g，白芍 12g，百合 10g，合欢花 10g，钩藤 15g，菊花 10g，珍珠母 15g，川楝子 10g，生龙、牡各 15g。服用 8 剂后诸症大减，患儿诉有时上午上课时感头昏不清，加用荷叶 10g 以升清阳之气，加云苓 15g 健脾渗湿、宁心安神。坚持服用 28 剂后家长反映患儿情绪平稳，上课已基本可以坚持听讲，学习成绩稍有提高。以后改隔日服用上方 1 剂，两个月后停药，追访一年无复发。

按语：本患儿急躁易怒，消瘦，多动，皆属肝肾阴虚，水不涵木之象。病位主要在肝肾。肾为先天之本，肝肾同源，小儿阴常不足，加之调养不当，造成肝肾阴虚之候则会出现肝阳偏亢之象如急躁易怒，多动多语，阴虚则多盗汗、消瘦，舌质嫩红苔少。治疗上应从滋补肝肾入手，不能一味重镇安神。通过滋养肝肾，阴血得以充盈，自能达到平肝息风之目的。

儿童多动症是儿童精神卫生方面的一个重要课题，近十几年这方面的研究在我国有很大进展，家长及老师都比较重视儿童的多动问题，虽然多动症儿童智力正常，但因患儿正值生长发育，学习知识的重要阶段，注意力不集中，多动、冲动不但影响个人的生活、学习、品质的培养及前途，也给家长及家庭生活带来不安，所以往往家长和老师都十分渴望能得到有效的治疗。

中医认为小儿"脾常不足""肝常有余""肾常虚"，与儿童多动症的发病关系密切，临床所见患儿大多表现出心脾两虚或肝肾阴虚证候。分型是根据证候的主次而分，实际两型之间互关互联，相互影响。肾为先天之本，若患儿先天不足，再加后天失养，形成肝肾阴虚体质，阴阳失于平衡。血属阴，肝肾阴虚血亦虚，血不养心则注意力涣散，易忘事。脾为后天之本，小儿饮食不会自控，"饮食自倍，肠胃乃伤"，脾运失司，生化乏源，先天之肾得不到充养，阴血无以化生，心脾两虚而发诸候。

在具体治疗用药上要注意治标与治本相结合。治标是指在辨证用药基础上根据患儿多动特点加用重镇安神之品，缓解症状，选用龙骨、牡蛎、珍珠母、磁石等具有平肝潜阳功效又能安神的药物。现代医学研究认为，龙骨、牡蛎煎熬后有抑制骨骼肌兴奋的作用。在治疗心脾两虚时，应以健脾为主，脾运健才能生化有源，重用四君子汤意在于此。多动儿童一般睡眠差，故要重视佐用安神宁心之品，其中酸枣仁能益肝血而滋养，其水溶液有镇静、催眠疗效。治疗肝肾阴虚型时应以益肾养阴为重，因为肝肾同源，肾阴盛则肝之阴血充，通过滋养肝肾，养血和血来柔肝敛阴，平潜肝阳。

对于多动症儿童除药物治疗外，心理治疗也十分必要，应注意以下几点。

（1）切不可歧视，否则会造成他们不应有的心理创伤，更不利于治疗。

（2）教育与药物治疗相结合，药的治疗为教育创造条件，教育必须依靠家长、老师的身教及言教。

（3）重视"正强化"，及时表扬，避免惩罚。

（4）启发自觉，改造个性。他们的"可塑性"很大，要纠正已经偏移的个性，要持之以恒，循循善诱，启发他们自觉、有意识地磨炼，培养自我克制能力。

（5）家长及老师不能对患儿一味迁就，这样不利于良好个性的发展，也不要总向患儿灌输"你有病"的思想，要让他觉得自己和别的孩子是一样的，知道自己存在哪些问题就够了，不要给孩子增加心理负担。

总之，小儿多动症虽属儿科疑难杂症，但并非不治之症，依中医辨证论治配合心理治疗必可收到较好疗效。

夜 啼 证 治

夜啼为小儿的常见病证，多指小儿白日如常，入夜啼哭不安，或每夜定时啼哭，甚则通宵达旦的一种病证。本证应除外小儿因饥饿、尿布潮湿以及夜间点灯睡眠习惯等因素，引起夜间啼哭，还要与皮肤病、蛲虫症等因瘙痒而致夜间啼哭相鉴别。本病西医多归于夜惊及睡眠不宁等，属于心理、情绪行为异常类疾病。中医认为，形成夜啼的原因很多，如宋代钱仲阳《小儿药证直诀》说："多由禀赋不足。"明代《育婴家秘》说："夜啼其原因有二：一曰心热，一曰脾寒。"综上所述，引起夜啼的病因可归纳为四类，即寒、热、惊、虚。因于寒者：由于脏寒脾冷所致。夜属阴，阴胜则脾之寒愈盛。脾为至阴，喜温而恶寒，寒则腹中作痛，故曲腰而啼。因于热者：为心热而作夜啼，心属火恶热，见灯则烦热内生，两阳相搏，故仰身而啼。因于惊者：小儿因受惊而作夜啼。因于虚者：为肾气不足。夜为阴，至夜阴虚而啼也。

1. 脾脏虚寒

症状：小儿夜间啼哭，多以午夜及后半夜为主，其哭声低弱，曲腰而啼，腹部喜按，得温则缓，吮乳无力，四肢欠温，大便溏薄，小便清长，舌淡苔薄，脉弱，指纹淡红。

治则：温中散寒，健脾止啼。

方药：高良姜6g，乌药10g，炮姜6g，党参6g，白术6g，山药10g，茯苓10g，炙甘草6g，蝉衣3g，钩藤3g。

加减：腹胀者，加陈皮、木香以行气消胀；便溏甚者，加苍术、灶心土健脾止泻。

方解：方中高良姜辛热入脾胃经，有温中散寒之功效，为方中主药。乌药辛温散寒行气止痛，炮姜苦温，温中止痛，二药为方中辅药，辅助主药加强温中散寒之功。党参、白术、山药、茯苓健脾益气，扶助后天之本；蝉衣、钩藤止啼为方中佐药。炙甘草温中，调和诸药，为使药。本方治疗夜啼非一味止啼，而是温中散寒健脾以治本为主，中焦虚寒一去，则啼哭

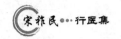

自止。

典型病例 1 余某，男，6 个月。1992 年 12 月 19 日初诊。夜啼月余，患儿每于午夜啼哭，哭声低弱，拍哄无效，约 10 分钟自止，白天一切如常。追问病史，家长诉小儿有腹部受寒史，伴见纳少，吮乳无力，睡时喜蜷卧、伏卧，大便溏薄，舌淡苔薄，指纹淡红，脉细弱。中医证属：中焦虚寒，寒凝气滞。治宜温中散寒。方药：高良姜 6g，乌药 6g，蝉衣 3g，钩藤 6g，茯苓 10g，山药 10g，藿香 10g，白术 6g，炒谷芽 10g，炒麦芽 10g，炙草 6g。

服药 3 剂，夜啼明显减轻。又服 3 剂，夜啼消失，但仍纳少，便溏。前方加苍术 6g、生薏米 15g，以加强健脾祛湿之功，又服 3 剂而愈。半年后又见该小儿，家长诉夜啼未发。

按语：《诸病源候论》云："小儿夜啼者，脏冷也，夜阴气盛，与冷相搏则冷动，冷动则脏气相并，或烦或痛，令小儿夜啼也。"小儿为稚阴稚阳之体，五脏属阳，脾为至阴，喜温而恶寒。夜属阴，午夜为至阴，故午夜之时，其脾寒愈重。此患儿因腹部中寒与脾寒相合，寒主凝滞气机不利，故入夜寒盛而啼，寒与虚并生，故哭声低弱，患儿纳少，吮乳无力，便溏舌淡，指纹淡，皆为脾虚之征，故认为患儿脾虚是本质，脏寒是关键，而投以温中散寒、健脾之剂，佐以镇惊止啼之品，服药后夜啼渐止，后期再加强健脾调中之力，最终痊愈。

2. 心胃实热

症状：小儿夜啼，声音响亮，见灯火则哭声更剧，伴见面红、烦急，口疮口臭，大便秘结，小便黄赤，舌尖红、苔黄，脉数，指纹紫或紫滞。

治则：清心泻火止啼。

方药：通草 3g，黄连 1.5g，生地 6g，生草梢 6g，竹叶

6g，山楂 10g，神曲 10g，蝉衣 6g，钩藤 6g。

加减：胃肠积滞者，加焦三仙、鸡内金消食导滞；便秘者，加生大黄或番泻叶清热通腑。

方解：本方实为导赤散加味，原方中以木通苦寒清心降火泄热，现多以通草代之，黄连清泄心胃之火为方中主药。配以生地黄清热凉血养阴，与通草相配清热而不伤阴；竹叶清心利小便，引热下行为方中辅药。蝉衣、钩藤镇惊止啼；山药、神曲健胃消食为方中佐药。生草梢清心热，调诸药为使药。诸药配伍，共奏清心泻火止啼之功效。

典型病例2 温某，女，3 岁半。1990 年 9 月 20 日初诊。夜间啼哭 3 日，3 日前小儿有明显暴饮暴食史，是夜 10 时余，出现坐起哭啼，哭声响亮，面红唇赤，烦躁不安，口臭腹胀，大便干，3 日未行，小便黄少，味大，舌红苔白厚，脉滑数。中医证属心胃积热。治宜清热泻火。方药：木通 3g，黄连 3g，生地 6g，竹叶 6g，焦三仙 20g，鸡内金 10g，钩藤 10g，蝉衣 6g，生草 6g，生大黄（后下）3g。

服药 1 剂，大便泻下量多味臭，停入大黄，服药 2 剂夜啼消失，烦急消失，改以导赤丹加健脾消食丸调理之，又服 3 天，诸症皆消。

按语： 朱丹溪在其所著《丹溪心法》中云："小儿夜啼，此是邪热乘心。"说明心经有热是引起夜啼的主要原因，本型为实证，故其热为实热，心属阳，主火而恶热，故小儿夜啼以前半夜为主，尤其见灯火更甚，胃为足阳明经脉而属阳，故胃经积热并上攻于心，与心热相关，则其热更甚。

此患儿暴饮暴食，积滞于胃，且三日无大便，腑气不通，故郁而化热，上攻于心，心经有热，入夜而啼，其声响亮，面红唇赤、烦急、口臭，皆为实热之征，故治以清心热泻胃火，大便通，小便畅，则热从二便出。啼由热作，热去则啼自止，家长嫌煮药烦琐，而改以导赤丹清心胃火，健脾消食丸健脾胃化食调中焦，二药合而用之，善理其后，小儿得以痊愈。

3. 阴虚内热

症状：小儿夜啼，声音嘶哑，目干少泪，口干少唾，五心烦热，躁动少眠，便干，尿少，舌红少苔欠津，脉细数。

治则：养阴清热止啼。

方药：生地10g，元参15g，黄连1.5g，阿胶6g，鸡子黄1枚，白芍10g，花粉10g，乌梅6g，麦冬10g，钩藤6g，蝉衣3g，甘草6g。

加减：易惊惕者，加生石决明、珍珠母潜阳镇惊；便秘者加黑芝麻、郁李仁润肠通便。

方解：方中生地黄甘苦寒，养阴清热生津；元参清热养阴泻火，共为方中主药。黄连清心胃之火；阿胶滋阴降火；鸡子黄滋阴；白芍敛阴，与甘草配伍酸甘化阴，共为方中辅药。钩藤、蝉衣镇惊止啼；麦冬养阴益胃生津，与生地、玄参配伍为增液汤，可增液润燥；花粉清热生津；乌梅生津为方中之佐药。甘草调和诸药，为使。全方共奏养阴生津、清热止啼之功效。

典型病例3 孙某，女，2岁。患儿因中毒性消化不良住院，经治疗，腹泻渐止，但患儿夜间啼哭不止，拍哄无效，影响同屋患儿睡眠，且随之而哭，夜班护士颇感棘手，医生给服安眠药后，仍不眠，遂加至该龄最大量，患儿也仅合目片刻即醒，依旧啼哭不止。请中医会诊。查患儿形体消瘦，干号无泪，煎熬不安，面色萎黄，两颧发红，五心烦热，唇红而焦，口干少津，舌赤剥苔欠津，脉细而数。中医证属久泻伤阴，阴虚内热，虚火上炎。治宜滋阴泻火。药用：生地15g，元参10g，黄连1.5g，阿胶10g（烊化），花粉6g，乌梅6g，地骨皮6g，枣仁10g，神曲6g，钩藤10g，蝉衣3g，炙甘草3g，鸡子黄（研入）1枚。

灌服1剂后，患儿入睡不醒，呼之不应，喂饭不吃，病房医护甚感惊骇，误认为中药中毒，速请中医大夫复诊：患儿安静入睡，呼吸平稳，脉象和缓，唇舌虽红，颜色较前已浅而无愁苦之容。此为药后虚火得清，阴液敛养之佳象，无甚忧虑，应继服前药，2剂后昼醒夜眠，进食香甜，不再啼哭，调养数日，痊愈出院。

按语： 小儿夜啼，有寒有热，其热亦有虚有实，本型夜啼即为虚热，乃阴液亏乏，致虚火上炎，扰乱心神所致。此患儿患腹泻一症，便下量多，体内津液受损，阴液亏乏则肾水无以制心火，而致水火不济，心肾不交，虚火扰乱心神而啼，其阴虚液亏之症亦十分明显，五心烦热，躁动少眠，两颧发红，干哭少泪，唇红而焦，舌苔欠津等，故选用大剂量养阴之品以生津补液，津液恢复正常则虚火自降，方中选用了血肉有情之品鸡子黄，其药性味甘平，入心、肺、肾三经，具有滋阴润燥、养血息风的功效，《长沙药解》则认为此药"补脾精而益胃液生血肉，温润淳浓，滋脾胃之津液"。《本草纲目》还认为鸡子黄可"除烦热、补阴血"。阴血充足则心神得养，故可安神；阴血充足则虚热自平，啼哭而止。鸡子黄与阿胶配伍，其气味俱厚，是临床常用的对药。此患儿服药1剂，神安啼止而眠，时间虽较长，是身体正在休养恢复，其呼吸脉搏说明其一切正常，故不必打扰，可待其自醒即可。

4. 暴受惊恐型

症状：小儿夜寐突然啼哭，似见异物，面有惊恐状，面色发青乍白，呼之不醒，惊惕不安，夜睡不实，舌红苔薄，脉疾数，指纹青紫，有惊吓史。

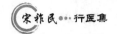

治则：镇惊安神止啼。

方药：朱砂0.1g，生石决明15g（先煎），生龙、牡各15g（先煎），茯神10g，远志10g，杏仁10g，柏子仁6g，五味子6g，党参6g，当归6g，橘皮3g，炙甘草3g，钩藤6g，蝉衣3g。

加减：惊甚加琥珀面，呕吐加姜半夏，便溏加苍术、灶心土。

方解：方中朱砂、甘草入心经，具有安神定惊的功用。《本经》云："朱砂可养精神，安魂魄。"《删补名医方注》更唯崇朱砂，认为"朱砂……重能镇怯，寒能胜热，甘以生津，抑阴火之浮游，以养上焦之元气，为安神第一品"。故可知朱砂为安神镇惊的首选药品，是本方的主药。生石决明、生龙骨、生牡蛎为咸寒甘寒之品，平肝潜阴，镇静安神。茯神、远志宁心安神，钩藤、蝉衣镇惊止啼，为方中辅药。本方以党参补气；当归补血；五味子补肾养心，益气生津；橘皮健脾行气；杏仁、柏子仁养心安神；为方中佐药。甘草调中为使药。全方重在安神镇惊，神定惊止则啼自止。

典型病例4 孙某，女，4岁。1994年11月5日初诊。夜寐啼哭3天，3天前患儿祖母突然去世，似受惊吓，夜半啼哭，叫之不醒，哄之不醒，口中念念有词，面色发青约半小时后，方入睡，稍有动静即惊醒而啼，有汗，纳少。患儿平日胆小，黑天不敢出门，夜间不敢独睡，舌边红、苔薄，脉弦数，指纹青紫，口周发青。中医证属暴受惊恐，心虚神怯。治宜安神镇惊止啼。方药：生石决明（先煎）24g，生龙骨（先煎）24g，生牡蛎（先煎）24g，党参6g，当归6g，五味子6g，茯神10g，枣仁10g，钩藤10g，蝉衣6g，甘草6g。水煎服，朱砂0.2g分2次冲服。

服药2剂，夜间啼哭次数及程度均有所减轻，汗仍较多，前方生牡蛎改为煅牡蛎为加强收敛之力，并加柏子仁养心安神，菖蒲、远志芳香开窍、宁心安神。

又服3剂，患儿夜间啼哭基本止住，但仍夜寐不实，停朱砂，加夜交藤继服汤剂，连服半月，患儿神定寐安，出汗正常，纳食仍少，改以悦脾汤加减调脾胃。夜啼痊愈。

按语：《幼幼集成》云："神不安而啼者，睡中惊悸，抱母大哭，面色紫黑，盖神虚惊悸。"本型虽为暴受惊恐而得，但更由于小儿各脏各腑、神智、精神发育尚未完善，神情怯弱是其发病之内在原因，而暴受惊恐为其外因及诱因，其内因起决定性作用。此例患儿自幼胆小，不能独自出门及夜眠，说明其较正常小儿正气不足，神情怯弱，加之祖母去世而发病，因此治疗重在安神定志，然朱砂有毒，不宜久用，故5剂后啼哭基本止住而停用，以草本药物宁心安神固之。此外方中党参、当归、五味子重在扶助正气，益气养血，正气充足则邪不干预。

夜啼是小儿特有的一个证候，多见于较小的婴幼儿，许多原因都可以使小儿发生夜啼，某些疾病如呼吸道疾患：咽炎、喉炎、鼻炎、口疮、支气管炎、肺炎等，消化道疾患：胃炎、肠炎、肠痉挛、消化不良、虫证，泌尿道疾患：泌尿系统感染，皮肤疾患：湿疹、荨麻疹等。某些证候，如发热、腹痛、瘙痒等，以及一些其他情况，如饥饿、尿布湿、睡眠习惯、惊吓等都可引起小儿夜啼。

中医认为，小儿夜啼多责之于寒、热、惊。正如《医学纲目》所言："小儿夜啼有四证：一曰寒，二曰热，三曰重舌、口疮，四曰客忤。"寒多属虚，或由孕母素体阳虚，过食生冷而致胎儿先天禀赋不足，脾寒内生，或由小儿沐浴受凉，夜寐腹部感寒而致小儿后天感受寒邪，寒性凝滞，虚则脏冷，气机失调，故而腹痛而啼。昼夜之中，夜属阴，五脏之中，脾为至阴，因此，入夜阴气盛，脾寒更甚，故小儿夜啼以夜间啼哭为特点，如《保婴撮要》云："夜属阴，阴盛则脾脏之寒愈盛，脾为至阴，喜温而恶寒，寒则腹中作痛，故曲腰而啼。"热多属实，常为心经积热，胃火上炎所致。孕母或性情急躁，或恣食肥甘辛热之品，都可导致郁热内生，外感热邪，或感受时邪，郁而化热，夜间阴盛而阳衰，阳衰无力与热邪相搏，热邪入心，故入夜烦躁而啼。热亦可为虚热，小儿在热性病后期或大吐大泻之后，均可致阴液阴血亏乏，而致虚热内生，虚烦不眠而夜啼，惊吓而啼。由小儿神气不足，心气屡弱为内因，而惊吓只不过是外在条件，致小儿心神不宁，梦中哭闹惊啼。由此可知，夜啼之因，无外寒、热、惊。因此治疗也不离此三条，而选用温中散寒、清心泻火、养阴清热、镇惊安神之大法。在用药上，无论任何类型，都可选用钩藤、蝉衣。钩藤甘寒入肝及心包二经，具有息风止痉、清热平肝功效，而为止惊痫定抽搐之要药。《药性论》言：钩藤"主小儿惊啼"。科学实验也表明钩藤有明显的镇静作用。蝉衣甘寒，入肺、肝经，可疏散风热，祛风解痉，《本草衍义》云蝉衣治"大小失音，小儿噤风天吊，惊哭夜啼"，用于小儿夜啼常与钩藤配伍而用。大量临床实践证明二药配合应用，可加强镇惊止啼的作用，效果很好。古有蝉花散，载于《小儿药证直诀》，专治惊风夜啼。说明其药效古代医学早有认识。

夜啼除了正规中药治疗外，还应注意加强护理。对于饥饿、尿布湿渍、过热过冷、夜卧不适等原因引起的夜啼，只需去除原因，即可达到治疗的目的，而对于皮肤瘙痒所致夜啼，要从皮而治，不治夜啼而止夜啼。对于小儿拗哭，要纠正其不良习惯，夜啼亦可止。综上所述，治疗小儿夜啼，重在辨证辨因，认准其证其因，区别而治，当可收效。

惊 风 证 治

惊风是小儿常见的一种抽搐症状，为儿科四大证（痘、疹、惊、疳）之一。此病名始见于宋代钱乙所著之《小儿药证直诀》。它把惊风分为急惊风与慢惊风两大类，急惊多属阳热实证，慢惊多属虚证或虚实兼见，有急惊转慢惊之说。后世又发展出"慢脾风"，但此病多属阴冷虚证，治疗方法多用补益回阳。与惊风相近的还有"痉""痫"，过去多与本病相混。在临床症状上表现为搐、搦、掣、颤、反、引、窜、视，称为惊风八候。此说出自《古今医统》。搐：即肘臂伸缩；搦：即十指开合；掣：即肩头相扑；颤：即手足动摇；反：即身向后仰；引：即手若开弓；窜：即两目上窜；视：即直视目不转睛，是惊风临床表现的概括。后世医家又定立出：真搐、假搐、天钓、脐风、惊厥等名称，是根据表现的征象和病之轻重而定。惊风是由多种原因所引起的，总以心肝经蕴热、痰食、惊吓为基因，以外感六淫为诱因。如《医宗金鉴·幼科》中说："心主惊兮肝主风，心热肝风作急惊。"又说："凡小儿心热肝盛，一触惊受风，则风火相搏，必作急惊之证。"因此惊、风、痰、热是主要病因，而又互相关联。

急惊风多外感时邪，内蕴痰热或积食郁热，热极化火引动肝风，或因外感郁热表气不通，热极生风。亦有因小儿脏腑娇嫩，形气未充，神志怯弱，外受惊恐，心肝经蕴热而动风。如沈金鳌说：心经积热，肝郁生风，肝风心火，二脏交争，血乱气壅，痰涎与并，百脉凝滞，关窍不灵。所以说急惊风多与痰热阻滞、气血壅闭有关。慢惊风有由急惊风日久不愈转变而成，或因大吐大泻，热病之后津液受损，脾胃受伤，肝失所

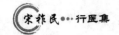

养，土虚木旺而动风。虞搏说："慢惊者，因吐泻日久，中气大虚而约，盖脾虚则风生，风盛则筋急。"慢脾风多因久吐久泻，脾胃大伤，致土衰木横之虚证，实际无风可息，无惊可镇，唯以培补脾土生发胃气为要。此为小儿"肝常有余，脾常不足"之特点。

惊风鉴别

惊风是儿科常见的危重之证，临床上应与惊风相似的证候相鉴别。例如痫证：发作多突然昏倒，不知人事，抽搐时口吐白沫，二便失禁，抽后神清一若常人，每日数发或数月一发。脐风：多发于新生儿，一般在三朝之内，七日之外即不属此证。客忤：发作多不发热，眼不上窜，脉不弦急。虫证：蚘扰攻痛，虽见两目直视，口噤不言，手足不温，但多不发热，不抽搐，以腹痛为主。天钓：主要表现两眼翻腾，头目仰视。内钓：以内脏抽掣，腹痛多啼为特征。天钓为热属阳，内钓为寒属阴。《幼幼近编》指出："天钓属心肺积热，内钓属脾胃虚寒。"均属惊风范畴，为惊风的两种特殊证型。

惊风预兆：惊风虽然以惊厥抽搐为主证，但在临床上尚有许多征象，也属于动风或抽风的先兆。清代王清任《医林改错》说："凡欲动风之前，必先有抽风之症。"常见的如：弄舌、吐舌、舌斜、舌卷囊缩、口喎、口噤、口斜、不能吮乳、咬牙齿、牙关紧急、摇头、颈项强直、鼻翼煽动、昏睡露睛、眼神惊恐、惕动不安、哭叫无泪、头发上逆、面青、指纹青、山根青、太阳穴青筋暴露、大便绿色，其他如撮空理线，循衣摸床均为风象，此等症不必全见，但见一二即是风证。

一、急惊风

外感惊风：以有外感证候为特征，由于小儿肌肤薄弱，腠理不密，感受外邪，入里化热，热生痰，聚于肺胃，引动肝风。主证：发热无汗，二便不通，或喘咳痰鸣，胸闷气促，或内陷心包而昏迷，初起舌苔薄白，脉浮数。治以疏风清热，息风化痰。方用清热镇惊汤、牛黄千金散。

暑热惊风：由于小儿稚薄娇嫩，元气真阴稚弱，感受暑热；燔灼气营，热陷厥阴，内闭神明。主证：高热、昏迷、抽风、舌红绛、脉弦数。治以清营泄热，开窍息风。方用清营汤加丹皮、钩藤、羚羊角，安宫牛黄丸（散），或紫雪丹。

痰热惊风：由于过食肥甘，衣着过暖，肥甘生痰，郁而化热，痰热壅塞气道，蕴结胸膈胃肠所致。小儿阳常有余，阴常不足。阴伤而阳气独胜，火盛动风，故发病急暴。主证：突然抽搐，痰壅气促，舌苔黄腻而燥，脉弦滑数。治以清热化痰，平肝息风，方用羚角钩藤汤、牛黄抱龙丸。

食滞惊风：由于乳食失节，食滞郁结，积于胃肠，脾胃运化不及，谷反为滞，郁而化热，小儿肝常有余，脾常不足，脾虚肝旺，引动肝风。主证：纳呆，腹胀腹痛，或便下酸臭，舌苔垢厚，脉滑大而数。治以消食导滞、辟秽镇惊。方用保和丸、玉枢丹。

惊恐惊风：由于小儿神气怯弱，元气未充，乍见异物，乍闻异声，或不慎跌仆，暴受惊恐，惊则伤神气乱，恐则伤志气下，气血阴阳紊乱，神志不宁，惊风由生。主证：多不发热，面青手足不温，时时惕动，惊恐不安，舌苔一般如常，指纹青。治以镇惊安神。方用远志丸、琥珀抱龙丸。

二、慢惊风

主证：身有低热，嗜睡少神，睡卧露睛，面色黄，抽搐无力，时抽时止，或手指蠕动，小抽无力，舌淡红少苔，脉弦弱。

辨证：阴液不足，肝失所养。

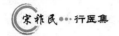

治法：育阴潜阳，柔肝息风。

方药：生龙骨12g，生牡蛎15g，桑枝10g，木瓜12g，龟板6g，白芍10g，甘草6g，莲子肉10g，天麻3g，钩藤10g。

加减：身热重者，加白薇15g、地骨皮10g；痰多者，加珍珠母18g，或清半夏6g；便秘者，用麻仁，或加生地、麦冬各10g；便溏加灶心土12g、炒扁豆10g；抽重者，加僵蚕或地龙10g。

三、慢脾风

主证：精神萎弱，昏睡露睛，面色晦黄，囟陷，冷汗，四肢发凉，摇头舌謇，舌质淡白，脉沉细微弱。

辨证：脾肾阳虚，正气衰败。

治法：温补脾肾，益气防脱。

主药：人参（或党参）3g，白术6g，茯苓6g，白芍10g，黄芪10g，附子6g，甘草3g，丁香1.5g，砂仁1.5g。

临床体会

小儿惊风是临床中常见的一种抽搐征象，引起的原因很多，但总以外感时邪，内蕴食、火、痰、惊吓等，引动肝风为主，急惊多属实证、热证，为痰火所致，或因外感郁热高热而惊厥，必欲解表达邪，总以清热化痰、镇惊息风为治。慢惊风多见于久病、大病之后，多属正虚，或虚实兼见证，治应扶正为主，驱邪为辅，脾胃弱者调中气，阴血虚者宜养血柔肝，兼息风安神。慢脾风纯属虚寒之证，为无风可息无惊可镇，多因小儿体弱正伤，只宜温补固护正气，不可用息风镇惊之药，尤其犀羚脑麝更易耗散真元，用之反促其命期，不可不慎。

前人对"惊"字有两种理解，既指外因惊吓，又指动风抽搐。如只见惊悸不安等证，多用镇惊安神之品，不用全蝎、蜈蚣等止痉之药。一般止抽用钩藤、菊花，重则用僵蚕、地龙，严重时方用全蝎、蜈蚣之类。在止痉当中应注意化痰，亦有经清热化痰而风见止的妙用，必要时平肝之横逆，如青皮之类理气舒肝，肝郁得舒则风可息。对身无热而抽搐者多宜柔肝健脾或育阴潜阳。对婴幼儿药量宜轻，对体壮实热者可配合针刺法。急惊一般多由于高热引起，如热退，或因表邪汗出后，大多能抽搐停止，止后神志多清醒，除抽后略睡片刻者外，多不昏迷，如出现昏迷者，多为营热或其他原因，应详查。对于发热不高而见抽搐的患儿，多属体质素弱，或按现今所说缺钙症，此类近似慢惊，用药不宜过凉，可用镇惊安神或息风化痰，如钩藤、竺黄、蝉衣、菊花之类，龙骨、牡蛎镇坠之药亦可用。

对平素性情急躁患儿，虽非如成人之肝旺，但亦须理气舒肝，以平横逆，药用如青皮、川楝子等。肝热盛者，羚羊角、龙胆草亦可选用。如正虚邪盛时，亦可羚羊配合西洋参清补同施。对急性发作时配合针刺救急，如合谷、太冲、十宣等穴均可放血泄热，一般预后较好。如抽搐不止预后多不良，即《黄帝内经》所论厥而不反则死之证。本病须与癫痫鉴别。

附：验方

急惊风验方：对内有痰热或兼有表郁而引起的高热惊厥。羚羊镑 1g，钩藤 12g，菊花 10g，青皮 10g，胆南星 6g，薄荷 3g，全蝎 3g。如高热可加生石膏 18g、青连翘 10g，此二味合用可代替羚羊镑；表邪郁闭无汗者，可加荆芥穗 3g；痰盛者，加川贝母 6g、天竺黄 10g；有内滞便秘者，加熟大黄 1.5g、瓜蒌 10g，或焦四仙 18g；里热重者，可加龙胆草 6g，或黄芩 6g、知母 6g；尿黄者，加竹叶 6g，或通草 3g；呕吐者，加竹茹 10g，或苏叶、黄连各 1.5g；需潜镇者，用生石决明，珍珠母亦可选用。

慢惊风方：因急惊后转为慢惊，或缺钙而搐搦小抽动者，以及体质素弱，低热即抽风，需健脾养血柔肝息风。生龙骨6g，生牡蛎18g，木瓜10g，天麻3g，炒白芍10g，钩藤10g，莲子肉10g，甘草1.5g，石斛6g。呕吐者，可加砂仁1.5g，或吴茱萸、黄连各1.5g，或藿香6g，苏梗3g；痰多者，加半夏3g、竺黄6g，或蛤粉6g；肝热久搐者，可加川楝子6g；有表热者，可用金银花、连翘；需潜镇者，可用灵磁石10g，或赭石6g。

癫痫秘方：巴豆霜10g，倒退虫30个（或以蜗牛代替），羌活6g，雄黄3g，南星10g。

共为细末，蜜丸，如黄豆大，朱砂为衣。每服自1丸开始，逐日增加1丸，最多不得超过7丸。如服1丸即出现便泻，以后即服1丸，为治疗量。如服至7丸仍不作泻亦不可再增加。体弱及年龄不满周岁者不用或少用。此方经北京儿童医院改加乳香，名为泻热丸，用治乙型脑炎效果甚好，既经济又方便。

病例1 陈某，男，1.5岁。于1978年4月20日午后发热，当即到某门诊治疗。至夜间发热高达39.8℃，无汗，于21日上午来院门诊，即将诊看时，突然抽风，两目上吊，双手紧握，当即用针刺人中穴，并于十宣穴放血，大约3分钟抽止。急诊之：面红颊赤，呼吸气粗，咽中略有痰鸣，见唇角微抽动，唇色红，周身灼热无汗，指尖发凉，大便未见，晨起时排尿一次，色黄量少，舌红、苔薄黄，咽稍红，脉弦数有力，指纹青至气关。辨证：肺胃蕴热，兼感外寒，表郁热不达，里热化火，热极动风，而致惊厥。治以清热疏表，息风化痰。方药：芦、茅根各18g，菊花10g，桑叶6g，钩藤10g，连翘10g，薄荷6g，竺黄6g。牛黄清热散一瓶分3次冲服，水煎服2剂。

服药1剂后，身即出汗，身热渐退，体温37.5℃，手稍见温，唇角抽动亦止，神清但时有烦意，食纳少，大便 1 次，干结，呼吸已趋平稳，尿仍黄少，舌苔微黄，指纹青紫，脉滑大略数。此系表邪已解，里热未清，再拟清热通腑气以善后。方用：青连翘 10g，竹叶 6g，瓜蒌 12g，熟大黄 3g，菊花 10g，钩藤 10g，知母 6g。

上方服 2 剂后，排干便 1 次，尿仍略黄，神情安，欲思饮食，而痊愈。

病例 2　梁某，男，3 个月。1975 年 3 月 11 日初诊。患儿曾患发热，呕吐，大便溏，日行 3 次，3 日后发现两目斜视，口㖞，双手握拳，颤抖抽搐，于 3 月 16 日前来门诊。患儿面色青白，山根及太阳穴部青筋暴露，不热，两眼时时上翻，手指抽动，吮乳不利，大便未见，尿清，舌淡红、苔薄白，指纹淡紫，脉细。辨证：气阴两伤，素体本弱，真阴未充，稚阳未壮，吐泻损伤气液致成慢惊。治宜：健脾柔肝，固摄气阴。方药：生龙骨 12g，生牡蛎 12g，天麻 3g，钩藤 10g，宣木瓜 10g，建莲肉 10g，炒白芍 6g，甘草 1.5g。

服 3 剂后复诊，患儿两目已不上吊，手抽亦止，但仍嗜睡，精神不振，略进乳食，大便未行，小便清，脉细，舌质淡。再拟前方加炒扁豆 10g、砂仁 2g，继服 3 剂后，患儿精神见佳，睁眼视物，大便日行一次，成形，尿微黄，舌唇略现红色，脉细，再拟上方加石斛 6g，继服 3 剂，药后痊愈，追踪 5 年未再复发。

按语：惊风为儿科四大证之一，此病名始于钱乙的《小儿药证直诀》，惊风可分为急惊风与慢惊风二类：急惊风多属阳热实证，如例 1，肺胃蕴热，表热郁闭，邪热无外达之机，致化火动风，治疗时宜清热疏表，使热邪外达，并兼泻肝息风，后清里热，则余热皆除。慢惊风多属虚证或虚实兼见，如例 2，患儿素体本弱，真阴未充，稚阳未壮，吐泻损伤气液致

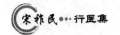

成慢惊，故以健脾柔肝、固摄气阴而收效。

脑积水中医证治

脑积水，中医称之为"解颅"，是指婴幼儿囟门不能按时闭合，反见增大，头颅骨缝解开，双目呈"落日状"的一种疾病，常见于 7 岁以内小儿，尤以周岁左右的小儿最为多见。其病因中医多责之于先天不足，气血亏损，或外感时邪，郁阻经络，水湿停聚。临床可分为脾肾不足、水湿阻络两型。

1. 脾肾不足

症状：囟门逾期不合，反而解开，头颅增大，青筋暴露，叩之为破壶音，目珠下垂，白多黑少，呈"落日状"，头颅不立。伴见精神倦怠，神志呆钝，面色萎黄或苍白，纳呆。舌淡苔白，脉弱而无力，指纹淡红。

治则：健脾补肾。

方药：生黄芪 10g，茯苓 10g，白术 6g，熟地黄 10g，全当归 10g，补骨脂 10g，沙苑子 10g，女贞子 15g，旱莲草 15g，仙茅 3g，仙灵脾 10g，桑寄生 10g，泽泻 10g，车前子 10g（包煎）。

加减：不能站立者，加续断、金毛狗脊、杜仲补肝肾，强筋骨，壮腰膝；眼珠震颤、斜视者，加枸杞子、菟丝子、决明子、菊花等滋养肝肾之品；四肢发凉者，加肉桂、附子温肾壮阳。

典型病例 1 隋某，女，6 月。1989 年 4 月 25 日初诊。患儿头大异常，前囟较大，后囟未闭，颅缝解开，头项不能直立，不会翻身。曾到当地儿童医院，诊为脑积水。患儿目前神情呆滞，双目无神，白睛显露，纳少寐多，大便多溏。舌淡，舌体略胖，苔白，脉细弱，指纹淡红。中医证属：脾肾两虚，髓脑失充。方药：熟地 6g，生黄芪 10g，山药 10g，山萸肉 6g，补骨脂 6g，茯苓 15g，泽泻 6g，车前子 10g（包煎），桑寄生 10g，枸杞子 10g，女贞子 10g，狗脊 6g，川续断 6g，明矾 0.5g（冲服）。

服药 20 剂，家长来诉：患儿尿量增加，神情好转，欲笑状，眼目渐有神，囟门及颅缝未见增大，仍纳少，前方加生谷芽 10g、生麦芽 10g、鸡内金 3g 以生发胃气。

患儿又服药 2 月，后囟闭合，前囟及颅缝明显缩小，头项较前有力，可自行直立 1～2 分钟，会笑，手眼渐协调，黑睛有神，纳食明显增加，软便，一日二行，舌淡红、苔薄白，脉细有力，指纹淡红。因天气较热，要求吃成药。故以上方为基础，加减药量，配制蜜丸服用。又一年，家长来诉：丸药先后配制 2 次，与汤药交替服用约 10 个月，患儿病情日渐好转，目前神情正常，颅缝及囟口完全闭合，已能站立，可蹒跚行走，会叫父母及说简单词汇，从照片看：小儿活泼可爱。嘱家长：丸药还可服一段时间，以巩固之。

按语：此患儿为先天性脑积水。中医认为，肾为先天之本，患儿先天禀赋不足，胎元怯弱，故肾气亏损，脑髓失充。脾为后天之本，小儿后天失养，脾虚水湿不运，上冲脑海，故见头颅增大，囟门及颅缝解开。肾之精气不能上注于目，故目无神采，白睛显露。因此，选用健脾补肾为大法，佐以祛湿利水，方中以生黄芪、山药健脾益气，熟地、补骨脂、山萸肉、枸杞子、女贞子补肾养阴壮阳，桑寄生、狗脊、续断补肝肾、强筋骨，茯苓、泽泻、车前子淡渗利湿行水，明矾祛风痰，化湿痰。全方重在补先天养后天，以图其本，佐以祛湿行水，以治其标。患儿病在先天，证情较重，故服 20 剂病情出现好转，2～3 个月后，疗效渐明显，考虑治疗非在一日，故配服丸药，

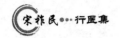

长期服用，果见大效。

2. 水湿阻络

症状：颅缝合而复开，头颅日见增大，头皮光亮，青筋暴露。伴见面色萎黄，浮肿，纳少，不欲饮水，脘腹胀满，大便不爽，小便清少。舌体胖大，或见齿痕，舌淡苔白腻，脉滑，指纹淡。

治则：化湿行水通络。

方药：菖蒲10g，郁金10g，茯苓15g，猪苓10g，泽泻10g，车前子10g（包煎），穿山甲10g，路路通10g，白矾0.5g。

加减：湿象较重者，加白芥子、胆南星、干姜以温化痰湿；便溏者，加苍术、白术温中健脾祛湿；呕吐者，加半夏、陈皮以和胃降逆。

典型病例2　孙某，男，12岁。1991年5月21日初诊。其母代诉：患儿1岁时，曾患重感冒一次。1周后突然不能行走，头颅逐渐增大。经当地医院CT检查，诊为：交通性脑积水，第3、4脑室扩大。医生建议开颅治疗，家长畏惧开颅，转至我院诊治。目前患儿头颅明显增大，头围56.5cm，囟门宽大，两颞凸鼓，颅骨不坚，按之乒乓球感，头颈无力，不能支撑头颅。低头斜视。白睛多露。面色黄白，神情呆滞，时而烦啼，水入即吐，小便黄少，舌淡红、苔白略厚腻，指纹紫红，脉象弦滑。中医辨证：外感时邪，邪夹津液上冲脑窍，水湿运化失制，气机升降失调。当务之急为胃气上逆而吐，故急则治其标，先予调中止吐之剂。患儿服药2剂，呕吐止，精神转佳，头项仍软弱不举，头大如前，尿少。治宜通络利水。方药：穿山甲6g，路路通10g，泽泻6g，车前子6g（包煎），菖蒲10g，郁金10g，防风3g，白芷6g，煅牡蛎12g，鳖甲10g（先煎），白矾1g，女贞子10g，大茴香10g，水红花子10g。

服药5剂后，患儿左侧颅颞部明显缩小，头围50cm，尿量明显增加，每 20 分钟小便一次，舌淡红、苔薄白而润，脉滑。守上方再服 7 剂，患儿头围减至 47.5cm，头项较前有力，已能自己坐起玩耍，纳食增加，夜寐可，烦啼消失，上方加山药 10g、茯苓 10g、大枣 6 枚以健脾益胃。

服上方 24 剂，复查 CT，第 3、4 脑室积水大部分被吸收。外观左侧颅颞部基本正常，右侧亦较前明显消减，头围 46.5cm。患儿精神好，视物有神，颅骨按之，已有坚硬感，按上方配制丸药，嘱其继服，以巩固疗效。

按语：此患儿就诊之时，解颅之征虽然明显，但烦啼、水入即吐等症状更甚，是为当务之急，试想：药虽灵妙，若悉数吐出，自然无效。故先行调胃止呕吐，以安定用药之门户，并嘱患儿家长：服药时，宜少量频服。果然 2 剂后，呕吐止，拟方以图其本，方中以穿山甲、路路通透经络，利水消肿，泽泻、车前子利水渗湿清热，菖蒲、郁金芳化水湿，防风、白芷辛温解毒散湿，煅牡蛎收敛固涩，清热除湿，鳖甲滋阴潜阳、软坚散结，白矾祛风痰、化湿痰，女贞子补肝肾，大茴香温中理气和胃，水红花子逐痰化湿。全方合用，通络利水祛湿，经络通则水湿无以壅滞，水湿去则小儿头颅内压降低，可缩小脑内容积。因此，水液升降循环代谢有序，玄窍血络见通，蓄泄启闭之功能恢复常态，则必然出现尿量增加，头围减小，颅缝渐合之结果。

小结：祖国医学对解颅一病早有认识，远在隋朝《诸病源候论》记载："解颅者，其状小儿年大囟应合而不合，头缝开解是也，当肾气不成故也。肾主骨髓，而脑为髓海，肾气不成，则髓脑不足，不能结成，故头颅开解也。"此型临床较为多见，如例 1。后人万密斋在《片玉心书》中更详尽地指出水液流通不畅，汇聚于脑而致本病，云："塞水为积，潴留于脑。"如例2。我们认为，小儿先天肾气不足，后天脾湿不运，水液代谢障碍，滞阻或潴留于头颅清窍中，或时邪夹水湿上冲脑窍，致水湿蓄积颅内，当水液越聚越多时，必撑破颅壳，颅缝随之解开。所以说，脾肾两虚是病之根本，水液聚集是病机的关键，外感时邪只不过是外因而已，治疗时，应视病情具体情况，先治其标，或标本兼治，但扶正固本，补肾健脾是必用之法。

解颅一病，病在脑髓，病在经络，病在脾肾，病在人之根本。因此，病久必影响小儿的生长发育，故常并发五软、五迟之证，其智力亦低于正常儿童，部分患儿可因不治或延误治疗而亡。故本病为儿科疑难杂症。若治疗及时、得法，亦可获救。临床不乏治验病历。我们以为本病的治疗，应遵从固本通络、补益脾肾、祛湿行水之法，多可获效。但应根据患儿具体病情，参考应用化痰、化瘀等法，并配合外用等多种疗法，则疗效更佳。

脱 肛 证 治

脱肛，早在隋时已有论述，如巢元方在其《诸病源候论》中说："脱肛者，肛门脱出也，多因久痢后大肠虚冷所为……痢而用气（即屈身用力屏气之意），其气下冲，则肛门脱出。"《医宗金鉴·幼科心法》亦认为泻痢日久中气下陷，肛松肠薄滑脱。前人多认为因泻痢日久，气虚下陷所致，或因大便下迫，用力努挣导致肛门脱出，因名之为脱肛。金元四大家之朱丹溪则提出，脱肛可分为虚寒、气虚、血虚、气热、血热多种因素的脱肛，当辨证可治。

小儿脱肛因于久泻气虚下陷者多，但由于大便秘结难下，用力努挣而脱者为数也不少见。虚则多寒，实则多热。便溏多虚，便干多热。肛门被称之为魄门，与肺气相通，为消化道传导排泄之门户，而依靠脾肺之气的传输。若虚滑失于收固，或津枯燥坚，难以转出，皆可使魄门受累。因大肠为传导之官，而肛门又为大肠之使。又有"热则肛闭，虚则肛脱"之说，古人指出热和虚的关系，这一点又说明，脱肛有寒、热、虚、实之分。又如六淫之风、寒、暑、湿、燥、火皆可伤人。如湿热伤脾，下利或下痢日久，脾虚则肺气亦虚，大肠也受影响，开合失职，升降失调，或因寒脱肛，或因热，或血虚便秘脱肛，或血热，或气热，皆足以引起本证。在临床上，气虚者，补气佐以升提；血虚者，养血佐以固脱；血热者，凉血佐以清湿热；气热者，清热佐以升提。

对小儿脱肛的治法，以温胃、厚肠、收敛、解毒、升提为原则。若久泻而脱肛者，则虚寒者多，宜补益脾胃，使脾胃之气上升，再投以收敛固肠之剂，更佐以补肾助阳，以固下元之气。总之，临床应视具体情况辨证施治，再配以温汤以外洗，则脱肛自收。

1. 气虚型

主证：泻久脾虚肠薄，中气下降，收缩无力，而致脱肛不收。面黄，神疲，食少，便时肛门脱出，有肿不痛，唇舌淡白、脉细。

治法：补气佐以升提。

方药：生黄芪 10g，党参 6g，升麻 3g，当归 10g，柴胡 6g，炒白术 10g，陈皮 6g，炙甘草 6g，生姜 3g，大枣 3 枚。如多汗，去柴胡加生牡蛎。

2 血虚型

主证：热病伤阴，血虚津竭，大便干涩而脱肛。体弱乏力，面白不华，大便次多而量少，脱出之肛门，不红不肿，唇

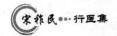

舌淡红，脉细或脉涩。

治法：益气养血，佐以固脱。

方药：生黄芪 6g，当归身 10g，人参 1.5g，川芎 6g，熟地黄 10g，白芍 10g，升麻 3g。如大便次多，有下迫感加木香、诃子肉。

3. 气热型

主证：肺热传于大肠，泻久伤脾，肠滑脱肛。面黄，消瘦，食少，腹胀，肠鸣下利日久，肛门有灼热感，腹热，尿黄，舌红、苔薄，脉数。

治法：健脾止泄，清热升提。

方药：升麻 3g，葛根 6g，白芍 10g，炙甘草 3g，黄连 3g，黄芩 6g，木香 3g，莲子肉 6g，赤石脂 6g。如泻次多，加芡实、车前子。

4. 血热型

主证：大肠燥结，肛门肿痛，下迫脱肛。颜面粗红，烦躁纳呆，大便秘结，有时数日一次，肛门红肿，小儿怕疼，不愿大便，每次大便脱肛，还纳亦不顺利，有时大便带血，唇舌红，苔黄白，脉数或沉数。

治法：清热凉血，润便固脱。

方药：生地 10g，当归身 10g，白芍 10g，川芎 6g，丹皮 10g，丹参 10g，生牡蛎 15g，炒黄柏 3g。如脱肛红肿，大便疼痛较重，加连翘、赤小豆。

5. 虚寒型

主证：泻久伤脾，虚寒脱肛，肾虚不固。面色苍白，精神不振，消瘦，腹软，便泻次多，病程久，肛门不红不肿，便后肛门难收，唇舌淡白、苔少，脉弱无力。

治法：温补脾肾，收敛止脱。

方药：粟壳 1.5g，莲子肉 6g，当归 10g，木香 3g，人参

1.5g，白术 6g，白芍 10g，肉桂 3g，诃子肉 3g，生甘草 3g。如泻久不止，加煅牡蛎、芡实，以固脱止泻。附外洗方：梧桐叶煎水外洗。

3. 体会

小儿脱肛，在临床所见，泻久而脱者多，大便干燥而脱肛者亦有。前人立法，提示我们辨证施治的原则。但是小儿的体质，及先后天的强弱虚实不同，因此在治疗和用药方面，要慎重，辨其虚实寒热，因体而异，因证而施，不可拘于一方一法来治一个病。脱肛本属于大肠病，大肠与肺相为表里，肺主一身之正气，肺虚肺热等，都可以影响大肠。此外肾为下元之根，肾气虚则下元不固，五脏六腑各有连属，人体气血之来源，离不开脾胃之气。前人认为，四时之胃气为本，脾胃为水谷之海，生化之源，治疗易伤其本，在辨证论治的原则下，治本病时，要注意：升、提、固、涩，亦要注意：补中有清，以及调理脾胃，以增强脏腑之机能，缩短疗程。

疝 气 证 治

小儿疝气，多指腹外疝，如腹股沟斜疝、脐疝、鞘膜积液等，是小儿时期常见的外科疾患，临床以脐腹绞痛、疝囊肿大为特征。其发病男孩明显多于女孩，有人对某一时期收治的三千多例腹股沟斜疝患者进行统计，其男性占 93%，女孩仅见 7%。

祖国医学对疝早有论述，《黄帝内经》中即有冲疝、狐疝、厥疝、癫疝、瘕疝、溃疝、癃疝等病名，并有疝的症状病因等的记载。以后历代医家对疝的论述多有发挥。目前，大家认同的疝有气疝、水疝两种。

气疝，又称小肠气，是小儿时期的常见疝病，与现代医学的腹股沟斜疝、脐疝相类似。对本病《幼幼集成》是这样记述的："病在小腹痛，不得大小便，病名曰疝。得之寒，故疝气者，寒邪结聚而成。内则脐腹绞痛，外则卵丸肿大。专属肝经，与肾无关，盖肝主怒，小儿性急，多叫哭而得之者，此气动于内，谓之气疝。"这里对气疝的病状及发病病因、诱因等叙述得十分清楚。《医学入门》亦云："气疝，上连肾俞，下及阴囊，得于哭、忿怒、气郁而胀。"说明小儿在急怒啼哭之时，极易诱发气疝。

水疝，包括现代医学的鞘膜积液。《古今医鉴》记述："水疝者，阴囊肿大，阴汗时出，囊肿如水晶，或瘙痒出黄水，或小腹按作水声。"因阴囊偏侧肿垂，故有人又称之为"偏坠"。水疝的产生有先天性与继发性两种。先天性水疝，如《婴童百问》云："小儿生下亦有如此者，不疼不痛，此皆不须攻击，不治而自愈。"说明先天性水疝可自愈，不需治疗。而继发性水疝则多由外伤或感染导致瘀阻脉络，水液不行，停聚小腹，或湿热下注，留聚阴囊所致。应及时治疗。

小儿疝气，因寒、因湿、因气而致，所谓因寒则痛，因湿而肿，因气而坠。故寒湿气为小儿疝气的主要病因，但又与肝脏经脉失和有关，因肝脉络阴器之故也。正如《医宗金鉴》记载："小儿此痛多因先天不足，本脏虚弱，复因外感风邪，内食生冷，寒邪凝结而成，或因湿热郁于中，复被寒邪束于外，邪气乘虚并于血，坠流入厥阴，厥阴属肝，其性急速，故牵引睾丸少腹绞痛。"由此可知，小儿疝气由内外三邪流入肝经，血脉凝结所致成。

1. 常规辨证

（1）气虚下陷

症状：少腹可见疝囊，每因啼哭、站立、行走或咳嗽等情

况其疝囊明显突出，但改变上述原因或平卧可使疝囊消失，阴
囊坠胀不适。伴见面色萎黄，倦怠乏力，纳呆，自汗，便溏，
舌质淡、苔薄白，脉弱。

治则：补中益气升陷。

方药：黄芪 10g，太子参 10g，白术 6g，山药 10g，陈皮
6g，升麻 3g，柴胡 10g，橘核 10g，荔枝核 10g，山楂核 10g，
甘草 6g。

加减：伴见寒象可加干姜、吴茱萸、高良姜。疼痛明显
者，可加延胡索、川楝子。纳差明显者，可加生谷芽、生稻
芽、砂仁、神曲。

（2）寒凝气滞

症状：疝囊下坠，凉硬，阴囊坠胀不舒、疼痛，痛连少
腹，痛时面色青白，四肢厥冷，并生冷汗，纳少，大便稀薄，
常有不消化食物，舌淡、苔白，脉弦细。

治则：温中止痛，理气散结。

方药：肉桂 2g，小茴香 6g，乌药 10g，木香 6g，茯苓
15g，山药 15g，灶心土 15g，白芍 12g，甘草 6g。

加减：寒重者，加干姜、附子；痛时，可用大青盐与香附
粗末等量，炒热后，装入布袋内局部热敷，可促使疝囊内容物
还纳。

（3）水湿下注

症状：阴囊肿物柔软，潮湿，部分患儿有坠胀感，舌胖大
质嫩，边有齿痕，水滑苔，脉滑。

治则：健脾利湿，行气散结。

方药：茯苓 15g，山药 15g，猪苓 10g，白术 10g，泽泻
10g，通草 6g，炒薏米 15g，胡芦巴 3g，仙茅 3g，陈皮 10g，
橘核 10g。

加减：湿甚者，还可加用冬瓜皮、玉米须。疼痛者，加荔

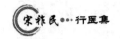

枝核、木香、佛手。

2. 个人经验

小儿疝气的治疗，因寒者宜温中暖肝，因湿者可淡渗利湿，因气者予理气舒肝，此三者皆以疏达肝郁、理气为要。张景岳指出："治疝必先理气。"此为治疗小儿疝气的要点。

宋老行医 50 年，总结治疗疝气的临床经验，根据数方化裁，创制二胡三核汤。方药有：柴胡 10g，延胡索 10g，橘核 10g，荔枝核 10g，山楂核 10g，川楝子 10g，白芍 10g，小茴香 10g，乌药 10g。方解：方中柴胡疏肝解郁，升举阳气；荔枝核辛温，可行气散寒，并与橘核共同具有止痛散结之功用；山楂核消胀散结；延胡索行气活血止痛；川楝子配延胡索可增强止痛之力；乌药、小茴香辛温散寒，行气止痛；白芍柔肝和阴。全方共奏行气散寒、消结止痛之功。

服药期间，应忌食生冷鱼腥，避免凉水洗澡或游泳，外以三角布兜收提睾丸。肿胀消失后，仍需继服一段时间中药以巩固之，也可改以茴香橘核丸服之。若湿重者，可在二胡三核汤中加入生薏米、茯苓皮、通草、川椒目；夹热者，可加用黄柏、知母；寒重者，可加吴茱萸、干姜；气虚者，可加党参、生牡蛎；肿痛重者，可加桃仁、红花、青皮、橘叶；患病日久者，可加升麻。

3. 验案三则

典型病例 1　宗某，女，13 岁。1991 年 1 月 31 日初诊。患儿自出生后即见两侧腹股沟秃疝，站立时，双侧腹股沟坠下物，大如乒乓球，局部坠痛，牵引少腹，平卧坠物可自回。月经去年初潮，经期腹痛，月经色暗有块，胃纳欠佳，二便正常，手足发凉，舌质暗红、苔薄白，尺脉弱，左关脉弦。辨证：寒滞肝经，脉络失和。治则：温经散寒，和络缓肝。方药：橘核 10g，荔枝核 10g，山楂核 10g，延胡索 3g，柴胡

10g，小茴香 10g，乌药 6g，川楝子 10g，白芍 10g。

服药 6 剂，患者症状减轻，站立时，虽仍有坠物，但疼痛明显减轻，手足仍凉。上方将乌药加至 10g，另加桂枝 3g，以行气通阳。

又服 12 剂，坠痛消失，站立时左侧稍见鼓出，右侧无坠物，按压时有痛感，大便较干，小便略黄，舌质淡，舌尖略红，苔薄黄，脉弦数细。上方加肉苁蓉 10g、通草 6g 以增强润便通下之力。

连服 36 剂，症状全部消失，继服茴香橘核丸，每服 6g，日服 2 次，巩固前效。二周后停药，痊愈。

典型病例 2　刘某，男，5 岁半。1989 年 7 月 15 日初诊。患儿单侧疝气合并鞘膜积液已 3 年。某医院决定给患儿做修补手术，因家长不同意而来我院求治中医。检查患儿左侧腹股沟，疝气如杏大小，按之疼痛，自感坠痛，胃纳尚可，小便稍黄，大便偏干且不爽。舌质微红，舌苔淡黄略腻，脉弦滑。辨证：湿热下注。治以清化利湿散结。方药：滑石 12g，通草 3g，柴胡 10g，延胡索 3g，橘核 10g，山楂核 10g，荔枝核 10g，白芍 10g，乌药 10g，甘草 6g。

服药 7 剂，疝气较前减小，如枣大小，舌淡红、苔淡黄腻，脉滑。上方加藿香 6g、橘皮 6g，以增强行气化湿之力。继服 14 剂，疝气消至花生大小，积液渐消，按之仍有稍痛，舌苔淡黄微腻，上方去乌药，加败酱草 15g、生薏米 15g。

又服 14 剂，疝气完全复位，鞘膜积液已消，胃纳佳，二便调，舌质、舌苔恢复正常而愈。半年后，因感冒来就诊，询问其疝气，未见复发。

典型病例 3　程某，男，2 岁 3 月。1992 年 10 月 15 日初诊。患儿右侧睾丸肿胀 1 年半，近半年加重，右侧睾丸逐渐肿硬明亮，约 5cm×5cm，扪之有根，上连于少腹部，透光试验阳性，某医院诊为鞘膜积液，建议手术治疗。今至我院求诊。目前，患儿一般情况尚好，发育中等，食纳尚佳，便干秘结，1~3日1行。睾丸肿胀，时或牵涉腹部作痛，痛时啼哭不安。舌质淡红、苔白略厚腻，指纹青滞达气关。辨证：水湿下注，肝络失和。治以行气化湿，软坚消胀。方药：盐橘核10g，橘叶6g，通草6g，生牡蛎10g，昆布10g，木香6g，乌药6g，全瓜蒌10g。

上方服完2剂，肿胀开始消退。5剂服完，阴囊肿胀已消于正常。透光试验阴性。阴囊呈棕褐色，有皱纹，按之无疼痛，根部尚有小指样条索状粗硬结，纳食好，大便已通畅，舌仍淡红、苔薄白，脉滑，指纹淡红。再拟前法，疏达肝郁，软坚化结。上方加川楝子6g，荔枝核10g，赤芍6g。服药10剂，阴囊内条索状硬结消失，阴囊及睾丸正常。经半年随访，未见复发。

4. 按语

小儿疝气因寒而痛，因湿而肿，因气而坠。故其治疗原则当以寒者温之，湿者渗之利之，气者理之舒之，但三者皆以疏肝解郁理气为要。正如张景岳所说："治疝必先理气。"二胡三核汤系依据中医理论，总结多年临床经验而创制，其加减治疗小儿疝气常获良效。

本文中第一例为腹股沟疝，加减应用二胡三核汤而治愈。第二例者腹股沟疝并发鞘膜积液。积液者，水湿也，故加用滑石、通草以清热祛湿，通气行水，后又加用藿香、生薏米意在健脾祛湿而收效。第三例为鞘膜积液，乃因水湿下注而生肿胀形成积液，故选用通草、泽泻渗化水湿，橘核温下以行水湿，木香、乌药行气止痛，牡蛎、昆布软坚散结。全方行气化湿，兼行气血，气血流畅，水湿得除。此外，本例患儿便秘而有热象，故以瓜蒌润导下行，既能通便又可降气。若为湿盛便溏者，则去瓜蒌加生薏米，以行气化湿健脾。

泌尿系感染中医证治

泌尿系感染是小儿的常见病，尤以女孩发病率较高，临床以尿检异常及尿频、尿急、尿痛等症状为特征，祖国医学中无相应的病名，本病可归属"淋证""小便数"等证候的范畴。临床将其分为湿热内盛下注膀胱、湿热稽留耗伤阴液、湿邪留恋脾肾气虚三型。

1. 湿热内盛，下注膀胱

症状：起病急，病程短，尿频、尿急、尿痛，且淋沥不畅，尿色黄赤，较小患儿排尿时哭闹，或见小腹拘急胀痛，或见腰酸痛。或见发热，烦躁，大便干，舌质红、苔薄黄或腻，脉滑数。

治则：清热利湿，通利膀胱。

方药：通草 3g，滑石 10g，萹蓄 10g，瞿麦 10g，车前草 10g，竹叶 6g，芦根 15g，苍术 6g，黄柏 3g，生草 6g。

加减：小便淋沥不畅涩痛者，加海金砂利水通淋；血尿者，加小蓟、石韦凉血止血通淋；少腹胀者，加柴胡、延胡索疏肝行气。

方解：方中原用木通，现在临床多以通草代替木通。通草甘淡微寒无毒，清热利尿通气下乳，主治湿温尿赤、淋病涩痛等。滑石甘淡寒，主治热淋石淋、尿热涩痛。萹蓄苦微寒，利水通淋，入膀胱经；瞿麦苦寒，归心、小肠、膀胱经，清热利水通淋。上述四种药物，皆具清热之寒性，同入膀胱经，共有清热利湿通淋之功效，临床常协同应用，可加强药力，为方中主药。车前草清热利水，又清热解毒止血，对湿热伤及血络而血尿者，效果更佳。竹叶清热利尿，芦根甘寒，清热而利尿，苍

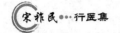

术健脾燥湿保湿，黄柏清热燥湿，共为方中辅药。甘草清热解毒，调和诸药，配滑石为六一散，可加强清热之力，又可缓和滑石及其他药物寒性之太过，为方中佐使药。全方合用，重在清热祛湿，是治疗湿热下注证候的常用方剂。

典型病例 1 李某，女，5 岁。1994 年 7 月 15 日初诊。1周来患儿尿频、尿痛、尿黄赤、不发热。患儿平日脾气急躁，纳食多，喜食鱼肉，但不消化，常有口臭，腹胀痛，大便干燥，二日一行。舌质红、舌苔黄厚腻，脉弦滑数。查尿常规：尿蛋白（－），红细胞 0～2 个/HP，白细胞 10～15 个/HP。中医证属湿热下注膀胱，治以清热利湿通淋。方药：瞿麦10g，萹蓄 10g，滑石 10g，木通 3g，竹叶 6g，车前草 10g，柴胡 6g，鸡内金 6g，芦根 15g，茅根 15g，小蓟 10g，熟大黄 3g，生甘草 6g。患儿服上药，每日 1 剂，每剂服 3 次，并嘱家长多让患儿喝水。3 日后复诊，尿痛消失，尿色不红，尿次减少，大便已通，舌质红、舌苔黄而微腻，脉滑缓。前方去熟大黄，加生薏米 15g，再进 3 剂，诸症全部消失，尿常规正常。

按语： 该患儿发病急，病程短。追问病史因天气较热，患儿经常坐地嬉戏，感受外界湿热之邪，湿热郁积膀胱；小儿平素烦急，说明内有肝郁之气，郁而化热，又喜食鱼肉而不消化，积滞胃肠，内蕴生热，脾不运化，水湿不散，与热相结，加之外感湿热，合而下注膀胱，致膀胱气化不利，而见尿频尿急尿痛诸症，热伤血络，则尿色深黄而赤，尿检有红细胞。故选用清热祛湿之品治之，并加茅根、小蓟凉血止血，柴胡疏肝，鸡内金消食。3 剂后症状大减，恐大黄下之太过而去之，加生薏米健脾淡渗利湿，调和脾胃，服之而愈。

2. 湿热稽留，耗伤阴液

症状：症程较长，小便频数但量少，尿有微痛，伴见低热，头晕耳鸣，五心烦热，盗汗，口干欲饮而不多饮，纳食一般，大便偏干，舌质红、少苔或花剥苔，脉细数。

治则：养阴清热祛湿。

方药：生地 30g，元参 10g，沙参 15g，天冬 10g，玉竹 10g，猪苓 10g，泽泻 10g，薏苡仁 15g，甘草 6g。

加减：尿痛伴口疮者，加竹叶、通草泻火利小便；盗汗甚者，加浮小麦、煅牡蛎以敛汗；口黏腻纳少者，加砂仁、草豆蔻芳香化湿健脾。后期热消，宜加健脾祛湿之茯苓、白术、山药、扁豆等。

方解：方中生地甘苦寒，清热养阴生津；元参甘苦咸寒，既能清热泻火，又能养阴凉血。《本草纲目》云元参"滋阴降火，解斑毒，利咽喉，通小便"。二药滋阴而不腻，并具有清热之力，是治疗阴虚内热之要药，为本方之君药。沙参益胃阴，生津液；天冬滋阴清热；玉竹养阴益胃生津；猪苓利水渗湿，《本草纲目》言猪苓可"开腠理、利小便"；泽泻利水渗湿，又可清利下焦湿热；薏苡仁健脾淡渗，又清热祛湿。几味药或养阴生津，或清热祛湿，或淡渗利小便，从诸方面辅佐生地、元参之主药，突出其养阴清热利湿的功效，为方中臣佐之品。甘草调和诸药为使药。全方主药突出，疗效肯定，应用时应注意临证加减。

典型病例2　余某，女，8 岁。1995 年 8 月 30 日初诊。间断尿频、尿急、尿痛 1 年。患儿时有尿频急、尿痛，多于感冒后出现。并伴低热，以手足心为主，体瘦，盗汗，口唇干燥，夜间口渴喜饮水，腰酸痛，乏力，食欲不振，大便正常。舌质红，舌苔少，脉细数。尿常规示蛋白（－），红细胞 0～2 个/HP，白细胞 2～5 个/HP。中医证属肾阴不足，湿热留恋。治以滋阴清热。方药：元参 15g，生地 30g，沙参 10g，天冬 10g，茯苓 15g，猪苓 10g，竹叶 3g，泽泻 10g，炒薏米 15g，

浮小麦 10g, 生谷芽 10g, 生稻芽 10g, 甘草梢 6g。患儿服药 7
剂, 食纳略增, 尿频痛稍有减轻。原方不变, 继服 7 剂, 药后
低热消失, 尿频、尿痛缓解, 尿检正常, 但仍有盗汗、酸痛、
夜间口渴, 上方加煅牡蛎 15g、女贞子 10g、旱莲草 10g 以敛
汗滋阴, 继服 10 剂, 诸症减轻。家长要求服丸药, 故以六味
地黄丸以善其后。患儿连服 1 月, 症状消失, 其间 2 次尿检均
正常。年后随访, 患儿一切正常。

按语: 本型患者病程一般较长, 多见于热性病之后, 或见
于阴虚体质的患者, 此时患者虽有尿频、尿痛, 但并不甚, 尿
检多异常, 红、白细胞均可见到。其突出的症状表现为阴虚之
征: 低热、盗汗、手足心热、口干耳鸣等。故治疗时重点在滋
阴清热, 佐以祛湿通淋。应用养阴之品时, 尤应注意早期不可
应用熟地、枸杞、桑葚、龟板胶等, 补阴药要选用既能养阴,
又能清热的生地、玄参等。若湿热消失, 可酌情选用前述补阴
药。此外后期还应注意选用健脾之品, 以平和者为佳, 如山
药、茯苓、扁豆等, 脾胃之气旺盛则自可祛邪扶正, 阴阳协
调, 百疾不生。

3. 脾肾气虚, 湿邪留恋

症状: 病程长, 以成年女性居多, 尿频、尿急、尿痛等症
状不甚明显, 但时有小腹坠胀不适, 尿检中常有白细胞, 而红
细胞少见, 伴见精神倦怠, 纳少, 乏力, 腰膝酸软, 时有自
汗, 心慌, 便溏, 舌质淡, 舌苔薄白, 脉沉细无力。

治则: 健脾补肾, 祛湿。

方药: 山药 10g, 炒白术 6g, 茯苓 10g, 党参 6g, 炒薏米
15g, 炒扁豆 12g, 陈皮 10g, 香附 10g, 仙茅 3g, 连翘 10g,
赤小豆 12g, 炙甘草 6g。

加减: 心慌甚者, 加生黄芪、五味子益心气, 加重炙甘草

量；便溏甚者，加苍术、灶心土健脾止泻。

方解：方中山药味甘性平，入脾、肺、肾经，是临床最常用的平补脾胃之品，《本草纲目》认为本品可"益肾气，健脾胃"。《本经》则认为山药"主伤中，补虚羸……补中益气力"。白术苦甘温，归脾胃经，具有补中益气，燥湿利水，固表止汗功效，其炒用则以补脾健胃为长，此二药为方中主药。茯苓、炒薏米、扁豆健脾渗湿，党参补中益气，为方中辅药。陈皮健脾行气燥湿；香附疏肝理气；仙茅补肾阳，温脾阳，强筋骨，祛寒湿；赤小豆利尿解毒；连翘清心泻火利尿；为方中佐药。甘草补中益气，调和诸药为使药。全方重在健后天之脾，以充先天之肾。脾健肾旺，则湿邪自去，本病必愈。

典型病例3　王某，女，38岁。1990年9月2日初诊。患者自觉小腹不适2年余，曾到多所医院就诊，服药后症状时轻时重，并时有腰酸乏力，查尿常规尿中常有白细胞，其数值在5～20个/HP之间，偶有红细胞、上皮细胞，伴见倦怠，心慌，少气懒言，自汗较甚，易感冒，纳食较少，大便稀，但可成形，1日1～2行，舌质淡，舌苔薄，脉细弱无力，尺脉沉。中医证属脾肾两虚。治宜健脾益气，佐以补肾。方药：白术10g，苍术10g，山药15g，生黄芪15g，五味子6g，茯苓20g，炒薏米30g，炒扁豆15g，仙茅6g，续断12g，连翘12g，炙甘草10g。

服药3剂，患者精神好转，周身自觉较前舒适，尿检：白细胞8～15个/HP，继服7剂，心慌、少气、倦怠，腰酸明显减轻，小腹不适亦明显减轻，小便成形，1日1行，仍纳少，自汗仍较重，前方加浮小麦15g、生谷芽10g、生稻芽10g、鸡内金6g。

患者服7剂后，又连服14剂，自觉症状全部消失，尿检亦恢复正常，近1月未感冒，停药。此后每周查尿1次，连查

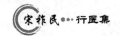

3 次均正常。1 年后追访，患者尿正常，仅有 1 次感冒。泌尿系感染痊愈。

按语： 本型以虚为主，常反复不愈，多见于慢性泌尿系感染，并且以成年女性发病率较高。本型的特点，就是尿频、尿急、尿痛等典型的泌尿系感染症状在临床的表现不突出，临床常常靠实验室检查，参照临床症状做出诊断。从中医角度看，本型以气虚为主，重点在脾，病久或症情重者可波及肾。脾为后天之本，多种原因如暴饮暴食、温热病、外感六淫时邪等，均可损伤脾胃的功能。脾主运化，运化水湿及水谷精微到各脏腑，以滋养五脏六腑及四肢百骸，因此，本型脾虚的症状，便较为突出。此患者倦怠乏力、自汗、易感、纳少、便溏等均为典型的脾虚症状，经健脾益气治疗后，脾虚症状的改善亦最早有反映，本病痊愈后，患者感冒次数明显减少，说明辨证施治得当，故疗效明显。

泌尿系感染可分为急性泌尿系感染、慢性泌尿系感染。临床观察小儿患此病以急性泌尿系感染多见，其发病多急，病程短，若治疗及时，疗效亦好；成人患此病以慢性多见，病程一般较长，常反复发作，治疗常常难见速效。

西医认为，小儿易患泌尿系感染的原因与小儿的生理解剖特点有关，如女孩尿道短，外阴容易污染，婴儿易出现尿反流，以及小儿原有肾脏疾病而并发感染，此外小儿若反复出现泌尿系感染，应考虑是否有泌尿系统畸形，及早检查治疗。

急性泌尿系感染的症状、体征与中医淋证相近，慢性泌尿系感染与小便数有相同之处，因此中医认为泌尿系感染的发生与湿邪密切相关。急性期湿与热合下注膀胱，气化失司；慢性期湿与虚热及体虚相伴。脾为湿脏，脾虚则湿不运化，聚于中焦，下阻膀胱，气化不利。此外，外阴不洁，感受湿热秽毒，过食肥甘厚味，内蕴湿热，过度疲劳，机体抵抗力下降，都可成为诱发泌尿系感染的因素。

在治疗时，急性期清热利湿，慢性期补虚祛湿，因为本病具有易反复的特点，所以后期一定要注意健脾养胃。脾胃充盛则病邪不易侵犯人体，正所谓"正气存内，邪不可干"。慢性期，有时也会出现病情的急性发作，此时的治疗应急则治其标，以清热为主，治实热为主，标实平定后，再治其本。

泌尿系感染的外治亦十分重要，西医常用0.1‰的高锰酸钾液每日外洗，中医则采用苦参、黄柏、菊花、金银花、车前草等煎汤外洗，每晚1次。此外，应每日换洗内裤，注意个人卫生。总之，泌尿系感染一病，中医虽无相应病名，但据其症状、体征辨证施治，每可获取良效。

遗 尿 证 治

小儿遗尿，又可称为尿床，是指3岁以上的小儿在睡中小便自遗，醒后方觉的一种病证。本病为功能性疾病，由大脑皮质及皮质下中枢的功能失调所致。本病亦有一定的遗传因素。祖国医学认为，本病与肺、肾、膀胱的功能失调有关，故临床分为肺脾气虚、脾肾阳虚、膀胱湿热三型。

1. 肺脾气虚型

症状：睡中遗尿，醒后方觉，一周两三次，每于劳累及饮水过多时，遗尿多发。平日患儿尿频，但尿量不多，并伴有面色萎黄，倦怠，自汗，乏力，纳呆，便溏。舌淡苔薄，脉弱。

治则：健脾益气止遗。

方药：炙黄芪15g，太子参10g，云茯苓12g，白术6g，山药10g，陈皮6g，芡实6g，鸡内金10g，益智仁10g，甘

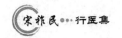

草 6g。

加减：大便溏薄者，加生薏米、煅牡蛎、苍术健脾止泻；自汗重者，加煅牡蛎、浮小麦、麻黄根敛汗固涩；纳呆者，加砂仁、佛手、神曲行气开胃。

方解：本方重用炙黄芪益气健脾、升举阳气，太子参补益肺脾之气，二药合用益气健脾为方中主药。茯苓、白术、山药补脾胃，配合参芪，加强健脾益气之力，为方中辅药。而益智仁健脾补肾固精，芡实固肾健脾涩精，鸡内金涩精止遗，为方中佐制之药。甘草调和诸药，补中益气，为方中之使。全方共奏健脾益气止遗之功效。

典型病例 1 翟某，女，6 岁。1994 年 8 月 2 日初诊。间断遗尿 4~5 年。患儿时有遗尿，每于劳累后出现遗尿，平日易感冒，好倦乏，多自汗，语音低，食欲差，且食后即便，便中多夹有不消化食物。其面色萎黄，气池发暗。舌淡红、苔薄白，脉弱。尿检正常。中医证属肺脾气虚。治宜健脾益气。方用：黄芪 10g，党参 10g，五味子 6g，山药 10g，白术 6g，苍术 6g，茯苓 10g，炒薏米 15g，益智仁 10g，鸡内金 10g，神曲 15g，煅牡蛎 15g。

患儿服药 5 剂，纳食有所好转，5 日内遗尿 2 次。原方不变，又服 7 剂，仅 1 次遗尿，大便成形，声音较前增大，其间未患感冒，但仍时有自汗，前方加浮小麦 15g、麻黄根 2g。

患儿又服 10 剂，自汗明显减少，未再出现遗尿，纳食、大便均正常。患儿症状已明显改善，要求服丸药，故改服人参健脾丸。患儿连服丸药 3 周，症状完全消失。1 年后追访，患儿一切正常。

按语： 本型病情一般较轻，患儿遗尿并非每日发生，常在劳累、饮水过多、情绪波动时出现，若能有效地防止上述情况，则可减少遗尿的发作。此患儿数年间，间断发生遗尿，并伴有明显的肺脾气虚的症状：自汗，气短，易感冒，倦怠乏力，纳呆便溏等。但在治疗用药时，则重点在健脾益气，不需另补其肺。因为祖国医学认为，五行之中肺属金，脾属土，其相生相克关系为脾土生肺金，故补脾土可达到母壮及子的效果，使肺金充盛。因此，本例患儿的治疗，重在健脾益气，肺脾气旺则水道得以通调，水湿得以运化，使水液正常运行，遗尿自然痊愈。

2. 脾肾阳虚型

症状：睡中小便自遗，溲淡无味，伴见面色㿠白，神疲乏力，畏寒肢冷，腰酸腹痛，得温则舒，纳少，便溏，或五更泄泻。舌淡、苔白，脉沉弱无力。

治则：温肾健脾，固精止遗。

方药：益智仁 10g，补骨脂 10g，肉桂 3g，桑螵蛸 10g，覆盆子 10g，菟丝子 10g，乌药 10g，芡实 10g，莲子 10g，菖蒲 10g，远志 6g，鸡内金 10g。

加减：腹痛甚者，加木香、干姜温中止痛；五更泻者，加吴茱萸、肉豆蔻温中散寒止泻。

方解：本方为一温补之剂，故选用益智仁补肾助阳，固精缩尿；肉桂温中散寒补阳；补骨脂助阳温脾补肾。三药合用，温阳补肾健脾为方中主药。乌药温肾散寒；菟丝子补肾阳，益阴精；桑螵蛸、覆盆子温补肝肾，涩精缩尿；芡实、莲子肉健脾益肾固精，同为方中辅药。菖蒲、远志宁神开窍，芳化醒神；鸡内金涩精止遗，配桑螵蛸可增强止遗尿的作用，故为方中佐使之品。全方重在温补，以补肾健脾为基本原则。脾肾之阳得温，则小儿遗尿自止。

典型病例2 焦某，男，12 岁。1995 年 1 月 8 日初诊。患儿遗尿 10 余年，自幼遗尿，几乎每夜均遗，尤其是冬季寒凉之时，病情更甚，常一夜三四遗，家长不堪其苦。患者系 7 月早产儿，保胎儿，平素体质差，易感冒，体重及身高均不及正常儿童，外观年龄较正常儿童小 2～3 岁，形体瘦小，面色苍白，纳少，时有腹痛，喜温喜按，每日清晨大便，溏便无味。舌淡苔白，脉弱。中医证属脾肾两虚，阳气虚弱。治以补肾健脾止遗。方药：补骨脂 10g，益智仁 10g，桑螵蛸 10g，芡实 10g，山药 15g，覆盆子 10g，鸡内金 10g，肉豆蔻 6g，仙茅 6g，仙灵脾 10g，乌药 10g，炙甘草 6g。

服药 7 剂，患儿遗尿次数明显减少，纳食增加。原方不变，继服 14 剂。患儿在后一周内，仅有一次遗尿，家长甚为高兴。腹痛次数明显减少，疼痛程度亦减轻，但大便仍见溏薄，故方中加入苍术 10g、炒薏米 15g 健脾止泻，木香 3g 行气止痛。

患儿又服 14 剂，遗尿消失，腹痛消失，大便为软便，一日一行，并且一月内，亦无感冒。以上方为基础，调成丸剂，又服一月，停药。1 年半后，复见该小儿体壮如牛，几不相认，言遗尿未作。

按语：此患儿系保胎而存，又早产而出，为先天肾气不足。生后纳少，腹痛，稀便，易感冒均说明其后天脾气更亏，故脾肾两虚，致其身长、体重均低于正常儿童，瘦小多病，其遗尿亦较重，其舌脉亦支持中医辨证。此患儿症状较为典型，且症情较重，故选用补骨脂、益智仁温阳补肾健脾，并辅佐桑螵蛸、芡实、山药、覆盆子、肉蔻、乌药等益先天补后天，止遗缩尿。本方重在补肾健脾，因患儿虚寒较重，故多选用辛温之品，以助阳散寒，使患儿阳气充盛，脾气旺则水湿运化有常，肾气旺则固摄膀胱，使小便贮泄有序。因此患儿服药后，症状逐渐减轻，身体日趋健壮，遗尿终得痊愈。

3. 膀胱湿热型

症状：夜间遗尿，次数及尿量均不多，但色黄味臊，或伴见白天尿频尿急，偶有尿痛，或伴见肛门痒，烦急易怒，大便干而不爽。舌红、苔黄厚或黄腻，脉滑数。

治则：清热祛湿止遗。

方药：滑石10g，生甘草6g，黄柏6g，苍术10g，川萆薢10g，通草3g，竹叶3g，萹蓄10g，瞿麦10g，白果10g，鸡内金6g，茯苓15g。

加减：夜寐易惊者，加蝉衣、钩藤、朱茯苓镇惊安神；肛门痒者，加百部、苦楝根皮杀虫止痒。

方解：本方为六一散、二妙散、八正散之加减方，方中以滑石、黄柏清热祛湿通淋为方中主药，辅以萹蓄、瞿麦、萆薢、通草等药，可加强利水通淋、清热祛湿的作用。上述诸药，或甘淡寒，或苦寒，皆具有寒性，故方中佐以苍术辛苦温之品。燥湿健脾之品，可防他药寒性太过，伤及小儿脾胃。更佐以茯苓甘淡平，健脾宁心安神，利水渗湿，使小儿中焦得以安定，脾胃得以运转，水湿得以运化，致湿邪无以肆虐。此外竹叶清心除烦利尿，鸡内金涩精止遗，健胃消食，白果除湿收敛等皆为方中之佐药。生甘草清热解毒，调和诸药为方中之使药。全方共奏清热除湿、健脾止遗之功效。

典型病例3　苏某，女，4岁。1994年7月13日初诊。遗尿2周，家长诉患儿1岁多就不再尿床，近2周患儿却时有尿床，不仅夜间遗尿，白天在幼儿园午睡时亦尿床。故在幼儿园老师督促下来诊，老师反映：患儿脾气烦急，并有尿频尿急，其尿臊味较大。小儿诉肛门及外阴瘙痒，其纳食一般，大便偏干，一日2行，夜寐不安，偶有啼哭，舌尖红、苔黄白厚略腻，脉滑数。查体：肛门、尿道口、阴道口潮红，尿常规、尿蛋白（－），红细胞（－）。白细胞3～10/HP。中医证属湿热下注膀胱。治以清热祛湿。方药：黄柏10g，苍术6g，黄连3g，萆薢10g，瞿麦10g，木通1.5g，车前子10g（包煎），茯

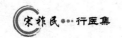

苓 15g，使君子 6g，百部 6g，生薏米 15g。

患儿内服上药，每日 3 次，并用苦参 10g、百部 10g、苦楝根皮 10g，煎水，每晚外洗前后阴部，嘱家长每日换洗患儿内裤，并煮沸消毒。3 日后症状明显减轻，继以前法治之，1周后诸症全部消失，尿检正常。

按语：此患儿本无遗尿，近 2 周才见此症状，说明其为继发性遗尿。根据问诊所得及检查结果，表明患儿感染蛲虫，小虫爬入前阴引发泌尿系感染所致，其舌脉及症状均显示其证属湿热下注，故以黄柏苦寒清热祛湿为主药，配以辛、苦、温之苍术燥湿健脾，并配用萆薢、瞿麦、车前子清热祛湿，黄连清心除烦，茯苓、薏米健脾调中，使君子、百部驱虫杀虫，并配合外洗，内外兼用可加强疗效。方中虽无一味止遗之品，却达到围魏救赵，祛除病因，使遗尿自除的效果。

遗尿一证，在祖国医学文献中早有论述，如《灵枢·九针》中云："膀胱不约为遗溺。"《黄帝内经》中的论述具有言简意赅的特点，本句论述实际包含两层意思，一指排尿不能自控而遗尿之症；一指小儿睡中遗尿，醒后方觉的病证。后人进一步发展了《黄帝内经》的理论，巢元方在《诸病源候论》中，把睡中不觉尿出单列一病，指出："夫人有于睡眠不觉尿出者，是其禀质阴气偏盛，阳气偏虚，则肾与膀胱俱冷，不能温制于水，则小便多，或不禁而遗尿。"今人多遵从此说。

祖国医学认为，尿液的生成与排泄，与气化、水道和膀胱有关。五脏中肺为水之上源，脾在中焦，主运化水湿，肾为水之下源，三脏之气盛衰与否，直接影响尿的排泄是否正常。遗尿的发生，与上述因素有关，但总以肺、脾、肾三脏之气虚阳虚，不能通调水道，致膀胱不能约束尿液而遗。临床观察表明，内蕴热邪或外感热邪，与脾湿相合，湿热下注膀胱，或感染蛲虫，内扰膀胱，也可导致小儿遗尿的发生，此类情况临床时有发生，故列为一型。无论何型遗尿，均与膀胱有关。肺、脾、肾、肝等脏气异常皆可致膀胱不约束，才发生遗尿。因此膀胱为本病之病位，也是本病的重要器官，正如《黄帝内经》所云："膀胱不约为遗溺。"

本病有虚有实，临床观察以虚证为多，湿热下注型患者，虽不少见，但在遗尿病人中，所占比例尚小，并且其本多为虚证，只是临证表现为标实而已，治疗时，待其湿热一去，仍需健脾固本，此为"正气存内，邪不可干"之意。

遗尿一症，多为脏腑功能障碍，此类患者一般见效快，疗效好。若遗尿为器质性病变所致，则仅靠服中药效果较差，如骶椎隐性裂，或脊柱裂，大脑发育不全，以及膀胱容积过小畸形等，其中骶椎隐性裂患儿引起的遗尿证较多见，临床对服药效果不好者，应予拍腹平片等检查以鉴别。

总之，本病中医责之肺、脾、肾三脏之虚及湿热下注膀胱，治疗当固本止遗，或先治其标，再治其本，并注意鉴别诊断，辨证治疗，常获上效。

肾炎中医证治

肾炎是西医病名，多指肾小球肾炎，属中医的"水肿""血尿"范畴。《金匮要略》提出：病有风水、皮水、正水、石水。又按脏腑分为心、肝、脾、肺、肾等水气病的证候，而且还提到水肿病与血分、气分的关系，从病的虚实寒热方面，分为阴水与阳水。

本病早期多属实证、热证，后期多表现为虚证、寒证，或表现为寒热虚实、错综复杂的征象。其主要病机为肺、脾、肾三脏功能失调，三焦、膀胱气化不利，水液代谢失常。本病初期，眼睑浮肿，常夹有表邪，多与肺有关，似风水病，如《金匮要略》所云："寸口脉沉不滑者，中有水气，面目肿大，有热，名曰风水……视人之目窠上微拥，如蚕新卧起伏。"患病中期，病人全身浮肿，多与脾有关，近似里水。患病后期，阳虚不得化水，病人面色苍白而浮肿，多与肾有关，近于阴水。

小儿肾炎有急性、慢性之分。急性肾炎多因外感、乳蛾、烂喉丹痧或疮疡引起。因风邪袭肺，肺气壅滞，通调水道失职，流溢皮肤而为水肿，湿热搏结，热流下注，迫及血分而见血尿。小儿脾常不足，肾常虚。患病日久，则小儿脾肾愈加不足，水湿不化，泛溢肌肤，见浮肿，以腰以下多见，部分病人仅见足面或踝部水肿、尿少等症状。

水肿的治疗，古有发汗、利尿等法，如《素问·汤液醪醴论》有"开鬼门，洁净府"之法。《幼幼集成》则云："治肿当分上下，经曰面肿者风，足肿者湿。凡肿自上而肿者，皆因于风，治在肺。肿自下而起者，因于肾虚水泛或因于脾气受湿，宜渗利之。

发汗利小便之法，在小儿肾炎初期，为正治法，正当其用。若小儿湿热较重，或热迫血分阶段，则以清热利湿凉血为主，可佐以止血之品。中后期，肾炎的治疗则应以补益肾气，温阳化水为主。

总之，肾炎的中医病位在肺、脾、肾三脏，治疗也重在宣肺、健脾、益肾。正如喻嘉言在《医门法律》中指出："水病以肺脾肾为三纲。"又如《医宗必读》所云："诸湿肿满，皆属于脾，其本在肾，其末在肺，皆聚水也。肾者胃之关也，关门不利，故聚水而从其类也。可见诸经虽皆有肿胀，无不由于脾、肺、肾者。盖脾土主运行，肺金主气化，肾水主五液，凡五气所化之液，悉属于肾；五液所行之气，悉属于肺；转输二脏，以别水生金者，悉属于脾，故肿胀不外此三经也。"

一、风邪外袭　水溢肌肤

主证：身热或低热，头面浮肿、眼睑浮肿，继则全身浮肿，咳嗽或微喘，尿少，身倦乏力。舌淡红、苔薄白，脉浮大或浮数。

治则：疏风宣肺，清热利水。

方药：麻黄 3g，生桑白皮 10g，茯苓皮 12g，杏仁 6g，生石膏 18g，细辛 3g，秫米 10g，生姜皮 10g，车前子 10g（包煎），冬瓜皮 10g。

加减：腹胀者，可加大腹皮、旋复花、代赭石。尿少者，可加泽泻、萹蓄、瞿麦。尿涩者，加海金砂、金钱草。尿赤者，可加白茅根、生侧柏、大小蓟等，知母、黄柏、苦参亦可选用。尿混浊者，可加川萆薢、石韦、竹叶。面肿甚者，加紫背浮萍。睾丸肿胀明亮者，加川椒、防己。腹肿胀者，可加抽葫芦、路路通。因肿而喘者，可加葶苈子、冬葵子。舌红少苔者，上方减麻黄、细辛、生石膏，加女贞子、枸杞子。头晕者加石决明、珍珠母、菊花等。

二、热伤血络　湿热内侵

主证：浮肿不显，小便黄赤短少，甚至血尿，舌红、苔黄或黄腻，脉数。

治则：清热凉血，导热利湿。

方药：白茅根 30g，丹皮 10g，连翘 12g，赤小豆 15g，生侧柏 12g，大小蓟 12g，川萆薢 10g，生地黄 10g，通草 2g，黄柏 3g，竹叶 6g，三七面 1.5g。

加减：毒热盛者，加炒栀子、蒲公英、地丁。血尿甚者，

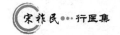
加生地炭、杜仲炭、藕节炭、仙鹤草。血瘀者，可加丹参、赤芍、生山楂，既可化瘀，又可改善肾脏微循环。

三、脾肾两虚　水湿四泛

主证：面色㿠白，浮肿明显，以腰腹以下为甚，按之凹陷，小便不利。舌淡苔白，舌体胖嫩，可见齿痕，脉滑。

治则：健脾补肾，温化水湿。

方药：茯苓15g，白术10g，补骨脂10g，菟丝子10g，淡附片6g，生姜3g，泽泻10g，猪苓10g，生黄芪10g，防己10g，川椒目3g，葶苈子6g。

加减：脾虚便溏者，加生薏米、苍术、煅牡蛎。脾虚气短者，可加太子参、山药、扁豆。尿蛋白多者，可加山萸肉、芡实、金樱子、莲须、黄精。阳损及阴，伴见咽干，舌红者，加熟地、山萸肉、元参。

肾炎水肿，应少食咸物，以免水肿加重。《幼幼集成》中说：凡小儿水肿，切须忌盐。盐助水邪，如肿不甚，可少食咸味，免日久不食盐而影响食欲。凡水肿时期用麻黄、细辛等发汗之药，因水湿充斥肌腠，开闭失常，而少见汗，其小便可较多，是发挥其利尿作用，故药量可酌情增大。

在治血尿时，可酌情加用活血之品。现代医学研究认为，某些活血化瘀药物，可改善肾脏的微循环，对肾炎的恢复是大有益处的。在肾炎恢复期，若患儿怵于服用汤药，则可改以丸药巩固疗效，如：金匮肾气丸、六味地黄丸、金水宝、肾炎四味片等。

对于服用强的松、环磷酰胺等西药的患者，在病情减轻的情况下，可逐步将西药减量，同时配合中药服用，可使症状不再反复，病情得以缓解。中西药配合应用，既可减轻西药的副作用，又有较好疗效。比单纯西药治疗或单纯中药治疗效果好。

典型病例 李某，男，9岁。1993年9月30日初诊。患儿肉眼血尿6周。曾检尿常规：尿中红细胞多数，尿蛋白（＋＋），血沉90mm/第1小时，诊为：急性肾小球肾炎。予青霉素、强的松等治疗，尿检变化不大。今至我院求诊中医。患儿面色黄白，气池暗青，纳差乏力，夜寐多汗，口中气热，尿黄短赤，大便干而不爽，舌质红，苔中心黄厚腻，脉滑数。尿常规：尿蛋白（＋＋），尿红细胞多数，尿白细胞0～1个/HP。中医辨证：本虚标实。本虚为脾虚气弱，标实为湿热下注，迫血妄行。当先治其标，再治其本。治法：清热凉血，利湿解毒。方药：白茅根30g，细生地15g，生侧柏12g，丹皮10g，赤小豆18g，连翘15g，槐花10g，龙葵30g，川萆薢10g，瞿麦10g，竹叶10g，甘草6g，茯苓10g。

服上方14剂，尿色转为淡黄色，尿化验：尿蛋白微量，红细胞10～15个/HP。大便仍略干，1日1行，纳食仍较差。舌淡红，黄腻苔退去大部，呈白苔，脉弦滑。上方减竹叶、萆薢，加生薏米30g、黄精10g、鸡内金10g。继服。

患儿又服14剂。尿检正常，血沉已降至正常，纳食亦明显增加，大便为软便，1日1行。予六味地黄丸及金匮肾气丸，继续服用以巩固疗效。患儿服用中药1个月后停药。1年后追访，患儿一切正常，其间曾2次感冒，亦未引起肾炎复发。

按语：急性肾小球肾炎以浮肿、少尿、血尿为主要临床特征。本例患儿即以血尿为主症，是为湿热邪毒内侵，蓄结膀胱，热伤血络，发为血尿。正如唐容川《血证论》所云："热结膀胱则下血，是水病而累血也，血海膀胱同居一地，膀胱主一身之表，热邪由表入里，陷于血分，伤于阴络，出于前阴则为尿血。"因此本型患者的治疗当以清热凉血、解毒利湿为大法。肾炎恢复期多表现为正虚邪留的证候，所以治疗大法在祛除余邪的同时，应注重健脾补肾，一些药品如茯苓、薏米、黄精、山药、莲子、女贞子、旱莲草、大枣等皆为常用之品。除汤剂外，在恢复期还十分常用丸剂、散剂等剂型，以图其缓，巩固疗效。

紫癜性肾炎中医证治

紫癜性肾炎以身出紫癜2周后出现血尿、蛋白尿、水肿等为主要表现。本病中医无特定病名，可概括在"水肿""血证""斑疹"等范畴之内。根据多年临床经验，大致可分为湿热内蕴、脾肾两虚两个证型。

1. 湿热内蕴

症状：尿少而黄，或血尿，或见水肿，或双下肢可见紫斑，倦怠，身重，脘闷腹胀，口苦口黏，便溏不爽。舌红、苔白腻或黄腻，脉滑数。

治则：清热祛湿。

方药：川草薢10g，瞿麦10g，萹蓄10g，车前子10g（包煎），紫草10g，茜草10g，白茅根15g，川牛膝6g，赤小豆10g，滑石12g，甘草6g。

加减：热重者，加青蒿、竹叶、连翘以清热解毒除湿；湿重者，加生薏米、防己、泽泻、猪苓以化湿健脾；血尿者，加小蓟、蒲黄、仙鹤草、石韦以凉血止血。

典型病例1 黄某，女，5.3岁。1990年7月24日初诊。尿血1月余。患儿在2月前发现双下肢有针尖大小的出血点，查血小板正常，当地医院诊为过敏性紫癜。约2周后，发现尿色变红，量少，并见浮肿，以双下肢为主，肾功不正常，尿检中红细胞 30～40 个/HP，白细胞 3～4 个/HP，尿蛋白（＋＋），诊为紫癜性肾炎。诊时患儿精神尚可，眼睑微肿，双下肢浮肿，并见散在陈旧性出血点，无腹痛，纳差，倦怠身重，尿深黄量少，大便不爽，舌红、苔白腻略黄，脉弦滑。尿蛋白（＋＋），尿中红细胞 30～40 个/HP。证属湿热内蕴，灼伤血络。治以清热祛湿凉血。方药：萹蓄 15g，瞿麦 10g，草薢 10g，连翘 12g，赤小豆 15g，丹皮 10g，黄柏 3g，牛膝 10g，白茅根 30g，大、小蓟 10g，猪苓 30g，青黛 10g（包煎）。

服前药 5 剂后，浮肿略有减轻，但尿量仍少，故上方加冬瓜皮 10g、车前子 10g、路路通 10g 以利湿消肿通络。又服 3 剂，浮肿明显减轻，尿色变浅。查尿常规：尿中红细胞 3～5 个/HP，白细胞 0～1 个/HP，尿蛋白（±），双下肢陈旧性出血点消退。效不更方，继服前方。又服 21 剂，尿检完全正常，浮肿消失，复查肾功正常。舌红苔白，脉沉弱。停服汤剂，改以六味地黄丸固之，后追访得之，患儿服六味地黄丸一月后停药，病未再发复。

按语：此患儿在患过敏性紫癜 2 周后，发现尿血，浮肿。符合紫癜性肾炎的发病规律。患儿舌质、舌苔、脉象及症状均显示中医证型为湿热型，故选用萹蓄、瞿麦、草薢、黄柏清热祛湿为主药，以连翘、赤小豆、丹皮清热解毒，以白茅根、大小蓟清热凉血，牛膝活血引药下行，猪苓健脾祛湿。后又加冬瓜皮、车前子加重祛湿消肿之力，加路路通以疏经通络。全方药力得到加强，效果明显。最后加用六味地黄丸，是补先天以助后天，扶助正气，以防病复之意。

2. 脾肾两虚

症状：尿色深呈茶色，但肉眼血尿少见，多见镜下血尿，水肿可见于腰臀部或双足面，伴见：头晕，倦怠，乏力，自

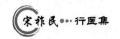
汗，盗汗，或手足心热，或面色萎黄，纳少，便秘或便溏。舌淡红、苔白或光剥苔，脉沉弱无力或细数。

治则：健脾补肾。

方药：生黄芪10g，茯苓10g，山药10g，熟地10g，仙灵脾10g，桂枝3g，蒲黄10g，茜草10g，仙鹤草30g，生薏米30g，女贞子20g，旱莲草20g。

加减：伴见血瘀者，加五灵脂、苏木、丹参活血化瘀；便溏者，加苍术、生牡蛎健脾固涩止泻；便秘者，加郁李仁、肉苁蓉、元参滋阴润肠通便。

典型病例2 王某，男，10岁。患儿双下肢出紫斑，血尿半年。半年前，患儿外感发热后，双下肢及足背部可见散在针尖大小红色皮疹，2～3天即消退，但时有腹痛，大便色黑，潜血试验（+），尿中蛋白（++）、红细胞（++），血小板正常，无浮肿。当地医院诊为：紫癜性肾炎。曾采取中西医结合治疗，效果不著。目前：患儿精神弱，面色黄白无华，体瘦，呈慢性病容，双下踝部可见暗紫色斑点，无浮肿征，尿呈茶色，略混浊。尿检：红细胞多数，尿蛋白（+++），伴纳差，腹部隐痛，倦怠乏力，自汗盗汗，舌淡红、苔薄白，脉细弱。证属脾肾两虚，气滞血瘀。治宜健脾补肾，益气活血养血。方药：生黄芪6g，当归10g，山药10g，白芍10g，甘草6g，仙灵脾15g，茯苓10g，仙鹤草20g，茜草10g，苏木10g，丹参10g，生薏米18g，鸡内金10g。

服上方7剂后，尿蛋白减为（+），尿中红细胞明显减少，紫斑颜色转淡，未见新出紫斑，舌红少苔，可见剥苔，上方加女贞子、旱莲草各20g以补肾阴。

上药连服21剂，面色明显转红润，纳食增加，体重增长2kg，腹痛一直未作，大便黄软，原有紫斑已消退，尿蛋白（±），尿中红细胞1～2个/HP，舌红、苔薄，剥苔处已长出新苔，以上方为基础方，加血余炭 10g、藕节炭 10g、蒲黄炭 10g，研极细末，炼蜜为丸，每丸 6g 重，每服 1 丸，日服 3 次。

连服丸药半年余，尿检正常，余无不适。3 年后追访患儿，身体健康。

按语：此患儿发病之初，亦有湿热之征。经中西医综合治疗及病程的延长，至我处就诊时，湿热之象已不显现，主要表现为脾肾两虚之本象，故治疗以健脾补肾、益气养血入手，后见患儿出现剥苔，考虑患儿亦有阴虚之征，故加用女贞子、旱莲草以滋补肾阴。所用方剂中以生黄芪、全当归为主药，益气养血；茯苓、山药、生薏米、鸡内金、仙灵脾健脾补肾；白芍、甘草酸甘化阴；仙鹤草、茜草止血消斑；苏木、丹参活血化瘀。全方共奏健脾补肾、益气治血之功用。患儿服药后，病情明显减轻。考虑患儿病程日久，治疗非一日之功，故改用丸剂较长期服用，以徐徐图之。历经半年多治疗，患儿痊愈。

紫癜性肾炎主要表现为肾脏的损害，临床以血尿、蛋白尿、水肿为主要症状。本病多见于儿童，但亦可见于成人，以 6 ~ 12 岁儿童多发。

过敏性紫癜多为实证。实热之邪，灼伤血络，而见血尿、紫斑等出血征象；水湿之邪，泛溢肌肤，而见水肿。邪实日久，必伤其正，脾肾两虚，气阴两伤，精微不固，散走水道，而见蛋白尿。此皆为紫癜已发展为紫癜性肾炎之病理变化。所以紫癜性肾炎，在临床多表现为虚实夹杂之症，初期以邪实为主，后期则以虚证多见。其治疗不可纯补无消，又不可纯消无补。尤其在夹有下焦之热，血中有瘀热之时，不可滥用苦寒之品。因苦寒伤及阳气，则加重其水肿，故此时多选用淡渗利湿，兼可清血中之热药物治疗，如猪苓、萆薢、泽泻淡渗利

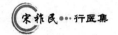

湿，茜草、紫草凉血活血。凉血不滞，活血不散，以消其斑，并可清血中瘀热。女贞子、旱莲草养阴不碍邪；川牛膝活血祛瘀，滋补肝肾，引药下行。久病气阴耗伤，血中瘀热未尽，故后期以健脾益肾为主，佐以行气化瘀，加用茯苓、生薏米健脾祛湿；鸡内金消食化滞；还可配服六味地黄丸、金匮肾气丸等，或依据病情，自行配制中成药，长期服用，以扶其正，必可收效。

紫癜性肾炎痊愈后，还应防止病情出现反复。在外感后，或紫癜再现时，应注意查尿，一俟尿中出现变化，及时治疗，则可将疾病消灭在萌芽状态。

痹 证 证 治

痹是闭塞不通畅，由于肌肤经络之间气血流通受到外邪的侵袭，使四肢关节不利而疼痛，甚而出现肿胀行动受限。历代医籍对本证的记载颇多，名称各异，《黄帝内经》称为"痹"，《金匮要略》称为"历节"；《诸病源候论》称为"历节痛风"；《丹溪心法》命曰"痛风"。皆指关节疼痛而言。其病多因风、寒、湿三气杂至，合而为痹，但小儿受邪最易化热，受病之后多表现为风湿热证，或内有蓄热，外复受风袭。如尤在泾在《金匮翼》中说"脏腑经络，先有蓄热，而复遇风寒湿气客之，热为寒郁，气不得通，久之寒亦化热，则痹熻然而闷也"。这是风湿热痹的成因，也是与成人所患痹证多为虚寒的不同之处。当前多认为痹证由风湿毒热所致病。

痹证主要因风寒湿之邪，初则伤于肌表，久则伤及血脉经络，最后影响筋骨、内脏。伤肌肉、血脉者较伤筋骨、内脏者为轻浅。风寒湿邪自肌肉侵入，使气血流通受阻，经脉得不到气血濡润温煦而受到影响，因而脉道失利，四肢关节失去气血正常的荣润淖泽，所以关节不利而出现肿、痛、沉重，久则患处发凉萎缩或麻木不仁。瘀热多现关节红肿热痛。小儿最为常见。

本病虽因风寒湿三邪所致，但在临床上三邪伤人略有偏重，因此出现的症状也有所不同。风重的称为"行痹"，多伤肌腠，故有寒热表证，其特点是痛无定处，游走窜痛。寒重的称作"痛痹"，多凝伤血脉，其证是痛有定处而且剧烈，故使肢节屈伸不利。湿重的为"着痹"，因湿阻经络，故以沉重肿胀、活动不利为要点。如痛剧沉重而游走的为三邪并重。

一、临床分型

1. 风湿热肢节痛

常见于急性发作，以热象为多，亦称"热痹"。证见关节红肿热痛，甚则痛不可近，不能活动，局部有灼热感，或周围有红斑结节，得冷则舒，可涉及一个或多个关节。初期常伴有全身发热，口渴，烦躁不安，舌质红、苔黄，脉数。热痹，以热胜于风湿，热为火性，郁于关节，气血受阻。辨证要点为关节红肿，灼热疼痛，痛不可近，屈伸不利；热迫血溢，周围可见红斑结节；遇凉热伏则痛减。本证因风热初犯，故常伴表闭热郁，发热口渴烦躁等证。治宜：清热祛风，祛湿通络。方用"程氏蠲痹汤"加减。

若热势鸱张，高热持续不退，口渴喜冷饮汗出，尿黄便干，舌苔黄燥，脉洪数，为热欲化火，治宜清气泻热，佐以祛风除湿，方用白虎桂枝汤。

若热中夹湿，湿邪留恋，浸淫经络气血，脉络闭阻不通，则关节肿胀不消，清阳不得宣展，则头胀胸闷，午后低热，口渴不欲饮，关节肿胀不消，大便溏，小便黄，苔白腻或兼黄，

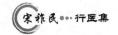

脉濡数等证，属湿重于热，治宜祛湿清热，通络止痛，方用宣痹汤。

2. 风痹

亦称行痹，风性善动，流行上下，侵袭经络关节，阻闭气血运行。辨证要点为关节肿痛，痛无定处，日夜不已，痛处不可屈伸。风为阳邪，走注四肢，故痛多见肘、腕、膝、踝等处，苔薄白、脉浮涩或紧。此证属风胜于寒湿，治疗宜祛风通络，散寒除湿。其初起常夹有表邪，而见恶寒发热等症，方用桂枝汤合羌活胜湿汤。

3. 寒痹

亦称痛痹，寒为阴邪，其性凝滞收引，阻滞气血，不通则痛。辨证要点为肢体关节剧痛，痛有定处，昼轻夜重，局部挛急，难以举动，得温阳气宣通，故筋缓痛减，苔白、脉弦紧，此属寒胜于风湿，治疗温经散寒，祛风除湿，方用乌头汤加减。

4. 湿痹

亦称着痹，湿性重浊黏滞，湿邪淫胜，侵袭经络，留滞关节。辨证要点为肢体关节重着疼痛或麻木不仁，麻木如虫行肉中，舌苔白腻、脉濡缓，属湿胜于风寒，治宜行气化湿，祛风散寒，方用三痹汤加减。

二、临床治疗

1. 肝肾阴亏

多见于素体肝肾阴虚，筋骨失却濡养，或热病后伤及肝肾，复感风寒湿邪，闭阻脉络，或由筋痹、骨痹内舍肝肾。其辨证要点：肾主骨生髓以利关节，肝藏血荣筋，以调气血，肝肾津液未复，脉络筋骨失于濡养，骨节酸痛筋挛而不伸，或骨重不能举动，午后低热、舌红、脉细数等阴虚津亏征象。治宜：滋补肝肾，祛风除湿，散寒止痛。方用独活寄生汤。

2. 气血两亏

湿寒伤气，风热伤血，痹证日久，气血两亏，或因脉痹内舍于心，血损及气，故表现为肢体关节麻木隐痛，心悸气短，身倦乏力，头晕目眩，自汗盗汗，唇舌色淡，脉沉细弱。治宜益气养血，温经通络。方用蠲痹汤。

3. 脾肾阳虚

肉痹、骨痹迁延而至，湿寒凝滞，反复发作，损伤脾肾阳气。辨证要点为肢体关节僵硬，筋肉拘挛，骨节肿大，甚或变形，肢凉畏冷，晨起即泻，尿频失禁，面色苍白，唇舌俱淡，脉沉细等阳虚征象。治宜温补脾肾，养血荣筋。方用右归丸加减。

总之，痹证的治疗，初起当疏风通络兼清热化湿，中期则应祛风散寒，利湿活血通络；后期多以温阳活络，补益肝肾。痛重则兼通经逐瘀，拘挛则应活血养血舒筋，麻则养血润燥，木则益气化湿通络。对于湿痰入络亦可用二陈、白芥子、风化硝、姜汁等，虚寒亦可用鹿角、枸杞、苁蓉、狗脊等，至于搜剔入络之邪亦可选用蜣螂、全蝎、山甲、地龙，除湿肿用皂刺，去热瘀用生大黄等都有捷效。

三、治痹常用药

引经药：上肢用桑枝、桂枝或苦梗，下肢用牛膝、威灵仙。

疏风药：薄荷、荆芥、防风、羌活、独活、秦艽、麻黄、细辛。必要时全蝎亦可用。

燥湿药：苍术、生薏米、大豆卷、皂荚、白芥子、汉防己。

祛寒药：川乌、草乌、石楠藤、老鹳草、干姜、附子、肉

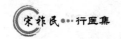

桂、鹿角霜等通阳活络。

行气药：木香、青皮、陈皮、香附。

通络药：忍冬藤、络石藤、路路通、地龙、威灵仙、伸筋草、桑寄生。

祛风湿：五加皮、海桐皮、透骨草。

活血化瘀药：赤芍、丹参、乳香、没药、姜黄、延胡索、当归尾。

清热化瘀药：茜草、紫草。

养血荣筋药：当归、大芸、木瓜、鸡血藤、白芍。

养阴生津药：北沙参、石斛。

助阳药：仙茅、仙灵脾、菟丝子。

益气药：黄芪、党参。

强腰膝药：川断、杜仲、狗脊、怀牛膝。

益肝肾药：枸杞子、女贞子。

典型病例1 赵某某，男，5岁。1991年11月8日初诊。患儿双膝及右踝关节肿痛已半年，在某军医院住院，经给予强的松、消炎痛等药物效果不佳，遂请中医会诊。目前患儿双膝关节红肿发热，活动受限，膝痛弯曲，不能伸直落地，痛苦面容，纳食差，大便1日1行，尿黄，舌体胖，舌质淡红，苔黄厚。脉弦滑略数。辨证：内蕴湿热，外受风湿，阻滞经络，成为风湿热痹。治以清利湿热，通利关节。方药：生石膏24g，汉防己10g，忍冬藤24g，地肤子10g，蛇床子10g，败酱草15g，桂枝6g，川牛膝10g，白芥子10g，大黄6g，秦艽10g，麻黄3g。另加西黄丸1.5g，分2次吞服。

服药18剂后复诊，患儿膝踝关节疼痛明显减轻，双腿能下地自行走动，唯局部略有漫肿，纳食可，二便调，苔白厚根腻，脉弦滑，再拟前方加减。拟方：生黄芪15g，防己10g，桂枝3g，忍冬藤15g，秦艽10g，威灵仙6g，川牛膝15g，白芥子 10g，麻黄 1.5g，当归 6g，鸡血藤 10g，穿山甲 6g。

上方共服 12 剂，膝踝肿皆消，痛止，各项化验复查均正常，痊愈出院。

典型病例 2 李某，男，2.5 岁。1989 年 11 月 8 日初诊。患儿双膝、踝关节肿痛 1 个月，为某区医院住院病人，查患儿双膝、踝关节肿胀，疼痛，自觉沉重，不能走路，曾发热 2 周，已退，纳一般，二便尚调，舌淡红、苔白略厚腻，脉滑数。辨证：风湿阻络，瘀阻关节，脉道失利。治法：疏风化湿，祛瘀通络。方药：桑枝 12g，忍冬藤 24g，丝瓜络 10g，川萆薢 10g，威灵仙 6g，秦艽 10g，生薏米 10g，白芥子 5g，山甲珠 3g，川牛膝 10g。

服上方 6 剂后，双膝、踝关节肿痛减轻，时有自汗出。再拟前法，以上方加松节 6g、姜黄 6g。

又服 7 剂后，双下肢可伸直，活动较前灵活，关节已不疼痛，走路也较前好转，唯大便见溏，食纳较差，舌苔薄白，脉滑数。上方去松节，加大豆黄卷 10g、云茯苓 10g、炒谷芽 10g、炒稻芽 10g。

又晋 7 剂后，关节已不痛，走路自如无障碍，肿胀消退，大小便自调，舌苔薄白，脉滑。再拟前方减轻药量，又服 7 剂，痊愈出院。

按语：痹为闭塞不通，痹证是指四肢关节不利而疼痛，甚而肿胀，行动受限的一类疾病。就其病因，古人认为，风寒湿三气杂至，合而为痹。但小儿受邪最易化热，患病之多表现为风湿热证，与成人多虚寒痹证不同。如例 1，即为风湿热痹，治以清热利湿而收效。本病病因为风寒湿，故又分为三型，因于风者为行痹，因于湿者为着痹，因于寒者为痛痹，各有其临证特点。第 2 例为着痹，因其外感风湿，湿阻经络，故以肢体关节沉重、肿胀、活动受限为特点，此时治疗应祛湿疏风通

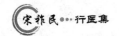

络。湿病必关及于脾，故本病应配合应用健脾养胃祛湿之品，则湿断其源。

同时服用中药及西药（如强的松）的患者，在其症状减轻后，应逐步减少西药，直到完全停用为止。以免因西药掩盖其本证本象，而贻误病机。对辛热燥烈之川乌、草乌等药宜慎用。小儿在病程中不似成人之阳虚寒盛，肾气衰微，用之不当反易助火。但在类风湿关节炎中，若久治不愈可用之，此类小儿多见于 10 岁左右儿童。其幼小者风湿热者较多，虚者少见，临证时应细琢磨之。

荨麻疹中医证治

荨麻疹俗名"风团"或"鬼风疙瘩"，祖国医学称为"痦癗"或"瘾疹"。本病之发，多因体质异常，或受某种物质刺激，如：食入鱼、虾、蟹、蛋等荤腥或某种药物或触及某种化学物品或汗出当风皆可诱发瘾疹。引起本病发生的因素较多，有的属于先天素质，有的由于后天饮食失节损伤脾胃，消化迟滞，因滞化热，热聚生毒，毒犯血分，感风发疹。小儿此型较多，有的因其他慢性病，如肠寄生虫症、肾炎、肝炎等，病久耗伤气血，正气虚弱，正不胜邪，复感风邪，致邪郁于皮肤腠理之间，内不得疏泄，外不得透达，正邪交争而发本病。本病初发的多发实证，多为急性荨麻疹，延久则多虚证，为慢性荨麻疹。

1. 风热型（风热束表）

主证：发病急骤，疹块发红，皮肤灼热，瘙痒异常，伴有发热、恶寒，重则面唇俱肿或咽痛，腹痛或伴有呕吐，遇热或风则皮疹加重，舌质红、苔薄白或黄，咽红，脉滑数。

治法：疏风，清热，解毒。

方药：薄荷、荆芥穗、金银花、连翘、丹皮、芦根、茅根、栀子、黄芩、豆根、白鲜皮。

大便干燥者加芒硝、大黄；有食滞、消化不良者加焦四仙；湿热者加苍术、黄柏。

2. 风寒型（卫外失固，风寒外袭）

主证：疹块色淡红或白，无其他伴随症状，遇冷或感风即发。

治法：散寒，祛风，固表。

方药：桂枝、荆芥穗、防风、白鲜皮、白芍、生姜、大枣、生黄芪。

3. 气阴不足，风邪束表

主证：皮疹反复发作，且多于午后或夜间发作，午夜后或午前减轻或消退。

治法：益气养血，疏风散邪。

方药：生地、当归、赤芍、白芍、生黄芪、防风、刺蒺藜、浮萍。

本病初起多因毒热伏于血分，复感风邪而发，故治疗重点抓住清热解毒疏风为主，但小儿毒热内伏与消化功能有着极为密切的关系。故在上法原则下，必须注意调整消化功能，使大便通畅甚为重要。否则虽服药当时取效也易复发。慢性荨麻疹多属机体气血不足，抗邪力差，一旦被邪侵在内则疏泄力差，向外透达无力致邪郁于皮肤腠理之间。治宜益气养血，疏风散邪。内服中成药：最常用防风通圣散。该药主治皮疹、痒甚伴有发热恶寒、咽红痛、大便干、小便黄。

典型病案　罗某，男，6 岁。1986 年 7 月 11 日初诊。主诉：身出风团 3 天。3 天前因晚间洗澡受风，入夜发热，体温38.5℃，少汗，偶咳，晨起头面耳轮及唇部焮肿作痒，烦急不安，身出风团疹块，高于皮肤，腹痛欲呕，即来院门诊。视患儿身热，体温 38.3℃，咽红，皮肤灼热，疹块色红，时腹作痛，不欲纳食，口渴，大便干结，舌红苔黄，脉滑而数。辨证：内蕴湿热，外受风袭。汗出入浴当风，热毒侵入血分，外发痦瘰。治宜疏风清热，解毒退疹。方药：芦根 15g，茅根 15g，浮萍 12g，凌霄花 6g，蝉衣 10g，薄荷 6g，防风 6g，青连翘 10g，地肤子 10g，蒲公英 10g。水煎服，5 剂。

服药 3 剂后，面耳唇部焮肿见消，身热已退，体温 37.3℃，唯疹块时出时没，周身作痒，抓搔时疹即出现，食纳欠佳，大便未行，尿黄，舌淡红苔白，脉滑。风热之邪其势渐减，里结之热未除，再拟前方加减治之。方药：白鲜皮 10g，凌霄花 6g，蝉衣 10g，薄荷 6g，防风 6g，连翘 10g，地肤子 10g，大黄 1.5g，苦参 6g。继服 3 剂，药后大便见行，疹消，里通表和而愈。

小儿湿疹中医证治

小儿湿疹是小儿常见病、多发病之一，其主要表现是：红斑、丘疹并以水疱、渗出糜烂和瘙痒为其主要特征。发病部位多在头面、耳后，严重者可发生在躯干、四肢。中医认为，小儿湿疹是由于脾胃功能失调致湿热外发肌肤，或脾虚无以润肤所致，故临床常将其分为：脾湿胃热、脾虚湿困、脾虚肤燥三型。

1. 脾湿胃热

症状：皮损多发于头顶、面部、颌下甚则躯干、四肢。皮疹色红，表面糜烂有渗出液，结痂，周围有红晕，伴口干口渴，大便干，小便黄。舌红苔薄黄，脉滑。

治则：清胃热，利脾湿。

方药：滑石12g，生石膏30g，黄芩10g，苍术10g，丹皮10g，生薏米15g，茯苓10g，泽泻10g，车前子10g，生甘草6g。

加减：渗出液多者，加黄柏、冬瓜仁、苦参祛湿清热，还可以用滑石、甘草、煅石膏研细末外敷。热盛口渴者，加知母、花粉清热滋阴生津。痒甚者，加地肤子、白鲜皮、防风以祛风止痒。便秘者，加元明粉清热泻火。

典型病例1　赵某，男，5岁。患儿面颊、颈部、双肘窝潮红丘疹水疱，瘙痒2周。皮损表面潮湿，水疱抓破后流水，部分皮损已结痂，因痒甚夜间睡眠不安。平素饮食量多，口干口渴，喜冷饮，大便干，小便黄。查体：患儿身体较壮，发育良好，头顶、面部、颈部双肘窝可见数片红斑丘疹及水疱，表面轻度糜烂、有渗出，部分皮损处结痂，舌质红、苔白厚腻，脉滑。中医辨证：脾湿胃热。治宜清胃热，利脾湿。方药：生石膏30g，知母10g，滑石12g，黄芩10g，泽泻10g，车前子10g，茯苓10g，元明粉3g，木通6g，地肤子10g，焦三仙30g，鸡内金6g。服上方6剂后，皮疹色转暗，渗出减少，仍有瘙痒，大便正常，原方去元明粉，加白鲜皮10g利湿止痒。又服10剂后皮疹减少，原方去生石膏、车前子，加生地10g、元参10g以滋阴止痒，又服6剂皮疹全部消失而愈。

按语：本例患儿体壮，饮食量多，然小儿脏腑功能尚未发育健全，脾胃运输功能较弱，饮食过多则食积内热，脾运失职则水湿内停，湿热相合外发肌肤，酿成湿疹。因此，治疗宜从脾胃入手，清泻胃热，健脾利湿，并佐以消食化滞，积滞得去，胃热得清，脾胃中枢得以运转，则水湿运化，湿疹得以痊愈。

2. 脾虚湿困

症状：小儿多肥胖，皮损多在面部、四肢甚则全身，且为暗淡之红斑丘疹，表面糜烂明显，渗出较多，伴有消化不良，口黏腻，纳食不馨，腹胀，大便溏薄，日 1～2 行，舌胖有齿痕，苔白滑，脉滑濡。

治则：健脾利湿。

方药：苍术 10g，白术 10g，陈皮 10g，生薏米 30g，滑石 10g，白扁豆 10g，生草 5g。

加减：腹泻甚者，加灶心土、煅牡蛎健脾敛湿止泻；腹胀甚者加白蔻、砂仁化湿行气。

典型病例 2 邓某，男，1.2 岁。患儿自出生常于面部、四肢起红色丘疹，近 1 周症状加重，疹色暗淡，渗出多，伴纳差、消化不良，大便溏薄。查体：患儿体胖，头发枯黄，枕秃明显，方颅，面色㿠白，面颊、眉棱、四肢可见数片丘疱疹，淡红色，丘疱疹融合处可见糜烂面，有明显渗出，舌淡苔白，脉滑，指纹淡红。中医辨证：脾虚湿困。治宜健脾理湿。方药：苍术 6g，白术 6g，茯苓 10g，半夏 3g，泽泻 6g，白扁豆 10g，炒麦芽 10g，陈皮 10g，炒薏米 15g，滑石 6g，生甘草 5g。服上方 6 剂，皮疹渗出明显减少，大便正常，仍纳少加神曲 10g、山药 6g，又服 10 剂，皮疹基本消失，改服小儿健脾丸，服 20 丸后，停药，痊愈。

按语：此例患儿自幼脾胃虚弱，虽然体胖但非体壮，从小儿头发枯黄、方颅、枕秃、面白等体征可以看出其胖为虚胖，是脾湿内困的表现，患儿纳差、便溏，更是脾虚的典型表现。脾主运化，脾虚则湿邪无以运化，故湿邪内聚致使皮疹表面渗出液较多，因此在治疗时，重在健脾祛湿，脾健则水湿得运，湿邪散去，湿疹当愈。脾虚非一日而成，且脾常不足为小儿常见的生理现象，因此，治疗后期，虽皮疹明显好转，仍需再服健脾之品，助后天以壮其本，巩固前效。

3. 脾虚肤燥

症状：皮疹常在同一部位反复发作，皮疹处粗糙脱屑，结痂，一般很少有渗出，有明显痒感，皮疹周围可见抓痕，色素沉着，伴见纳少，乏力，口干欠津，便溏，舌红苔白，脉弱。

治则：健脾润燥，益气养血。

方药：黄芪6g，当归10g，丹参10g，鸡血藤10g，北沙参10g，茯苓15g，山药10g，陈皮6g，白芍6g，防风6g，扁豆10g，甘草6g。

加减：痒甚者加苦参、白鲜皮祛风止痒；烦急者加佛手、青皮疏肝理气；纳少、口干者加麦冬、玉竹、石斛益气生津；皮疹反复不愈者加赤芍、乌梢蛇、蜂房等活血化瘀、通络搜风之品。

典型病例3　时某，女，8岁。患儿颜面、四肢反复出皮疹5年余，严重时皮疹融合形成糜烂面，有渗出液，较轻时皮疹处粗糙，脱屑瘙痒，经多方求医，疗效不佳，目前，患儿两颊、眉楞、下颌、颈部可见粗糙皮损，有少许脱屑，四周皮肤有抓痕，四肢及躯干亦有数片皮损，较头面部更为粗糙，周围抓痕明显，并有部分血痂。患儿平素烦急易怒，易感纳少，大便溏软，口唇干裂，舌红欠津少苔，脉细弱。中医辨证：脾虚肝旺，阴虚肤燥。治宜健脾疏肝，养阴润肤。方药：生黄芪10g，当归10g，沙参10g，麦冬10g，白芍12g，柴胡6g，茯苓15g，山药10g，青、陈皮各6g，佛手10g，白鲜皮15g，乌梢蛇6g，甘草6g。

服药7剂，瘙痒明显减轻，仍有口干欠津，加元参15g养阴润燥，沙参用量增至20g，加强养阴生津作用。

又服7剂，皮损缩小，脱屑减少，烦急明显减轻，口唇红润无干裂，但食欲不佳，上方去乌梢蛇、青皮，加生谷芽

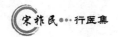

15g、生麦芽 15g、鸡内金 6g。

患儿连服 28 剂，皮损全部消失，全身皮肤红润有泽，伴见症状全部消失，在服药的近 2 月时间内，未患感冒，家长甚感欣慰。1 年后拜访，患儿湿疹未出现反复。

按语： 此型多见病程较长患儿，亦即慢性湿疹患儿，此时的临床表现以小儿出现粗糙皮损，伴瘙痒为主要指征，一般多伴有脾气虚弱、肝郁气滞、气滞血瘀等相关症状，如此例患儿平素烦急易怒，说明其肝气郁结较为明显，治疗时，加佛手、青皮疏肝理气，柴胡疏肝解郁，白芍养阴柔肝，陈皮行气健脾。患儿纳少易感，大便溏软，为脾虚指征，故方中有茯苓、山药健脾益气，后期纳食不见好转时，加生谷、麦芽以生发胃气，鸡内金健脾消食。最终收到较好效果。本型的一个不同于前两型的突出症状是瘙痒。我们认为一般祛风止痒之剂如防风、刺蒺藜、白鲜皮等草木药物治疗本型的瘙痒，疗效甚微，因患儿病程日久，邪已入里，当采用动物类药物，搜风止痒。症状较轻时，选用蝉衣祛风解痉止痒。《本草衍义》云：蝉衣"治头风眩晕，皮肤风热作痒"。或用僵蚕疏风止痒，痒甚者，可用乌梢蛇搜风通络止痒，《开宝本草》认为本品"主诸风瘙瘾疹，疥癣，皮肤不仁，顽痹诸风"。治疗顽痒顽搐，白花蛇的搜风通络作用更强，但其有毒，对小儿的用量不易掌握，而乌梢蛇功用与其相类而无毒，更适于小儿应用，正如《木草从新》所云：乌梢蛇功用同白花蛇，无毒而力浅。入药时可入药煎，或研末冲服。此外，全蝎、蜈蚣、蜂房也可分别选用，临床经验证明均有较好疗效。

湿疹是小儿常见的过敏性炎性皮肤病，祖国医学称之为奶癣、胎疮，又根据其发病部位，将其分为"旋耳疮""浸淫疮""绣球风""四弯风""湿臁疮"等，如《医宗金鉴·外科心法》记载："此证初生如疥，瘙痒无时，蔓延不止，抓津黄水，浸淫成片。"湿疹以过敏性体质的小儿最为多见，部分严重患儿可由新生儿期发病持续数年不愈。

小儿湿疹常因饮食不节，伤及脾胃，脾失健运，致湿热内生，复感风湿热邪，内外合邪充于腠理，浸淫肌肤而发病。部分患儿可由胎毒胎热所致。正如《外科正宗》所云："儿在胎中，母食五辛，父餐炙煿，遗热于儿，生后头面遍身发为奶癣，流脂成片，睡卧不安，瘙痒不绝。"湿疹其表现虽在皮肤，而病位根源则在中焦脾胃。脾胃功能正常与否，直接关系到本病的症状轻重，更由于脾为后天之本，小儿具有脏腑娇嫩、形气未充、脾常不足等生理特点，随着年龄的增长，小儿的脾胃功能会逐渐增强，我们在临床发现部分患儿随年龄的增长，其湿疹发作有渐轻的趋势，这正是脾胃功能增强的缘故。因此，脾胃功能贯穿于小儿湿疹病的始终，在治疗时，切记要健脾养胃，调补中焦。

小儿湿疹可分为急性期和慢性期，急性期以皮肤局部出现丘疹水疱、糜烂渗出为主要症状，慢性期则以同一部位反复发疹，皮肤粗糙瘙痒为主要症状。中医根据其症状体征的不同，将其分为三个类型，急性期以湿热为主，偏于热盛者为脾湿胃热型，偏于湿重者为脾虚湿困型；慢性期则以脾气虚弱，皮肤失于润养为主，故定为脾虚肤燥型。慢性期若出现急性发作仍按急性期相应证型处理。本文虽分为三型，但临床之时，常会伴有他脏他腑之症情，应随证加减，不拘泥于此三型。

小儿湿疹西医认为与过敏有关，因此该类患儿尤应注意饮食。大量临床实践中也证明饮食不当，可致小儿湿疹复发。中医认为，鱼、虾、牛羊肉等物为发物，对某些疾病可引发旧病，加重新病，辛辣之品易于发散，可使湿疹加重。因此患病

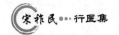

期间忌食此类食物。病愈之后也应忌食一段时间。

总之,小儿具有自己的生理特点而不同于成人,而小儿湿疹也与成人湿疹有所差别。小儿湿疹以脾湿胃热型及脾虚湿困型最为多见,其脾胃功能如何也就更为突出。因此,治疗小儿湿疹要重视脾胃,辨证施治,自可收到较好效果。

汗 证 证 治

汗证是指出汗不正常的一种病证,多由于阴阳失调、腠理不固所致。以在安静状态下,或没有什么明显原因的情况下,引起全身或局部出汗过多,甚至大汗淋漓为主要临床特征。汗证一般有自汗、盗汗之分。白昼时时汗出,动辄益甚者称为自汗;睡中汗出,醒来自止者称为盗汗。中医将汗证分为:肺卫不固、营卫不和、阴虚火旺、气阴虚弱等证型。

1. 肺卫不固

症状:以自汗为主,或伴盗汗,汗出恶风,以头部、肩背部明显,动则益甚,面色少华,易于感冒。舌质较淡、苔薄白,脉细弱。

治则:益气固表。

方药:黄芪15g,白术6g,防风6g,牡蛎15g,浮小麦15g,麻黄根15g。

加减:汗出多者,加糯稻根固表止汗;气虚甚者,加党参、黄精益气固摄;兼阴虚而见舌红,脉细数者,加麦冬、五味子养阴敛汗。

典型病例1 王某,女,7岁。患儿平素易感,平均每月感冒2~3次,9天来,精神倦怠,烦躁易哭,不思饮食,自汗,动则更甚,睡时露睛,大便干燥,二三日一次。面色黄白，形体消瘦，舌苔薄白，脉细弱。中医证属：肺脾气虚，肺卫不固。治宜益气固表。方药：黄芪15g，党参10g，白术6g，防风6g，甘草6g，牡蛎15g，浮小麦15g，茯苓10g。患儿服药后精神、饮食均好转，出汗减少，偶有盗汗，舌红，脉细数，睡时露睛，上方加黄精10g、麦冬10g，再服3剂后，汗止。

按语：本型以气虚为主，故其汗出、活动则益甚，且易感多病是其特点。小儿脏腑娇嫩，形气未充，其肺脾常呈不足之态。此患儿平日每月均有2~3次感冒，且伴有面黄、倦怠、纳少等症状，为肺脾气虚之兆，但其以自汗为突出症状，说明其肺气更虚，卫外不固为主要矛盾。肺主气，外合皮毛，肺气充盈则肤表固密，腠理开合正常，汗液正常疏泄。肺气虚，卫外功能失常，腠理不固，则汗出失常。脾为后天之本，健脾气可补肺气，故本型在益气固表的同时，应加健脾之品，则肺气恢复较快。因此，本例患儿在服药后，精神饮食明显好转，汗出减少，又服3剂，诸症消失。

2. 营卫不和

症状：汗出恶风，周身酸楚，时寒时热，或表现局部出汗，不发热，或伴有低热。舌质淡红、苔薄白，脉缓。

治则：调和营卫。

方药：桂枝6g，芍药10g，生姜6g，大枣5枚，甘草6g，龙骨15g，煅牡蛎15g，浮小麦15g。

加减：若胃纳不振，面色少华者，加党参、黄芪、怀山药健脾益气；低热者，加青蒿、地骨皮以清虚热；如半身局部出汗者，可配合甘草、浮小麦、大枣之甘润缓急，加以治疗。

典型病例2 张某，男，6岁。低热3天，汗多，以白天为主，食欲不振，时有恶心，面色少华，二便正常。舌苔薄白，脉浮数。中医证属：风邪外感，营卫不和。治宜调和营卫。方药：桂枝 6g，青蒿 10g，白芍 10g，黄芪 10g，山药 10g，浮小麦 15g，甘草 6g，生姜 2 片，大枣 5 枚。

患儿服药 1 剂后，热退汗少，精神好转，头晕除，欲进食，舌苔白厚，脉滑。上方加神曲 10g、鸡内金 3g 以消食开胃。再服 2 剂，汗止，食欲增加，面色转红。

按语：本型多发生于外感后期，以风邪外感后更为多见。因此，治疗时以疏散表邪为主，而不单以止汗为法。可通过调和营卫、疏解肌腠而达到止汗的目的。此例患儿低热、自汗、脉浮，说明患儿外感风邪，传入肌腠，营卫失和而致汗出为病之急所，虽有纳呆、恶心等脾胃失和之证，但非主流症状，故以调和营卫解肌为大法，加用青蒿以清热，该药芳香而透散，正可退虚热。故 1 剂热退汗减，再加以消食开胃之品，使脾胃气和，营卫调和，患儿汗止而愈。

3. 阴虚火旺

症状：夜寐盗汗，五心烦热，或兼午后潮热，两颧色红，口渴，舌红少苔，脉细数。

治则：滋阴降火。

方药：生、熟地各 10g，当归 6g，黄柏 6g，黄芩 6g，黄连 6g，黄芪 12g，白薇 10g，银柴胡 10g。

加减：如伴见口渴，尿黄，虚烦不眠，兼有肾阴耗损者，可加用石斛、芦根、柏子仁养阴安神；汗出多者，加牡蛎、浮小麦、糯稻根固涩敛汗；以阴虚为主，火热不甚者，可用麦味地黄丸补益肺肾，滋阴清热。

典型病例3 冯某，女，12 岁。一月来午后低热，T 37.3～37.7℃，夜间盗汗，每日晚手足心烦热，两颧潮红，口渴，烦急，舌红少苔，脉细数。中医证属：阴虚火旺。治以滋阴降火。方药：生、熟地各 10g，当归 10g，黄连 6g，黄芩 6g，黄柏 6g，黄芪 15g，牡蛎 15g，浮小麦 15g，银柴胡 10g，白薇 10g。

患儿服药 3 剂后，体温 37℃，盗汗减轻，仍口渴，舌红苔少，脉细数。上方加麦冬 10g、五味子 6g，再服 5 剂，盗汗止，体温正常，口不渴，舌红、苔薄白，脉细略数，嘱再服 5 剂，诸症消失。

按语： 阴虚火旺型汗出，以夜间盗汗为主，并多伴有虚火之症：五心烦热，颧红，急躁易怒，舌红等；因此治疗时，重在滋养阴液，清退虚火。阴液复，虚火退，汗出自可恢复正常。此患儿系早产儿，其先天禀赋不足，精血津液虚少，近一月又低热，其热更耗阴液，使其阴分更虚，阴虚火无所制，故虚火上亢，则盗汗、烦急更甚。因此，采用滋阴降火之法治疗，3 剂而证减，5 剂汗止，又服而痊愈。

4. 气阴虚弱型

症状：以盗汗为主，也常伴自汗，患儿身体消瘦，汗出较多，神疲不振，心烦少寐，寐后汗多，或伴低热，口干，手足心烦热，哭声无力，口唇淡红，舌质淡，苔少或见剥苔，脉细弱或细数，或夏日汗出过多，损气伤津所致。

治则：益气养阴。

方药：党参 10g，麦冬 10g，五味子 6g，龙骨 15g，牡蛎 15g，浮小麦 15～30g。

加减：若精神困顿，食少不眠，自汗，面色无华者，乃气阴偏虚，去麦冬加炙黄芪；如睡眠汗出，醒则汗止，口干心烦，容易惊醒，口唇淡红，乃心脾不足，脾虚血少，心失所养，可用归脾汤和龙骨、牡蛎、浮小麦治之，以补养心神，益气养血，敛汗止汗。

典型病例4 周某，女，6岁半。患儿平素反复感冒，一年来汗出较多，近两周来盗汗、自汗较甚，夜寐不安易惊，时有头晕心慌，倦怠，欠活泼，纳食减少，大便日二次，为溏便，面色㿠白，形体消瘦，舌淡无苔，脉细缓。中医证属：脾胃虚弱，气阴不足。治以培补气阴。方药：党参6g，生黄芪10g，山药10g，白术6g，龟板10g，五味子6g，牡蛎10g，石斛10g，当归6g，浮小麦15g，麻黄根10g，炙甘草10g。服上方7剂后，精神转佳，汗出已少，纳食稍增。原方继服30剂，精神、食欲均转佳，汗止，且未感冒，大便正常。又服健脾丸20丸，以巩固前效。

按语： 本型为综合型，为气阴两虚、自汗盗汗并见之证型。本型患儿一般病情较重，病程较长，气虚、阴虚症状皆可兼夹见到。因此在治疗时，宜从后天之脾胃入手，双补气阴，亦可随证候的偏衰，用药有所侧重。此例患儿气阴俱虚，但气虚更为明显，所以治疗更偏重于健脾益气。脾气充盈，中焦运化正常，则气血自有生化之源，气血得以补充，则汗证当愈。本型宜采用长疗程为宜，汗止之后，亦应再调脾胃，至脾胃功能恢复，再停药为好，并应注意饮食，否则，病证极易反复。

汗是由皮肤排出的一种津液。汗液能润泽肌肤，调和营卫，清除废秽。正常汗出为微微汗出，活动时有汗，静止时无汗或少汗，并且不伴有任何病态症状。病态汗出则由于人体阴阳偏盛、偏虚，腠理不固，汗液外泄失常所致。自汗多属气虚不固，盗汗多属阴虚内热、阴阳两虚及虚实错杂之证。理论上虽有自汗盗汗之分，但临床很少独见一证，多夹杂兼见，或以一证为主，故以益气固表，调和营卫，滋阴降火是主要的治法。可在辨证用药的基础上，酌加固涩敛汗为药，以提高疗效。

汗证古人早有认识，《黄帝内经》即对汗的生理及病理有相当准确的记述，如提出汗液为血液所化生，为心所主。生理性的汗出，与外界气温有密切关系，如《灵枢·五癃津液别》篇说："天暑衣厚则腠理开，故汗出……天寒则腠理闭，气湿不行，水下留于膀胱，则为溺与气。"《三因极一病证方论·自汗证治》对自汗、盗汗做了鉴别，"无问昏醒，浸浸自了者，名曰自汗；或睡着汗出，即名盗汗，或云寝汗。若其饮食劳役，负重涉远，登顿疾走，因动汗出，非自汗也。"并指出其他疾病中表现的自汗，应着重针对病源进行治疗。"历节，肠痈，脚气，产褥等病，皆有自汗，治之当推其所因为病源，无使混滥。"朱丹溪对自汗、盗汗的病理性做了概括。《丹溪心法·自汗》说："自汗属气虚、血虚、湿、阳虚、痰。"《丹溪心法·盗汗》说："盗汗属血虚、阴虚。"《景岳全书·汗证》对汗证做了系统的整理，认为自汗属阳虚，盗汗属阴虚。但是他认为："自汗、盗汗亦各有阴阳之证，不得谓自汗必属阳虚，盗汗必属阴虚也。"《临证指南医案·汗》谓："阳虚自汗，治宜补气以卫外；阴虚盗汗，治法补阴以营内。"《医林改错·血府逐瘀汤所治之症目》说："竟有用补气、固表、滋阴、降火，服之不效，而反加重者，不知血瘀亦令人自汗、盗汗，用血府逐瘀汤。"对血瘀导致自汗、盗汗的治疗做了补充。

汗证，本文虽分为四个证型，但临床治疗时，应重在辨证论治。汗证可单独出现，也可作为他病的附属症状出现，临证应辨别主次，灵活运用。部分敛汗止汗药，如麻黄根、浮小麦等，因其药性平和，无论何型皆可作为辅佐药运用，不必拘泥虚实寒热。总之，汗证虽为小疾，亦不可轻视，汗出异常，日久不治，身体必受其害。汗证既立，先审其因，再辨其证，适当择药，加减治疗，自当收效。

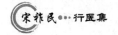
第三章 医话汇

痨瘵说

痨瘵之病，自秦越人发明谓之。

扁鹊明确指出痨瘵有损阴损阳之不同。虚而感寒则损其阳，阳虚则阴盛。损则自上而下：一损损于肺，皮聚而毛落；二损损于心，血脉不能荣养脏腑；三损损于胃，饮食不为肌肤。虚而感热，则损其阴，阴虚则阳盛。损则自下而上：一损损于肾，骨痿不能起于床；二损损于肝，筋缓不能自收持；三损损于脾，饮食不能消化。自上而下过于胃者，则不可治；自下而上过于脾者，则不可治。

夫治痨瘵之法，固宜用稼穑作甘，补益脾土，不当恣意用知、柏等苦寒败中州之气，使其不能纳谷。然若不分损阴损阳，一派温补，脾土旺阳气盛则损脾阴，是以火助火，重损其阴。当以清金保肺、滋阴理嗽、化瘀退蒸、止血杀虫等法，缺一不可。妥善之方，如獭肝散、月华丸、炙甘草汤、地骨皮散、紫菀散、大黄䗪虫丸等剂，可审证选用。

治痨瘵之书，有《理虚元鉴》《十药神书》及《医门法律》等。喻氏之虚劳论，用药甚为精当，但须知此病当服药持久，不能速效，更需严谨调摄，不可浅尝辄止，纵情恣欲。

脾　胃　说

一、脾胃的生理功能

脾为五脏之一，为仓廪之官，是气血营卫生化之源，故人称之为后天之本。脾主四肢肌肉，因之四肢肌肉的病变，多责之于脾。脾主统血，血为生命之液，脾病则血失统摄，三军无帅，血不循经而四溢，故见失血症。

脾在五色为黄，多称之为黄婆，以其能使心火下煊、肾水上潮，为交通心肾之媒介，从而水火互济，心肾相交，阴阳得和。或称之为牛郎，以其可运水与气，灌溉于四旁，达于四末。

中焦为脾胃之乡，又称中央戊己土。脾为脏，胃为腑，一脏一腑互为表里。胃为阳土、燥土，并称之为戊土；脾为阴土、湿土，并称之为己土。中焦之气在天为暑，在地为湿，旺于四季。在志为意，在病为思、为忧、为虑。脾主湿，喜燥恶湿；胃主燥，喜湿恶燥，湿土、燥土、己土、戊土，燥湿平衡，则中焦得治。

脾主升清，胃主降浊，升降有序则中州枢机畅利。水谷饮食入于胃，胃主受纳，脾主运化，腐熟之后，其水谷之糟粕随胃气下降而传导于大肠，水谷之精微营养之物，由脾气升清而敷布五脏六腑，淖泽一身四肢百骸、毛发肌肤，以荣养之。此水谷之精微是小儿生长发育的来源及保证，来源旺盛则身体丰满健康，来源匮乏则体弱消瘦多病。脾升胃降，中枢之机畅化、疏利，则百病不生，苗壮成长。若脾不升清而下陷则见泄泻，胃不降浊而上逆则见呕吐，此岂属于小恙？轻则数日不

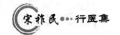

食，重则由此而消瘦，甚而成疳。

二、脾胃说的历史沿革

古人早在《素问·上古天真论》即提出："平人之常气禀于胃，胃者，平人之常气也，人无胃气曰逆，逆者死。"后世在诊治危重病人时，多以有胃气则生，无胃气则死，大多源于此。汉时仲圣提示：汗后啜以稀粥，亦有保胃气之意。

在历代医家注重脾胃者，当首推金元四大家之一李杲（东垣老人），他著有《脾胃论》，是脾胃学派的代表人物。其余三大家及其他各家，亦十分重视脾胃在疾病中的作用，但各有所长，其擅长不单限于补脾而已。

每位名家形成一个流派，多因其治病擅长而成，且与其历史背景及当时、当地、气候、人体等条件有着极为密切的关系。如医圣张仲景，痛其家族亡于伤寒病，而汇集前人及其多年临床经验，撰著出为后世医家所必读的《伤寒杂病论》，在中医学中占有重要地位。再如朱丹溪，地处南方，气候偏热，患病为热伤阴津，况且南方纨绔子弟者众，故而阴虚患者较多，由之反复研琢，以善用滋阴法而著称，成为滋阴派的代表。

再谈脾胃大家李东垣，时值金宋交战，兵乱粮荒，民不聊生，百姓饥孱，因而多患脾胃之病。李杲在医治众多的脾胃病患者当中，掌握了脾胃病的发病规律，因此创立了脾胃病治疗大法，治疗者众，而传扬医林。其补脾胃的代表方剂为补中益气汤，专补脾胃之阳与气，为后世运用补中益气、升阳举陷治疗法则开了先河，为后世所称赞，并仍在临床中沿用。

汉代张仲景《伤寒论》中制有脾约丸，用于脾之阴血不足、胃肠燥热的治疗，对于习惯性便秘效果甚好。其方以麻仁、杏仁味润养，以芍药为充养阴血，以枳实、厚朴、大黄行脾气泻下为用。但亦由此启发了后世医家，应用滋润之法，以养阴而润燥。前人曾谓：实则阳明（燥气过盛），虚则太阴（湿土过盛）。清代喻嘉言倡"秋燥论"，根据《素问玄机原病式》"诸涩枯涸，干劲皴揭，皆属于燥"的理论，提出手阳明大肠热结而津不润，足阳明胃热结而血不荣，以及男子精液衰少、女子精血枯闭等阴液匮乏的燥证，从而制滋燥养荣汤、大补地黄丸、清燥救肺汤等名剂，并借用李东垣润肠丸、导滞通幽汤治脾胃燥结大便不通之证。后叶天士综合前人之法指出胃阳过盛，胃津阴液不足，实为脾阴虚、胃阴伤，从而制出益胃阳以增脾液之法，补充历代治脾常单用益气升阳之法的不足，使治脾的法则更为完善。

三、脾胃病的特殊体征

1. 面色

苍黄——脾虚肝旺。

萎黄——脾虚，阴血不足。

暗黄——脾气虚、脾阳虚。

黄亮——脾虚夹湿，或内蕴湿热。

2. 鼻头

晦暗——脾衰，久病，重病多危。

色青——腹痛，脾虚肝旺。

色黄——脾虚本色外现。

明亮——脾湿，水饮内停。

3. 气池（眼下方）

青暗——脾虚肝旺。

4. 唇

唇干焦裂——脾阴不足，胃燥，津液受伤。

唇红——脾胃蕴热。

唇红赤肿——脾热内结。

唇硬——脾郁肝盛。

5. 舌

舌淡嫩白而润——脾阳虚，或内蕴湿热，或内寒伤饮。

舌体胖而红——脾蕴湿热。

舌体胖大满口有齿痕，苔白——脾阳不足或内蕴湿毒。

6. 舌苔

苔厚干，舌紫——温疫，或脾湿不运。

苔厚腻——脾湿内蓄。

苔白厚干如积粉——温疫伤津。

苔黄厚而腻——湿热郁脾，三焦不畅。

苔黄腻而不厚——脾弱胃强，纳而不化。

7. 齿

齿中作痛——胃火上冲。

齿龈红肿——脾胃热盛。

红肿溃烂——胃火独盛。

门齿光亮——胃津受伤。

齿垢——内夹湿浊，脾运不畅。

8. 口水

黏稠有味——胃热蕴湿。

清稀无味——脾瘅，脾湿不化。

9. 口臭

口臭——脾胃蕴热，积食。

口气热——胃热。

10. 指纹

淡红兼黄——脾虚血弱，虚热。

淡红色白——脾之气血两亏。

色青褐——气滞血瘀，肝旺惊风，脾寒腹痛，脾气不运，肺气闭郁。

　　鱼骨形——脾虚伤食。

　　流珠形，色紫红——伤食积热。

　　四缝满如水字形——脾胃失调。

　　来蛇形——脾胃清浊相混，升降失调。

　　四缝皮色明亮——脾虚疳积。

11. 鸡眼

　　小儿单眼皮一侧变成双眼皮——脾失健运，内停食滞，或伤食。

12. 眼白皱

　　小儿眼白失去光泽，表面起皱纹——脾虚，饮食不充，疳积日久。

13. 眼睑

　　眼睑浮肿——脾气不足，内伤水饮。

14. 夜卧不安

　　夜卧不安——食滞伤于脾胃，或睡前饱食。

　　喜伏卧——有因腹胀不适者，或因腹痛者，或因晚间进食者，多与脾失健运，胃气失和有关。

　　龋齿——虫积，或脾胃运化失和。

　　以上多属此小儿脾胃疾病临床表现的特点和诊断方面的一些体征。

四、脾胃病的临床证型

1. 脾阳虚证

　　主症：脘冷腹胀，便稀溏薄，重者完谷不化，呃逆清涎，四末不温，面色黄而㿠白，或暗黄而褐。舌淡质嫩，舌体胖大而润，舌苔薄白，脉濡而弱。

　　若为伤食或暴饮暴食导致脾阳不运，可见腹胀痞满而硬，

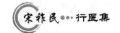

其便亦可不化，但其大便气味多酸腐，秽臭难闻，口气多热，唇红或肿，苔多厚腻。

2. 脾气虚证

主症：气短倦怠，四肢乏力，不欲饮食，大便溏软不成形，或先干后溏，面色苍黄。舌淡、苔白略厚腻，舌边有齿痕，脉缓，或脉大无力。

3. 脾阴虚证

主症：面黄，颧颧红，口干唇裂，烦急不安，口渴不多饮（多饮为胃津不足），干哕，大便干结。舌红少苔，脉细数。

4. 脾血虚证

主症：面色苍白，爪甲不华，头目眩晕，倦怠乏力，烦急易怒，心悸失眠，不思饮食，手掌及上腭发黄，大便秘结。舌淡，脉弱。

五、脾胃病的治疗

1. 脾阳虚证

治法：补中益气升阳。

方药：生黄芪、白术、炒秫米、山药、云茯苓、升麻、苏梗、防风、草果、橘核、炒白芍、甘草。

2. 脾气虚证

治法：健脾益气。

方药：党参、茯苓、生薏苡仁、砂仁、半夏、陈皮、藿香、苏梗、丁香、鸡内金、生谷芽。

3. 脾阴虚证

治法：滋阴润脾。

方药：何首乌、黑芝麻、大玄参、麦冬、石斛、玉竹、北沙参、决明子、鸡内金、荷梗、枳实、甘草。

4. 脾血虚证

治法：益气养血。

方药：黄精、熟地黄、白芍、北沙参、当归、五味子、女贞子、枸杞子、菟丝子、山药、鸡内金、怀牛膝。

六、归脾汤

归脾汤，又叫人参归脾汤，出自《医宗金鉴·删补名医方论》，罗谦甫言：人参归脾汤治"思虑伤脾或健忘怔忡，惊悸盗汗，寤而不寐，或心脾作痛，嗜卧少食及妇女月经不调"。有人称之为"心血亏损证"。

心血亏损证，常出现在脑力劳动者、白领阶层中，可有心慌、心跳、失眠、易惊、面色苍白、倦怠乏力、头晕盗汗、动则气短、脉细弱等症状。一般采用补心益气养血之法，临床选用人参归脾汤、都气丸等，而天王补心丹、益胃煎等亦可加减使用，但用得最多的是人参归脾汤。

人参归脾汤其治在于平补脾土、滋养心肾，方中有龙眼肉、酸枣仁、当归以补心，参、芪、术、苓、草以补脾。后薛己加入远志通乎心肾。名归脾者，是以心藏神，其用为思，脾藏志，其用为意，见神思意，火土合德。意虑思郁日久而伤脾，脾失健运，不能荣养于心，故心气亦虚，是为子能令母虚，而见健忘怔忡、失眠虚烦等。脾虚不运则手足无力，黄婆（脾）不媒合，则不能摄纳肾气归于心而表现为心肾不交、耳目昏瞀不眠，故取坎填离，必归之于脾，因而名之。因此，方中重用熟地黄、当归、麦冬之类，其他药则对脾肝肾均有兼顾治之的作用。

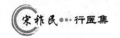

"救阴易、通阳难"浅说

清代名医叶天士有"热病救阴犹易，通阳最难，救阴不在血，而在津与汗，通阳不在温，而在利小便"之论，今结合多年之临床体会，试探讨之。

一、热病救阴犹易

温热病因乃温热之邪，自不必赘述。其邪可直接伤津耗液，甚而造成阴液枯涸，真阴虚竭，以致衰败亡阴。因此治温大法，皆以清热养阴为要点。一般温邪在卫汗之、清解疏邪，到气则清气保津，入营犹可透热、清营护阴，入血则凉血散血等循序常法。

大抵气热多伤津，进而伤液，再则伤阴耗气。伤津治以清热保津，其热可去，其津可存。营热伤阴，则应清营透热护阴，热邪得以清透，阴液亦可免受热劫；及至热邪久羁，耗伤肝肾之阴，犹可大队滋阴以沃之，育阴潜阳以镇之；甚而气阴两伤，证见喘喝、脉虚、汗出，亟用敛阴固气，亦能转危为安。因此在治法上，清热保津、生津护阴、滋阴救液、敛阴固气法都是一致的。

生津养阴的过程，亦是祛邪与扶正的施治过程，即祛邪与扶正是统一的，养阴既是祛邪，又是扶正。病邪单纯，其治无棘手之忧，即使阴液耗损，经选用滋阴救液之剂，亦可转危为安，因此说救阴犹易。

二、救阴不在血，而在津与汗

遇温热之邪，以养阴为治病之本。由于所犯病位有浅深不同，轻重程度各异，因而单纯养阴，尚难达到全面治愈的目的。大抵热病多先伤津，继则耗液，再则伤阴，进而伤及阴血。即津、液、血间有着密切的联系，既属统一整体，又在机体作用上有所不同。

热为无形之邪，有温、热、火、毒的差别，因而就有津、液、血不同的损伤。但不管是伤津、耗液，甚至阴竭，只要保存津液，就可免致阴分的枯涸；况热病伤阴者多，耗血者少，即或伤血，也不同于杂证的血虚，不需补血（补血药的性味辛温者多）。及至热伤于血，就恐耗血动血，直须凉血散血，如犀角地黄汤之类，仍建立在清热养阴的基础上，加凉血散血之意寓于其中。如果真阴欲竭时，使用凉血养血，等于杯水车薪，无力济其内焚。尤其在高热汗出时，宜保津，不使其进一步伤阴耗液，因为津、液、血三者，皆为汗源，汗出过多使三者皆有不同程度的损伤。最主要的是热毒伤及真阴时，其证见身热，大汗如洗，或淋漓不止，脉微欲绝，是阴先竭、气将散之兆，当急固津（阴）敛（气）汗，如生脉散等剂，汗止气津得固，可生。

在抢救阴竭欲脱时，重点在于护津存液、固气敛汗。此时养阴已属不及，治血则去之更远。大抵热病亡阴之前，多已气阴两伤，阳气渐微，虽有四肢不温之象，但身腹灼热、汗出、面晦，与亡阳者迥别。如身躯不温、四肢厥逆、脉绝者，当用近人徐小圃之温阳滋潜法，如淡附子、熟地黄、生龙骨、生牡蛎之属。

三、通阳最难

叶氏所指热病的救阴与通阳，是治温热病危重证候的两大法，当包括热与湿两方面，总属温热病范围之内的治法。因湿为阴邪，最易伤阳，虽与热合邪，但仍有其蔽阳的一面。单纯

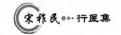

温热之邪，似乎较少伤阳，即是病至危极虚脱之时，亦先出现阴竭，后继之阳脱，因而通阳之法似属少用。就此有必要先阐明"通阳"的机理、用法，方能进一步了解通阳最难。

"通阳"从字义上看，"通"者行也，"阳"者气也，通阳即属行气，气行则阳通，此法用于热病过程中阳气暂时的闭郁。因此通阳与回阳有着本质上的不同，回阳多因于阳气的衰竭，必须回阳救逆。虽然《伤寒论》中亦有通阳、通脉救逆等条，皆以其阳虚不通，或寒邪闭塞而与阳格拒，故必须温阳。而热病耗阳，既非阳虚，又不能温阳救逆。所须通阳者，多因于邪阻，阳气闭郁，故而必须在避免用温热药的情况下，运用通阳之法，使阴（液）与阳（气）顺通。

温热病之阳闭，多因热邪郁闭于内，阳气不得外伸。外热一内陷，里络就闭，因而症见四末发凉。热愈深陷，阳闭愈重，热蔽心田，神明不宣，而见神昏；热闭厥阴，则舌卷囊缩，形成热深厥亦深的"热厥"。

虽因热陷，实因热盛阳气内郁，不得宣通，阳与阴不相顺接，阴虚格阳。此刻热闭如得不到内清外透之通阳，则热郁陷内，阳闭加重，渐成邪胜不衰，厥而不反，津伤气脱，即邪闭于内、正脱于外，随即出现昏瞀面暗、四肢厥逆、冷汗、脉伏之危象。

因于暑湿之邪，熏蒸三焦，上下弥漫，清阳之气受阻，升降枢机不运，湿浊内蔽，内外交困，上可蒸肺、蒙心，中可困脾，下注伤肾，致使全身阳气不得畅通。邪进正衰，阳气渐微，进而正不胜邪，败象毕露，而见神昏耳聋、痰涎壅盛、面垢色苍或灰白、四肢厥冷、脉绝等象。前者为热闭，后者为湿蔽，两者急需通阳利窍。因此，在邪将陷蔽（嗜睡或指端发凉）时，宜急用通阳开闭，以免邪深，导致邪闭正脱的局面，方可免于万一。

对于湿邪内蔽，选用通阳法。因氤氲之邪尚未清楚，热邪郁闭，使用通阳似有助邪伤阴之害。在立法选方用药上，存有扶正与驱邪的不一致性。

"通阳"的方法，可适用于诸多的阳之不通，如寒、热、痰、湿、气郁、血瘀等阳闭之证。而叶氏所论系"热病"之中的通阳，不属于杂证的通阳，也就不能用通常的温法。在"热病"之中，泛指一切温热病，其中当然包含温、热、暑、湿、湿热合邪等几方面。

通阳行气的药，在性味上多属于温、辛、香、燥烈、走窜之品，对一般杂证尚可应用，对于热病则有助邪伤正之弊，对湿痹者尚可，对阴竭气耗者非宜。

前者已言"通阳"即行气，即通阳气之闭，因而"开闭"与"通阳"是一个事物的两方面，开闭可使热邪外透，闭开则阳气通达。在热病中，行气通阳当以"辛开"为法，"芳香"为用，其中常用者为辛香开窍、芳香化浊之品。因辛能行、能散、能窜，具有流动性，对阳之不通者，湿痹或热闭两者均可使用亦大多为临床实际所采用。尤以湿邪、气行则湿化，若三焦气机运畅，则阳气通达，水湿不聚，因而以行气为主。上行肺气，如杏仁、枳壳、藿香、佩兰叶；上通心阳，如石菖蒲、川郁金；中运脾土，如蔻仁、厚朴、薏苡仁；下施肾气、淡渗通利，如通草、滑石、竹叶、木通等味。总以运行三焦气化，气行则阳通，阳通则邪达，暑湿热浊可行。成药如苏合香丸（湿、痰）、局方至宝丹（湿热）、安宫牛黄丸（热）、神犀丹（毒）等，皆为开闭通阳达窍之佳品。

四、利小便

利小便法，《黄帝内经》谓为"洁净府"。《伤寒论》有气化失司者，用化膀胱寒水之气的"五苓散"及水热互结下

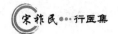

焦、伤津治之"猪苓汤"，后世清下焦湿热之"八正散"等方，皆为利小便而设。在热病中湿热内结，尤以淡渗通阳为治疗要点。凡治湿郁热抑，通利三焦、畅化气机法，常不可少。因三焦气化畅行，水液代谢功能通利，水湿则不淬渍。小便利可导致暑湿热邪外出，故以利小便为通畅三焦、清导火府、行气通阳的重要法门。

因于热者，似乎无小便可利，热盛耗阴，小便自然短少，此多指用淡渗通利，易于伤阴消液而言。但受暑热之邪，有清心、利小便之法，可导赤下行，对热病是否需利小便，当从其机理进一步探讨。人皆知热邪伤阴耗液，热盛则津液亏乏，小便短少，甚而端涩不利。正治法，当生津祛热、养阴增液，阴液充足，小便方利，热清则小便见畅（湿郁解则能气化正常，小便见多）。因此，在热邪无湿情况下，当清热益阴、通利小便，如鲜茅根、滑石块、木通等药，及三才汤之类，皆能益气阴、生津液、助气化、通小便。以小便之多寡、有无，证明其阴竭或未竭、津液之枯涸与未涸。小便利者，其人可治；气化已绝，阴枯液涸者，难医。

从以上所论说明，湿邪通阳为行气化湿，以除氤氲蒙蔽，而畅达三焦气化以除邪的正治之法。热邪通阳为宣解郁热，通利清窍，使阴阳相顺接，转逆为顺，透深陷之邪。有湿利小便，为畅达三焦，渗利除湿。有热利小便，可导热下行。除湿利小便为常法，导热利小便为变通之法。因此，就邪之温、热、暑、湿、湿热合邪，似皆有利小便之机理。

小儿变蒸说

小儿变蒸之说，大抵始于西晋王叔和，隋唐医家日相传论，其说传演愈繁，如隋代巢元方说："小儿变蒸者，以长气血也。"唐代孙思邈在《千金要方》中论述变蒸时说："凡儿生三十二日一变，六十四日再变，变且蒸；九十六日三变，一百二十八日四变，变且蒸；一百六十日五变，一百九十二日六变，变且蒸；二百二十四日七变，二百五十六日八变，变且蒸；二百八十八日九变，三百二十日十变，变且蒸。计三百二十日小蒸毕后，六十四日大蒸，蒸后六十四日复大蒸，蒸后一百二十八日复大蒸。凡小儿自生三十二日一变，再变为一蒸，凡十变而五小蒸，又三大蒸，积五百七十六日，大小蒸都毕，乃成人。"

该书又说："小儿所以变蒸者，是荣其血脉，改其五脏，故一变竟辄觉情态有异。其变蒸之候，变者上气，蒸者体热。变蒸有轻重，其轻者体热而微惊，耳冷尻冷，上唇头白泡起，如鱼目珠子，微汗出；其重者，体壮热而脉乱，或汗或不汗，不欲食，食辄吐，目白睛微赤，黑睛微白。又云：目白者重，赤黑者微。变蒸毕，目睛明矣。此其证也，单变小微，兼蒸小剧，凡蒸平者，五日而衰，远者十日而衰，先期五日，后之五日，为十日之中，热乃除耳。

"儿生三十二日一变，二十九日先期而热，便治之如法，至三十六七日蒸乃毕耳。恐不解了，故重说之，且变蒸之时，不欲惊动，勿令旁多人。儿变蒸或早或晚，不如法者多。

"又初变之时，或热甚者，违日数不歇，审计变蒸之日，当其时有热微惊，慎不可治及灸刺，但和视之。若良久热不可已，少与紫丸微下，热歇便止。

"若于变蒸之中，加以时行温病，或非变蒸时而得时行者，其诊皆相似，惟耳及尻通热，口上无白泡耳。……若非变蒸，身热耳热尻亦热，此乃为他病，可作余治，审是变蒸，不得为余治也。"

变蒸：变者易也。自内而外，自下而上，不变不易，不足以见天地生物之心。蒸者热也，蒸即蒸血肉之坚。变即变形神之正矣。宋代钱乙在《小儿药证直诀》中说："小儿在母腹中，乃生骨气，五脏六腑成而未全。自生之后，即长骨脉，五脏六腑之神智也。"明朝徐春甫在《古今医统》中说："初生小儿变蒸者，而七情所由生也。"两人皆认为变蒸是小儿身体生长发育过程中，充养五脏、筋骨、经脉、肌肉及智慧增长的过程。明朝李梴在《医学入门》中说："小儿初生，形体虽具，脏腑气血尚未成就，而精神志意魂魄俱未生全……变蒸既毕，学语倚立，扶步能食，血脉筋骨皆牢。"龚廷贤在《万病回春》中也提出："小儿在母腹中，胎化十月而生，则皮肤筋骨脏腑气血，虽已全具而未充备，故有变蒸者，是长神智坚骨脉也。"《幼科全书》中亦指出："盖变者，变易也。每变毕即性情有异于前。"另提出变蒸有蜕变之意，譬如蚕之有眠、龙之脱骨、虎之转爪。在小儿则是变其情态、蒸其血脉，形身日异。

变蒸的主要症状：轻者体热而微惊，耳冷尻冷，上唇头白泡如鱼目珠子，微汗出。重者体壮热而脉乱，或汗或不汗，不欲食，食辄吐，目白睛微赤，黑睛微白。

预后及诊治："凡蒸平者，五日而衰，远者十日而衰，先期五日，后之五日，为十日之中热乃除耳。"这说明一般低热5天自退，多则10天也就退净。如果在变蒸之时，兼感寒邪，或加以时行温病，或非变蒸时而得时行者，当予服黑散以发其汗，汗出，温粉粉之，热当歇，便就瘥；若症仍不净，乃与紫丸下之。

鉴别：耳部尻部不冷而发热，口唇上无白泡如鱼目珠子。此非属变蒸，乃为他病，应及时诊治。审是变蒸，不得为余治也。《片玉心书》言："变蒸非病也，乃儿生长之次第也。变则发热，昏睡不乳，似病非病。"《片玉心书》乃明代儿科世代医家传人万全之力作，其支持变蒸说。

护理：变蒸之时不欲惊动，勿令旁多人。又初变之时或热甚者，违日数不歇，审计变蒸之日，当其时有热微惊，慎不可治及灸刺。明代徐春甫认为"以意消息，调和，不必深固胶执，而返求全之毁也。抑此自然有是变蒸之理，轻者不须用药，至期自愈。甚者过期不愈，按候而调之，著中而已"。至于变蒸的总时日为367日，阴阳阖辟之机成也，故不复蒸。这是小儿阴阳气血开阖，循行功能臻于完善。

此外，另有暗蒸之说，亦有全不见其候的暗变者，为胎盛也。亦有胎气禀实，当其变蒸之候，皆无形证，自然一一变易知觉，此为暗变蒸也。尚有不按次第变蒸者，徐春甫说："大抵亦有不依序而变，如伤寒不循经之次第也，但看何脏见候而调之为妙。"《千金要方》中亦提到："儿变蒸或早或晚，不如法者多。"这是在小儿变蒸中提出的没有证候的"暗变"和不依次序，或早或晚的变蒸，在临床亦时而见到。

对小儿变蒸之说，亦有不少医家提出异议，认为变蒸之说，临床不确。如明代张景岳说："凡属违和，则不因外感，必以内伤，初未闻有无因而病者，岂真变蒸耶？"持反对态度的医家认为：有证候即是病态。

目前，一般均认为，变蒸是古人对小儿生长发育的生理现象的观察总结。小儿初生至1岁期间，生长发育较快，故以月日计其变化，正如俗语说："三翻六坐七爬，十月站一岁走。"正是形容其自然生长过程中发育速度较快。前人对婴幼儿的生长过程中，出汗微热而似伤风感冒、过三五日自愈的情况，认为是小儿在生长过程中的自然现象，不必用药治疗，此说临床之中应慎重对待。小儿初生后较长一段时间内，体温略高于常人0.5~1℃。随着年龄的增长，体温应逐渐正常，心率也应随年龄增长而有所下降。至于上唇头有白泡如"鱼目珠子"，是因新生儿多食母乳，而小儿皮薄肉嫩吮乳频繁，吮之时久，则上唇头生泡，近似小儿以舌舔唇久则唇厚皲皱如茧。变蒸与发病的鉴别主要在耳梢、尻骨的冷热症状上，以临床观察人身高热而耳尻发凉似有伏热、手足指端亦凉则属外感时邪、闭郁不达之象，为热深厥深之证。若无高热而耳尻发凉，则多属无病。相反耳热赤、臀尻灼手，大多属里热实证。此热又非是变蒸之象，当按辨证治疗，以免贻误病情。

除变蒸的症状外，小儿生长过程中尚有在睡梦中哭或笑，俗称之为"睡婆婆觉"，以及眠时四肢偶见惕动，此非属病态，是与小儿脏腑娇嫩、形气未充有关。手得血而能握，足得血而能行，其气血渐充盛于经络，血脉肌骨坚壮则能用，为小儿生长状态，当然不药而可自愈。

至于动辄呕吐、不欲食，由于小儿胃腑娇嫩、贲门关合之力不强，故多食过食，积伤过甚，自当呕吐。呕吐乃胃不和乳不化，自然不欲再食。经其自然停乳后，胃气渐复，积乳已消，不药自愈。重则呕吐不止，伴见发热，当属病态，应依证而治。变蒸有暗变，有不按次序之变，有或早或晚之变等，且不如法者多，这些均说明变蒸不是每个小儿均可见到。由此看来：小儿变蒸乃是小儿生长过程中的自然现象，如果胎禀精盛，也可暗变而不显，或全无证形。

以上所述，综合前人对小儿变蒸的论说，虽参有管见，亦是从临床实际出发，有感而发，沧海一粟，难窥全豹，抛砖引玉，为后人研究观察小儿变蒸提供部分线索耳。

儿科诊断治疗用药特点浅说

一、小儿生理特点

小儿自出生至成人，是逐渐生长、发育而长大成人的。在生长发育过程中，具有脏腑娇嫩、气血不足的生理特点，所以在治疗小儿疾病时，要照顾到小儿的生理特点。小儿初生至28 天为新生儿期，此时小儿肌肤娇嫩、腠理疏松、卫外不固、易感外邪，应注意寒温调节。在断乳前为哺乳期，此时小儿脏腑娇嫩，易虚易实、易寒易热，脾胃运化功能尚未完善，易于积滞饮食。断乳后至青春期，称为儿童期，此时，由于小儿真阳未充、气血未实，活动较多，易感受外邪及时疫。及至进入青春期，所患疾病与成人同。

二、儿科诊断特点

由于小儿言语不通，难于诉说自己的痛苦，气血未充，脉甚难凭。正如《小儿药证直诀》所云："小儿脉微难见，医如持脉，惊啼而不得其审；脉既难凭，必资外证。"所以，望诊是儿科诊断上的主要依据。

1. 望诊

儿科望诊主要是观察形色、面部表情，其次是眼神，谓之望苗窍。

（1）望面色：面色鲜明者，多新病；晦滞者，多久病。或分作重症与轻症。面部多以五色配合五脏。一般皆以额属心，色赤；左颊属肝，色青；鼻属脾，色黄；右颊属肺，色白；颏部属肾，色黑。病色出现赤主热，青主惊风、主痛、主滞热，黄色主脾伤，白色主虚、主寒或疳证，黑色多主病危。

（2）望鼻部：鼻头色青，主腹中痛；色黄，主有湿、有痰或久泻脾虚；色赤，主里热；色鲜明，主有留饮；鼻孔如烟煤者，为火灼肺金；鼻翼煽动，为肺热壅盛；鼻痒者，主疳积。

（3）望颊部：左颊赤为肝热，多见于发热日久伤阴；右颊赤为肺热痰多，常见于痰喘实热伤津液；赤色出于两颧大如拇指，必猝死，见于真阴告竭、心肾两伤；左右颊皆赤，为肺胃积热。

（4）望目：目贵有神。色赤者有风火；泪汪羞明欲出疹；两目上视、直视为肝风内动之象；睡中露睛为脾虚之征；瞳孔散大，有内风惊痫，或神气欲散、正气亡脱之兆。

（5）望耳部：耳赤发热多为外感风寒；耳尖边际发凉，为内伏郁热或出疹前兆。

（6）望唇部：唇赤焦裂，内有蓄热；色白多吐泻、气怯；唇内赤色为郁热；环口黧黑，又见黄汗，多属脾绝。

（7）望神态：神态安静者，多属寒证；烦躁不宁者，多为热证；皱眉曲腰啼哭，当有腹痛；山根青，可有内热或惊泻；面色乍红乍白，或白圈如癣者，多属虫积。

一般而言，体质弱者，多面色白、气弱、骨瘦如柴、皮脱肉松、发稀枯槁；体质强者，面色红润、气盛、肌肉丰满、发泽乌亮。

2. 脉诊

对2岁以内儿童来说，脉诊主要是看指纹，其实应属望诊的内容。由于小儿脏气未充，血脉不足，骨髓未实，滋养未备，加之，小儿见医多啼哭，其脉息被扰而紊乱，故此，脉甚难凭，必资外证。所以查看指纹也就成为诊断疾病的主要依据之一。

指纹部位，以食指内侧自掌至指端，定为虎口三关：风、气、命关，用以说明疾病的深浅轻重，其意义与成年人脉象中寸、关、尺的浮、中、沉含义相似。正如《幼幼集成》陈飞霞所云："内经十二经络，始于手太阴，其支者从腕后出次指之端，而交于手阳明。"即指纹部位。

诊视之法，先用大指徐徐推动小儿的食指里侧，自上而下，然后查看纹色。一般正常指纹若隐若现，不甚明显，其色红黄相兼。病纹：纹浅在皮表者，病邪多在外；纹深沉于内者，多属里。纹至风关病轻浅；至气关病重；至命关或直射甲部者，多为病危。推时纹色退者，多新病、轻病；推之不退者，多久病、重病。纹色紫，多热；色红，伤寒；色黄，伤脾；色青，惊风；色黑，多危；色淡，多虚；色青紫，为停食。一般而言，色鲜明者邪气轻浅，色暗滞者病深重。

5 岁以上小儿应配合脉诊，以八纲脉——浮、沉、迟、数、虚、实、滑、涩以及弦脉、细脉为主，临床可参考他证，以供辨证。

三、治疗宜忌

儿科治疗法则，同样采用八法。但由于幼儿在生理方面，为生长发育时期，肌肤娇嫩，脏腑薄弱，气血不足，若选用猛烈之法、峻烈之药，皆易损及脾胃，伤及脏腑。所以在小儿疾病的治疗时，用药宜平和，药量适可而止。正如《小儿卫生总微论方》所云："小儿微患，便与微下，则损不甚，而易愈矣。若于春夏之时，有疾切不可妄行吐下，及微疾亦不可乱行针灸。盖针灸伤经络，吐下损脏腑故也。"可见前人不但重视方法，更注意到结合季节，适于病情，而不可孟浪从事。

四、儿科用药注意事项

大苦大寒药，其清热之力虽强，但易于伤阳，克伐脾胃，应

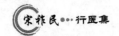

用时，热除则适可而止。本类药有：黄连、栀子、龙胆草、黄芩、黄柏、木通、芦荟、牛黄等。其用量一般在 1.5～6g 之间。

大辛大热药，如附子、乌头、肉桂、干姜、细辛之类，易于助火伤阴。小儿为稚阴稚阳之体，久用则反损其正气，或引致虚火上炎而齿肿、咽痛。服此类药，稍觉咽干或痛时，应立即停止使用。细辛在用量上有不过钱（3g）之说，使用时应慎重。

升散药，如麻黄、升麻、防风、荆芥、香薷等，常服易于耗散正气，使营气受损，使用时应审慎用之。

破气破血药，如青皮、枳壳、枳实、三棱、莪术、穿山甲、生鳖甲之类，用量过大或久服易损伤正气，致使体弱，应予注意。

某些毒性较大的药物，如胆南星、附子、全蝎、蜈蚣、水蛭等，宜审慎使用，用量亦药严格控制，一般在 1.5～3g。马钱子、洋金花更须慎用。

质轻的药物，如灯心草、马勃、竹叶等，用量宜小，一般为 1～3g。

质重的药物，如石决明、牡蛎、龙骨、珍珠母、代赭石、灵磁石等金石之类，用量可大些，一般为 10～30g，且需先煎。

犀、羚、脑、麝、朱砂、珍珠等药，为小儿急重症必不可少之药。丸散成药大多加用，短时用用尚可，久服则耗散真气，所以此类药不宜久用。

鲜药的应用，多取其芳香之气，清利而淳厚，如鲜芦根、鲜茅根、鲜藿香、鲜佩兰、鲜荷叶、鲜地黄、鲜竹茹以及鲜姜、葱等，因其含有大量水分，用量可适当大些。例如藿香，干者用 10g，鲜者用 15g。

此外小儿脏腑娇嫩，经络细微，形体幼小，在针灸时应注意：可针不宜灸，可刺不宜留，免伤经络。

小方脉与指纹说

中医的诊脉治病，原有大方脉、小方脉之说。自宋代太医局，延至元、明、清太医院均有此项设置，统称大小方脉十三科。小方脉即是指专为小儿诊治病证的专科。既称为小方脉，也就相应地有不同于成人的诊断与治病方法，诊看三关指纹即是其中之一。三关即风、气、命，以示其纹所至而衡量疾病之轻重危的程度，亦称虎口三关，指大拇指与食指开口处，观看自虎口至食指的纹脉。以此为诊的年龄不一，有自出生至3岁，也有至5岁的，大抵5岁以上即可诊脉，14岁同于成人的诊脉者为多。

早在晋时王叔和《脉诀》中提出平脉无病，如"小儿乳后辄呕逆，更兼脉乱无忧虑"，同时也提出"弦急之时被气缠，脉缓即是不消乳。紧数细快亦少苦，虚濡邪气惊风助。痢下宣肠急痛时，浮大之脉归泉路"等脉证和主病的轻重。及至儿科的专著《小儿药证直诀》中所列病脉就更为深入而具体，如：脉弦急，气不和；脉沉缓，伤食；脉促急，虚惊；脉浮为风；脉沉细为冷；脉乱不治。这些病脉，则为医者所易于掌握其要领。许叔微《本事方》中指出以一指诊脉："候小儿脉，当以大指按三部，一息六七至为平和，十至为发热，五至为内寒，脉紧为风痫，沉缓为伤食，促急为虚惊，弦急为气不和，沉细为冷，浮为风，大小不均为恶候。"此种诊脉方法，又称作一指定三关（寸关尺），在京的老医生也曾有人使用。其一息六七至为平脉，后世多以五至为常脉，在婴儿脉至六数，亦当属于常脉。因元时朱震亨提出：小儿一岁以上可以看脉，以六至为平和，七八至为数为实热，三四至为迟为虚弱。

对辨三关手筋脉，提出婴儿生下一月至三岁，若有疾患，须看虎口脉，次指表节为命关，次气关、次风关。古人所谓"初得风关病犹可，传入气关定难活"是也，在当时还分男看左手食指，女看右手食指。实际两手指纹都应查看，不应拘于旧说。

《全幼心鉴》云："小儿一岁以前，看虎口食指寅、卯、辰三关以验其病。脉纹从寅关起不至卯关者，易治；若连卯关者难治；若寅侵卯卯侵过辰者，十不救一。"这是以后所说的"射指射甲命难痊"。并提出指纹的颜色："其脉纹见有五色，如因惊必青，泻痢必紫，当以类而推之。"而其他色所主之病尚未明确。朱震亨除提出纹色之外，进一步指出纹的形态所示之病，如三关青，四足惊；三关黑，水惊；三关紫白，人捧抱惊。在形态方面，风关青如鱼刺，易治，是初惊候，黑色难治；气关青如鱼刺，主疳劳身热，易治；命关青如鱼刺，主虚风邪传脾，难治；风关青黑如悬针，主水惊；气关有此，主疳兼肺脏积热；命关有此五色，皆是死证不治。尚有风关如水字，主膈上有痰；气关主惊入肺；命关主惊风疳证夹极惊候。风关如乙字，主肝脏惊风，易治；在气关主急惊风；在命关青黑色，主慢脾风，难治。风关如曲虫，主疳病积聚胸前；在气关主大肠积秽；在命关，主心病传肝，难治。风关如环，主肝脏疳热有积聚；在气关，主疳入胃；在命关其疳难治。

若有乱纹，止在风气二关，尚有可治；若在命关通度，则难治矣。

其他尚有：脉纹曲向里，脉纹曲向外，脉纹左斜向右，脉纹右斜向左，双钩，三曲如出，两曲如勾草。这些都给后来指纹诊断打下了良好的基础。如《幼幼集成》以及清时太医院编纂的《医宗金鉴·幼科心法要诀》中的指纹歌诀，内容较为全面，皆属实用的指纹诊断方法，更易于背诵记忆和运用。

　　查看指纹是小方脉诊断的特色，但更多的是考虑其生理和病理的特点。如元代危亦林《世医得效方》中说："为医之道，大方脉为难，活幼尤难。以其脏腑脆嫩，皮骨软弱，血气未盛，经络如丝，脉息如毫，易虚易实，易冷易热；兼之口不能言，手不能指，疾痛之莫知。非观形察色，听声切脉，究其病源，详其阴阳表里虚实而能疗之者，盖亦寡矣。"明代方贤在《奇效良方》中说："小儿虽受阴阳二气成其形，气尚未周，何言有脉，直至变蒸候尽，阴阳气足，方可看脉。"至明时，万全在《片玉心书》中的察看指纹法较为实用，他认为当时诊小儿脉以看指纹为主："令人专看虎口纹，风关气关命关分。风关病轻气关重，命关若过死将临，青惊红热黑势恶，直轻斜曲重看云。"在《水镜诀》中提出的指纹颜色与形态，如弓反里形、弓反外形、长珠形、来蛇形、去蛇形、针形、水字形等大体上为《医宗金鉴·幼科心法要诀》所吸取。如"去蛇吐泻来蛇疳，弓里感冒外痰热"等指纹诊法的歌括，为当时及其后的小方脉医所运用。因清代考取医生时以《医宗金鉴》为蓝本，故《医宗金鉴》为必读之书。

　　指纹在儿科诊断中尚有其实际临床指导意义，但此法渐为人所忽视。因其宜于彰而用之，不至于湮灭，今从临床实践中有益者述之。从颜色而论病者，如紫热红伤寒，青主惊风，白色疳，青色多危。指纹紫红多属滞热。红而不紫，多为感受外邪。青色除主惊与风搐之外，多见于脘疼、腹痛、虫痛等各种疼痛；如青兼褐色，多为危重之疾，在咳喘肺炎中亦属多见。白色实即不红之谓。疳证为营养吸收匮乏，兼之贫血。此等纹色皆可验之于临床。至于指纹的隐显，亦可说明病情的进退。如某些病人虽无大病，而体质较弱，其指纹久而不退，亦可有病而纹不太显。但大多数治疗之后，正气恢复，其纹则隐。

　　至于纹形，实践中常见的弓反内与弓反外形，常于感冒咳

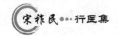

嗽有痰中出现。去蛇吐泻来蛇疳的纹形，其纹下粗上细，确主见呕吐或腹泻，因疳证大多为脾胃消化不良、经常腹胀作泻。其鱼骨形，大多见于伤食。其纹除拇指外，余四指第二节中皆有红纹如水字形。此多因脾胃消化功能减弱，吸收饮食的精微不佳，不得充养肌肤而消瘦。营卫虚弱，抗御病邪能力不强，现谓之免疫功能低下而易于感受外邪，时久而导致生长发育受到影响，如此患儿临床比比皆是。但欲知其脏腑脾胃运化功能之强弱者，除望诊外，尚须视其指纹，方能窥其脏腑，洞察病情而无所遁，岂是可有可无之理。

小儿常见脉象说

古人云"有诸内必行诸外"，是说内脏的疾病必然会在人的外表反映出来。脉象正是反映内在疾病的一个途径，因此，诊脉也就成为一种诊断疾病的方法。

成人的脉象有 24 部，也有人将其分为 36 部，十分繁杂。而小儿的脉象一般较为简单，有浮、沉、迟、数、弦、滑、细、弱、结、代等。年长儿其脉象近趋于成人。小儿尺臂短小，诊脉往往容不下三指，故又有"一指定三关"之说。诊病时，脉证多相符。若阴病见阳脉则为病已近愈之征，阳病见阴脉则示病已危重。

脉浮数为外感风热。兼见弦象多转里热，略弦为郁热，可见便秘、尿黄等症；弦数明显则示里热炽盛，肝风欲动之兆。若兼见滑象为热郁肌表，当清热兼疏散表邪。两寸滑大属上焦风热，滑大有力多兼蓄食，六脉滑数多为痰热内郁。在儿科临床浮、数、弦、滑四脉是最常见的脉象。

沉弦之脉常见于腹痛，弦细则多为脾虚有寒，邪盛正虚其脉多弦，弦劲而疾多属邪重，弦细无力多见正虚。沉弦细微，似有似无，多邪气内陷，或正不胜邪之象。

浮洪滑大，重按中空，舌质淡、舌体胖为内蓄湿毒，或疫戾之邪。滑数而细微为热伤阴分，虚火内炎而见低热。促脉多由于气阴伤而郁里热。结代脉多为心血不足、心阳亦虚而见失眠健忘、惊恐劳伤等证。乍疏乍数，其有力者为虫积，无力细弱者多属精气被夺。

麻疹初期，以紧数脉为顺，脉沉细微弱多见变证。出血及血虚病证，其脉沉细或虚弱，虽脉证相符，但多为久病难愈。若其脉浮大中空则示血离经脉、气不内守，当防止大出血及虚脱；若见脉洪大，则示邪盛正危，病易发骤变。肾病患儿虽证属脾肾两虚，但亦可见到细数脉，此为长期服用激素之假象，应注意区别。

若小儿睡时脉缓、醒后脉数，活动及啼哭时脉数、休息时脉缓，应注意区别生理性与病理性。若二者差异较大，且稍加活动即脉数，此为气阴不足或内有郁热。

总之，临证之时，细查小儿脉象，再四诊合参，对治疗和预后方面皆有所宜。还应注意小儿临诊哭闹，其脉息必受其影响，要注意区分真假，莫被假象蒙蔽而误诊误治，贻害患儿。

小儿发热及其辨证依据

发热是一个症状，它又是各种疾病的外证之一。从发热的高低和持续时间的长短，可以诊断疾病的轻、重、缓、急。由于小儿为稚阴稚阳之体，肌肤嫩脆，而有易虚易实之变，且阳常有余、阴常不足，故而病热者居多。若发热不解，耗伤阴液，往往出现抽搐、昏迷等症。

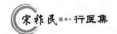

发热的原因，小儿与成人有所不同。因小儿寒暖不能自调，乳食不能自节。但小儿无七情六欲之伤，引起发热不外两种原因：外感风、寒、暑、湿、燥、火六淫及疫疠邪气，内为食、热、痰所致。在病程中，往往多见内外合因，这也是儿科的特点之一。

小儿由于生理上的特点，脏腑娇嫩，气血未盛，稚阳未充，稚阴未长，一旦患病，易于传变。吴鞠通在《温病条辨•解儿难》上说："脏腑薄，藩篱疏，易于传变，肌肤嫩，神气怯，易于感触。"又说："小儿肤薄，神怯，经络脏腑嫩小，不奈三气发泄，邪之来也，势如奔马，其传变也急如掣电。"这说明小儿容易发病及其变化与成人不同。

治疗小儿的发热，法则与大人相同：感受风寒者，宜辛温解表；风热者，宜辛凉疏表。但在临床上，小儿单纯患表证者少，表里同病者居多。所以，在治疗时，应注意表里的轻重，表重的发表药偏重；里热重的，清热药偏重。伤食的宜消导通下，夹痰的宜化痰，尤其热盛久耗伤阴的注意养阴滋液。主要根据小儿表现不同的症状，权衡用药。

为便于临床掌握儿科热证，特做如下归纳，提供临证参考。

一、发热时间与主病

全日发热，多属外感，病在卫分；早晨发热，属气虚；上午热轻下午热重，表热转向里热；午后发热，多阴虚（久热不退）；日晡潮热（15～17时），阳明腑实证；夜热早凉，热在血分（或热陷于阴）；隔日发热，疟疾。

二、发热证型与主病

发热微恶寒（恶风），见于表证；但热不恶寒反恶热，热在气分；往来寒热，见于疟疾、湿热疫；壮热，见于外感温热病、时行疾病；低热，见于停食、外感余热、病后阴虚湿热或体弱儿、婴幼儿外感；骨蒸潮热（热发如水之潮有涨有落），见于虚劳、疳积；身热不扬（发热温而不壮），见于湿温。

三、局部发热的临床意义

前额热，见于外感（初扪之热，久则不热）、里热（扪久热甚）；两太阳穴热，为伏热，多因表热转入里热，预示午后将发高热；手背热，表热证，病在气（阳）分；手足心热，阴虚或停食；手足烦热，为内滞食热；身热尻凉，内有伏热，或出疹先兆，多属表证；身热臀热，表里俱热证；身热手足凉，重症外感、肌腠郁闭，兼有里热或营分有热。

四、发热在五官苗窍的临床表现

1. 面部

右颊赤，为肺热痰多（见咳喘）；左颊赤，属肝热，见于高热日久或温病后期；两颊赤，多胃中实热，见于便秘或滞食积热。两颧红，为阴虚里热（红赤如拇指大，界限分明者，证危）；两颊潮红，为虚热，多因气阴不足，其红不浓而近粉红；面若涂朱，多为心火炽盛。

2. 眼部

目赤多眵，见于内热、胃火、上焦热；目赤红肿，见于肝肺温热；眼角溃烂，见于大小肠热或疳积热；目赤羞明畏光，见于肝热、上焦风热；目赤涩，喜视灯火，为烦热在心；目皆红，属心火、小肠热；初生闭目不欲睁，多因胎热；多泪时啼，属风火；干号无泪，为疳热（病多危重）；目睛昏暗，多热病；目睛清澈，多寒病；目斜视、上视、直视，为肝热动风或痰热上蒙清窍；眼球颤动，为内热肝风；目瞪口张，为热极

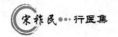

病危。

3. 鼻部

鼻塞流涕，为伤风；鼻鼾声重，为风温痰热；鼻孔红赤，属肺胃热或外感风热、食滞积热；鼻孔赤烂，属胃火；鼻流黄黏涕，属上焦风火、肺热；鼻孔干痒，为疳热；鼻孔如烟，为肺燥热、津液欲竭；鼻翼煽动，为肺热（初期为风温袭肺，中期多痰热闭肺）；鼻疖肿痛，属肺火；鼻衄，属肺热（热伤阳络）。

4. 耳部

耳轮黄赤，属风热；耳边凉，为内有伏热；突然耳聋、耳道生疖、耳内出脓，为有风热、湿热或瘟疫热病。

5. 口腔

口燥，为热灼津液；口渴，为里热；烦渴，为温热；口苦，属胆火；口疮，为心、脾、胃热，湿热上蒸；口角溃烂，为食火、胃热；口周疱疹，多因高热未能及时清解，内郁之热外发；口臭，见于胃热实火或疫疠毒邪；口气热，为胃中有热，气分热或内滞食热。

6. 唇部

唇红，心脾经温热，或阴虚里热；唇色紫红，热盛夹瘀；唇痒，内有火热或风热；唇木，有风热或内蕴毒火；唇肿，脾经蕴热或毒热；唇焦干裂，热盛津伤；唇裂出血，脾胃热盛或毒热；茧唇，脾胃积火结毒。

7. 舌部

舌边尖红，上焦风热；舌尖红，上焦热；舌绛，营热；舌紫红，血热；舌干焦枯，津液大伤；舌裂或出血，阴伤或心火；木舌、重舌，脾经实火；舌伸长，内火炽盛；弄舌，风火；舌斜，肝经风热；舌淡惨白胖大，热毒重，正不胜邪；舌苔薄黄，肺热、上焦热；舌苔黄厚，胃实热；舌苔偏腻，多湿热。

8. 咽部

咽干，多见燥热；咽红，外感风热，或内热；咽部乳蛾肿大色红，多肺胃蕴热；咽部淡红，多虚热；上腭红赤多里热，紫红为毒热，上腭色黄为湿热。

9. 二便

大便秘结不通多肠胃结热，温热伤津；若肛门红赤为大肠湿热；若失气臭秽，便下亦恶臭乃积食滞热、胃肠积热。小便不通可为热盛伤津，热郁下焦；小便短赤、频数、急痛为膀胱热结或下焦湿热；小便白如米泔亦属下焦湿热，或疳积内热。

10. 其他方面

烦急为心肝蕴热，烦而躁为心胃热或营分热，狂躁为痰火扰神，昏迷为热陷心包或湿痰上蒙清窍。心神不宁，为心肝经热。呼吸声粗音高为阳明实热，呼吸气粗为气分热盛，呼吸急促、喘急为内郁火热、痰热闭肺，喘憋为痰热盛。总之，根据病人的外在表现即可判其病的虚实及内伤外感，然后，依辨证而治，必收良效。

高热退后低热辨因

小儿外感常引起高热，经治疗后，虽体温下降，但往往在一段时间内出现低热不退的现象，现简单分析如下。

1. 发热热度虽减，但未降至正常，说明低热是假象，是退热药物的作用，其病情尚未得到控制。此时应积极治疗原发病，则发热必退。

2. 发热退至正常一两天后，出现低热，应注意食复的可能。要考虑患儿是否在热退之后，食欲增加而进食大量肥甘厚味的饮食，以致饮食壅滞肠胃，郁而化热，外发肌肤而表现为发热。此时应采用消导化滞的药物治疗，如保和丸，每服1.5～3g，日服2次，白开水送服，或用布包放入砂锅中水煎，日服3次。

3. 小儿感冒，扁桃体亦有炎症，经治疗高热虽减，其扁桃体仍见红肿。此属中医表邪已解，里热未净，可服用清热利咽之品，如玄参、桔梗、菊花、板蓝根、草河车等。

4. 感冒已愈，但复感外邪。因此时患儿机体抵抗力较弱，加之护理不当，故使患儿再次感染时邪而出现发热、鼻塞、流涕等症状。此时可应用解表之品如小儿感冒冲剂、妙灵丹等药物及时治疗。

除以上几种之外，还可能与患儿体内潜伏的感染灶有关，要注意逐系统加以检查，以期找到病源。

小儿热退后咳嗽加重辨析

临床观察发现：3～7岁的小儿，高热时，不咳或仅有轻咳，经治疗后，发热退至正常，但咳嗽加剧，甚至1～2周不愈。其原因何在？试分析之。

1. 有的患儿感冒之前即有咳嗽征象，虽不重但因其素有气管炎病史，故咳嗽呈逐渐加重的趋势。虽经治疗发热已退，但咳嗽加重，气粗喘喝，中医证属痰热于肺，当治以清热化痰。

2. 有的患儿发热，咽红赤，乳蛾肿大或伴见脓栓，或伴见咽喉痒，其咳时多有"喀喀"之声。热退后咳嗽频频，乳蛾不消。咽喉为气之门户，乳蛾肿大，气行不畅，肺气不利故咳嗽不止。治以清热利咽消肿为主，其乳蛾消，咽喉畅利，咳嗽自止。

3. 患儿初感风寒，发热而咳，为风寒之邪既束于表，又约束其肺，肺与皮毛相合。依中医机理宜疏表宣肺，表解里自和，肺气得宣则热退咳止。其仍咳者，当考虑肺气仍不宣达，此为余邪未尽，或寒邪入里化热之故，即束肺之邪郁而化热，并伴有舌质红、苔薄黄、脉浮数等肺热之证。治宜清润泄肺，如泻白散加沙参、黄芩、桑叶、牛蒡子等药。

4. 如患儿初感风寒外束，未能给予辛温解表之品，而反用寒凉清热之药，遏郁其邪，是风寒之邪不得外达，郁于里而约其肺，肺气不宣。肺为娇脏，喜温恶冷，虽经疏表，药力不能鼓邪外出，致令气逆作咳，其症多热退时无汗，或四末发凉，或便溏尿清，舌淡润。治宜微辛宣通肺气，不可再用寒凉一误再误，如苏梗、陈皮之类。如已化热，仍可用辛凉清宣止咳。

5. 若患儿平素胃有蕴热，复感外邪。经治表邪已解，而胃热加重。其胃热上熏蒸于肺，肺气失于宣降，仍然咳嗽。此即所谓素有气管炎病史，经常咳嗽痰喘反复不愈，其舌多红，苔黄厚或白厚略滑腻，大便干，小便黄。治宜清肺泻胃，或釜底抽薪，肺胃两清，其咳而止，如用麻杏石甘汤加三子养亲汤。

6. 若小儿感受风热之邪，其卫表郁热，肺亦受风热所袭。治疗后，其表虽解，肺热未除，热退而咳嗽增剧，其舌质由尖、边红渐致全舌红，或有黄白苔，口渴，尿黄。当进一步清肺中蕴热，治宜辛凉宣肺，如桑菊饮加泻白散。如邪热久留，咳而头汗，口干唇燥，此为热从燥化，有伤肺津之忧，当于清热药加入甘寒滋润之品，如桑杏汤之类。如见午后低热、干咳、舌红少苔是肺阴不足，当滋阴甘润，可用沙参麦门冬汤。

以上种种，或发热时咳轻，或热退咳剧，均与肺热有关。

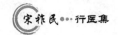

咳嗽病位在肺、脾、肾三脏，其中尤以肺脏最为重要，故治咳清肺热是为正法，不可因发热退而减轻清热之品。临证还应辨证施治。

温病之绛舌辨

舌诊是诊断温病病邪浅深轻重的一个重要环节，临证要分清卫、气、营、血四层，须靠舌质的颜色变化测知温病病邪的发展方向，以掌握病机，早防早治，提高疗效。绛舌标志着温邪已入营分，而营分症状又以舌绛为依据。因此，探讨绛舌对温病临床的指导意义，实有必要。

一、绛舌的成因

叶天士提出："其热传营，舌色必绛。绛，深红色。"首先肯定营热必舌绛。因舌本通心脾，营气所结，故营分有热，舌底必绛。舌为心之苗，心主营，而营行脉中，温热之气入于营中，蒸腾营阴，鼓荡血液脉络，上行于舌，从而表现为绛色。

二、绛舌的机理与见证

温病是以舌色浓淡分热邪之深浅的，舌色愈浓则邪陷愈深。另外口渴尚可为气分之热，而口不渴说明热已在营。《温病条辨》中说："舌绛而干，法当渴。今反不渴者，热在营中也。"《外感温热论》又提出："绛而舌中心干者，乃心胃火燔，劫烁津液。"此以舌中心划属胃部，中心干时胃津被伤，当见壮热、口大渴，而舌色绛是心营为热邪所灼。因属气营两燔之证，治应予气营两清方，如玉女煎之类。

有"舌绛望之若干，手扪之原有津液，此津亏湿热熏蒸，将成浊痰蒙蔽心包"。舌绛本已营分有热，望之若干燥少津，似胃津见伤，但扪之湿润，虽有津亏而湿热上蒸，将成浊痰，上蒙清窍而蔽心包。如见有嗜睡征象，是即将神昏之征兆，但多不口大渴，与前证有别。此是以舌面之干润区分伤津劫液与湿热蒸痰。

再"纯绛鲜色者，包络受病""绛而不鲜，干枯而痿者，肾阴涸也"。纯绛色说明无苔而鲜艳，是营中火热之邪过盛。心主营，营热必迫扰于心，而心不受邪，心包代之。故言包络受病，为热闭心包，当清营凉血，泄热开窍，如犀角（现多用水牛角代替）、鲜生地、连翘、郁金、菖蒲之类。不鲜干枯而痿，为营热久留，营阴大伤，进一步耗伤肾阴，阴液枯涸，脉络失荣。舌痿色暗，为真脏色现，多见于温病后期三甲复脉证，宜滋阴养液，固摄益气。此是从舌形态的鲜泽与枯萎而分手厥阴心包与足少阴肾。一属热陷，一为热耗，主从荣枯而定。

《温病条辨》说："暑温蔓延三焦，舌滑微黄，邪在气分者，三石汤主之；邪气久留，舌绛少苔，热搏血分者，加味清宫汤主之；神志不清，热闭内窍者，先与紫雪丹，再与清宫汤。"舌滑苔黄，邪尚在气分，热邪久留传入营分或内陷心包则舌绛苔少。此说明由气入营时苔与舌的改变，并对清气、清营、开窍的先后运用提出了明确的方法。

又"热邪久羁，吸烁真阴，或因误表，或因妄攻，神倦，脉气虚弱，舌绛苔少，时时欲脱者，大定风珠主之"。入营既久，耗伤肾阴，气液大伤，精气被夺，水不涵木，虚风内动，亟待固护真阴以防虚脱。此虽舌绛苔少，营热只是余焰，属虚多邪少，不宜清营泄热，扶正即可祛邪，此为下焦证而见绛舌的治法。

再"温病七八日以后，脉虚数，舌绛苔少，下利日数十

行，完谷不化，身虽热者，桃花粥主之"。温病七八天已热耗
津伤，再见下利次多，暴夺津液，阴伤及阳，脾阳下陷。此舌
绛虽为热象，但因泻次多，热随泻去，中下焦阳虚失固，而舌
色未及转变。

以上三条皆见舌绛而苔少，初病营热，继而搏血，甚而热
陷心包，久则吸烁肝肾之阴，甚至因下夺而阳微。其病变自上
焦津伤液耗，而至下焦阴液枯涸，是以病之新久、邪之浅深兼
参脉证而定。吴氏所论绛舌，在病位上，上下焦证皆可见绛
舌，其鉴别又须视其主症而定。因为上下焦并不绝对代表病
程，可见其主症范围较广。此外，除注意舌的荣润枯燥，还须
查看形状，如舌绛欲伸出口而抵齿难骤伸者，为痰阻舌根，有
内风；舌绛而光亮，胃阴亡；舌绛而有碎点黄白者当生疳，大
红点者热毒乘心，皆具有实践意义。

三、绛舌兼苔的机理与见证

《温热经纬·叶香岩外感温热篇》提出："初传绛色，中
兼黄白色，此气分之邪未尽也，泄卫透营两和可也。"又说：
"热初入营，即舌绛苔黄，其不甚厚者，邪结未深，故可清
热，以辛开之药从表透发。舌滑而津未伤，得以化汗而解，若
津伤舌干，虽苔薄邪轻，亦必秘结难出，故当先养其津，津回
舌润，再清余邪。"此皆阐明有白黄苔为卫气分之邪未尽，热
初入营仍当兼泄卫气，舌面润，津未伤，尚可透发散邪。但舌
干津伤当注意邪热内结，不宜发散，宜先养津液，既防内结又
助汗源。

吴鞠通说："阳明温病，舌黄燥，肉色绛不渴者，邪在血
分，清营汤主之；若滑者不可与也，当于湿温中求之。"此条
从苔之燥滑而分温热与湿热，与前面的舌滑津存，舌干津伤有
邪之浅深的不同，此为营热兼气，比卫气兼营或初入营邪深

且重。

又《温热经纬·叶香岩外感温热篇》谓："舌色绛而上有黏腻似苔非苔者，中挟秽浊之气。"说明舌虽绛而见润泽或黏腻似苔，都应考虑夹有痰湿或因热蒸而生痰浊，以免用滋腻药有碍邪之清除，当佐芳香化浊之药以防上蒙清窍。何报之说："温热一发，便壮热烦渴，舌正赤而又白苔者，虽滑即当清里，切忌表药。"此是注意津液未伤时清除余热。表散易于伤津化燥，初起热多先伤津，继则伤阴，所以清里当先亦属卓见。王士雄认为："浊气上泛者，涎沫厚浊，小溲黄赤，脾虚不摄者，涎沫稀黏，小便清白。"所以湿重或热盛亦可从小便之黄赤与清白去区分。舌绛虽为营热，也须看有苔无苔及苔的厚薄，在辨证中既要辨其常，也要查其变，要知常达变。

四、营热舌不绛

营热舌绛是其常，营热舌不绛是其变。舌绛当为营热之依据，但临床常见营热高热昏迷等征象，而舌质淡白不绛，亦须详辨。在《温热论》中，舌质淡多定为虚证，或夹痰湿者居多。再者心气虚血少者，舌色多不鲜赤，或淡晦无神，邪陷多危。

由于平素心虚血少，虽营分有热而不能反映于舌，或因邪盛正衰，抗邪无力，以致热邪长驱直入心包，伤及元神，其舌色灰暗不鲜活而少神。在乙脑暴发型中，初起即见神昏躁扰，以致形成内闭外脱，四肢凉，出冷汗，面色苍白，其舌多不绛而淡白，多属危候。亦有因邪势深重，初起舌白继则红绛者。如《温热逢源》说："迨邪热郁极而发，脉之细弱者，忽变而浮大弦数，舌之淡白者，倏变而黑灰干绛，则势已燎原，不可响迩……凡病邪极深者，脉与证较多不合，其故皆由邪气深伏，不易表现于外。"又说："然邪深伏下焦，而舌底不见紫

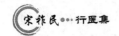

绛者，亦间有之。"这说明邪重而深伏，其舌亦可不现绛色。

其邪外发，危候外现，其舌由淡白变为红绛，多见于疫毒热邪之病。叶天士说："延之数日，或平素心虚有痰，外热一陷，里络就闭。"又说："吸入温邪，鼻通肺络，逆传心包……清窍既蒙，络内亦痹。"此等情况多由卫过气入营所致。但疫疠之邪中人，其舌或苔可一日三变。除舌色之外，还须注意质地的娇嫩与苍老，以别虚实。

然而临床所见毒邪过盛，正气衰败时，舌色与脉证又多不相符合。如疫毒痢，见神昏、面色灰暗、身热肢厥脉伏，舌淡而不红绛。经治疗，邪有透达之机，则肢温、面赤、脉现，舌色由淡转为红绛。又暑温因于高热神昏，汗出过多，津气大伤，面色由红赤转晦暗，舌色由红绛而转淡，形成热不为汗衰之危候。除病机的转变之外，误汗或过下，气液下夺，失于上荣而舌色淡者亦有之。湿热痰浊上蒙，清窍阻闭，气机滞碍，阳气不伸，舌色也可不现绛色，临证不可不辨。

"形寒饮冷则伤肺"说

密云山区，多见咳喘患者，尤其老年人喘病发作更重。痰鸣漉漉，甚者不能直腰平卧。在缺医少药的深山中，因病常年不能参加劳动者，为数不少。农村冬季，有睡卧火炕的生活习惯，其白昼室外活动，山风凛冽，寒气侵袭肌表，夜晚睡卧火炕，外热包束风寒，肺气不得宣越，为致喘的主要因素。

曾遇一久喘病人，病始患于炎夏，因备柴冬用，多在夏秋砍伐柴草，需去远地高山，晨出午归，背负荆柴一路劳力，更加天气炎热，汗出口渴，在山阴歇脚，寻得山泉甘洌爽口，遂即痛饮，并浇洗头胸，渴已解，遂感体乏，就地睡卧于山阴树下，一觉醒来，顿感胸闷气喘。经此受病之由，正为《难经·四十九难》所云"形寒饮冷则伤肺"之验证。《伤寒论》亦有"发汗后，饮水多必喘，以水灌之亦喘"的明训。皆以寒水之气内侵于肺而致喘。因其行走负重，汗出毛窍开张，腠理疏松，肺气蒸热，血流气畅，血脉充盛，上朝于肺，津气外越而汗出；肺为娇脏，饮冷之后，胃阳内敛，肺中蒸热之气迅平，当地人皆知，此时不宜睡卧，乘凉后继续行走，当不致病。复因乘凉而睡卧，外凉立束其表，闭塞毛窍，血脉由流畅转行滞，气热由蒸腾变内敛，因而肺气不得宣达，清肃之令不降，气逆而上，遂致作喘。

病因已明，即研制方药：遇有新感时，初服用麻杏石甘汤加味，继服用小青龙汤，尚有疗效。奈因病程日久，非短期所能愈，然长期服用汤剂多有不便，因此研制散剂，药用麻黄、杏仁、苏子、百部、地龙，名之为"定喘散"。成人每服 3g，小儿减半，温白开水送服，3 个月 1 疗程。用后，病新浅者痊愈；日久者继服 3 个月，咳喘逐渐好转。除一例病已六十余年患者，服后症状减轻未愈者外，多数痊愈。山区农人甚为高兴，乃至余回京 1 年后，仍常有因他事来京、顺便索治喘方者，且络绎不绝。

咳喘治法谈

咳喘一证，一般皆知其肺气不宣则咳，肺失肃降则咳，究其治法甚多，可凉之、温之、润之、燥之，亦可宣肺降气、止嗽化痰、固敛益气、镇摄定喘。

宋老从临床实际遣方用药，撮其要总结为常用三法，简述如下。

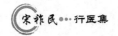

1. 一清到底法

此法乃是应用清肺止咳除痰之法，贯穿病程的始终。其依据有三：一者，临床小儿患热病者居多，故肺热型咳嗽在咳嗽病人中占的比例较大。二者，患儿咳喘，多因于新感诱发，新邪引动旧病。新邪在表，宜疏散，新邪去则旧病孤立而易愈。三者，咳喘之病，易于反复发作，清透其邪，不积久留蓄病，痰热不存，咳喘自愈。常用的方剂有麻杏石甘汤等。

2. 辛开祛痰法

痰湿者，可清化，亦可温化，然本法则是以辛味药开之、散之，因辛既能疏邪散邪，又可除湿开痰。近来小儿饮冷贪凉者众，而积蓄湿痰者多，脾阳不振，脾肺皆病者多。治脾之呆须辛开，治肺之痰亦须辛开。温只能化，故于寒痰者宜，而胶固之痰不易除，痰不去则咳不止，痰不除喘亦不宁。辛较温为动，既散又开，祛胶着之顽痰，力猛而效佳。常用的辛味药有石菖蒲、川郁金、白芥子、细辛等。

3. 清固兼施法

久喘患儿，疾病发作之时，多为虚实夹杂之证。正气不足，痰邪亦盛。遇新感，其外邪更盛；未遇新感，久喘气虚，失于摄纳。但临床所见哮喘发作多为新感诱发，因之其治疗当清固兼施。清新邪以麻黄、细辛，治久喘以白果、百部、五味子，清虚热以青蒿、地骨皮，化陈痰以生蛤壳、生牡蛎，祛痰湿以法半夏、茯苓、陈皮，更加地龙、僵蚕、胆南星息风达络。只要清固兼施，标本兼顾则咳喘必止。

久咳喘须行血化瘀

咳喘久治不愈的患者，其辨证临床现多分为外感内伤、病之新久、邪之寒温、痰之稀稠、色之黄白、久病兼新感、新邪引久病，综而析之。其治则或宣肺降气，或疏解外邪，或化痰定喘，或清肺气之热，或降肺气之逆，或润肺气之燥，或敛肺气之散，或健脾以燥湿痰，运中州而治生痰之源，直至摄肾气以固下元，但皆以治气为主要方面。是因肺主气，外合皮毛，很少涉及于血。就肺之功能有主治节，而宗一身之气，以制血行，肺朝百脉。肺治则气血运行不失其常，肺失治则气逆，气逆则血亦壅滞。因其气久逆不降，肺络必然有伤。

喘久导致气逆血脉通行失利，气壅于肺，血行不畅，喘久血随上逆而不下，胸中阻滞，面唇青紫，是气逆而血留滞脉络，脉络久伤则变形。潴留痰湿血行不畅，因而单纯行气或化痰湿，不治其血瘀则咳喘难除。

宋老在1950年，曾为某公安部门鉴定一药方，言此方系某欲执行犯人所献，能治久喘不愈之痼疾，称甚有疗效。观其方系二陈麻杏加减，所不同者有当归。因当时对久喘活血未予重视，后见李东垣治嗽方剂中亦用当归，补中益气汤减人参加麻黄，治久病痰嗽，即有所动。宋老又在整编《孔伯华医集》时，见孔师方中桃仁、杏仁合用，以治咳喘。桃仁治喘优于当归，而不辛热，应用于临床，对久喘久咳、喘促痰鸣之证，除治肺气外，更应行瘀而畅血脉。此治喘又一法则。

鼻翼煽动须区分

鼻翼煽动是指鼻孔两翼因呼吸急促作动，为病程中时常出现的一种症状，非因剧烈运动而出现的鼻孔煽动。

鼻翼煽动在《幼科发挥》中被称之为"鼻张"，而《广温热论》名之曰"鼻孔煽张"，《温热经纬》云："轻者为咳，重咳为喘，喘急则鼻掀胸挺。"《郁谢麻科合璧》则直称为"鼻煽"。《医宗金鉴》记载了马脾风之鼻煽，皆因寒邪客于肺俞，寒积化热，闭于肺经，故胸高气促、肺胀喘满、鼻窍煽张、神气闷乱。初遇之急服五虎汤，继服一捻金下之。《广瘟疫论》进一步提出："鼻孔煽张有三：一痰壅于肺，气出入有声，喘咳胸满，不渴，宜瓜蒌、贝母、桑白皮、苏子泻肺，肺气通自愈。一郁热于肺，气出入多热，有微表束其郁热，古人独主越婢汤，盖散其外束，清其内郁也。用于时疫中，以葛根易麻黄，或葛根芩连汤亦可。一肾气虚而上逆，气出入皆微，多死。此证必得之屡经汗、下，或兼多汗，心悸耳聋，急宜大剂六味合生脉散加牛膝枸杞，或可百救一二。"此征象多见于肺炎病程中，其症状虽似，但其辨证治疗甚为悬殊，若虚实不分，则治之多失误。

纵观古今"鼻煽"之论及积数十年之临证经验，以为鼻煽之症，可分为三。

1. 风温袭肺之鼻煽　常见身热恶风，微汗口渴，咳嗽气粗，鼻翼微动，舌红，苔薄白或微黄，脉浮数，指纹紫红。

2. 痰热闭肺之鼻煽　常见壮热喘促，胸高胁陷，抬肩身摇，气急鼻煽，喉中痰鸣，口燥唇干，甚则口周发青，便秘尿黄，脉弦滑数，指纹青滞长达命关。

3. 肺肾两伤之鼻煽　常见鼻翼煽动微弱，呼吸浅促，喘喝气短，面色苍白或晦暗，精神萎弱，口周青，爪甲紫，甚则头身汗出如浊，四肢不温，舌淡红或焦红，脉细弱数。

此三型皆见鼻煽，而风温袭肺邪浅而近于表，属风热之邪上壅，肺受热迫，肺气失于宣达，清肃之令不行，故咳重而气粗不喘，鼻煽亦微，虽有口渴，但津液尚未大伤，故无唇舌干燥，痰亦不著。而痰热闭肺之鼻煽，为火热灼肺，炼液为痰，痰热壅塞气道，气机不利，肺气胀满，贲郁上逆，鼻为肺之门户，故鼻煽较剧；痰热闭阻，肺失肃降，故痰鸣胸高而胁陷；肺闭气滞，血行不畅，故口周青；热盛津伤，故口燥唇干、便秘而尿黄，较前者为重。肺肾两伤鼻煽与前两者皆不同，此属正气衰败，肺之化源欲绝。肺为水之上源，肺虚不布，致肾元不足，摄纳无权，故鼻翼煽动微弱、呼吸浅促、喘喝气短；气虚阳微，不得温煦，故面色苍白、四肢不温；气为血帅，气虚血滞，故口周发青、爪甲青紫。正如《幼幼集成》云："又有虚败之证，忽然张口大喘，入少出多，而气息往来无滞，此肾不纳气，浮散于外。"此属虚多邪少，与前二者有异。

　　总之，鼻煽之区分，首先应别虚实，再分表里，择情而治。莫作庸医，杀人谋命，尚不自知。故特提出以明慎为上。

肺炎见雀啄脉，预后辨

　　肺炎多见鼻煽胸挺，涕窍干涩，甚则鼻干如煤，表现肺的化源将绝之象，但见身热喘憋、心悸而脉如釜之津沸，此属危候。若肺热炽烈，心火亢盛，则阴血越加不足，其心悸更甚，喘憋气促，张口喝喝，头汗出，面色晦暗，脉象啄啄连进而促止，指下坚硬如雀啄之脉，则命将终矣，实属履验之脉。

　　对肺炎并发心衰，除促脉疾数而如雀啄者难治，若不显雀啄而疾促者，舌红绛而干，阴液大伤者，用大队滋养阴液之品频频沃之，尚有可救治之机，较先阴虚而后阳损其治稍易，实则二者皆属危急之候。其阳损为热耗阴液，进而阳无阴而不守，补既损之阴则阳气式微，反损阳气，补阳则更伤欲竭之元阴，况有水湿停蓄之浮肿，滋阴更助湿，只宜于固摄行阳。固摄可保肾气，行阳可助心气，也可用温阳滋阴法，应用生牡

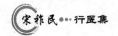

蛎、淡附片、熟地黄、白芍、炙甘草、茯苓之属，药后视其证之变化而调养之。

小儿入睡难析因

小儿睡眠时间较成人为多，这是小儿的生理需要，但睡眠时间是一定的。如果小儿白天睡的时间过多，则夜间玩耍而不睡，俗称"睡颠倒了"，此时只要改变睡眠的习惯即可。

如小儿睡前烦急易怒、喜伏卧、肛门瘙痒、久不入睡，此时应注意查看小儿肛门是否有蛲虫。蛲虫证患儿可具有上述症状，可给予驱虫治疗。如百部15g加水浓煎成15ml，保留灌肠；或将百部研为极细末装入胶囊备用，夜间临睡前先让患儿排便，然后用净水或百部煎水外洗肛门后，将百部面胶囊纳入肛门内，每晚1次，7天为1疗程。

若患儿偶尔出现入睡难，且有腹胀、呃逆等胃脘不适的症状，多与饮食有关。或白天暴饮暴食，或睡前又吃大量饮食，或食入不易消化之黏腻之物，此乃"胃不和则卧不安"也。此类患儿应服用助消化、消食导滞之品，如小儿化食丸、大山楂丸、乳酶生等；也可采用按摩的手法，如推脾土、揉板门、摩腹等。

若小儿白天受到惊吓如受到家长的责骂、体罚，或看了恐怖的电影电视，或受到突然刺激，甚至家长在小儿卧室内吸烟而造成室内空气污浊，或卧室灯光强烈等原因均可造成小儿入睡难。应分别采用相应的措施，即可使小儿入睡难的症状得到改善。

新生儿大、小便不通寻根辨源

正常新生儿在生后 24 小时内应有大便排出，36 小时内应有小便排出。如果生后两天仍无大小便排出，称之为大小便不通。这是一种不正常现象，应马上寻找原因。

一、大便不通的原因

1. 先天畸形

《医宗金鉴》记载："小儿初生，肛门内合有二：一者热毒太甚，壅结肛门；一者脂膜遮瞒，无隙可通。"由于先天肠道肛门部位发育畸形，致使肠道闭锁，形成盲端，导致无大便，应予手术治疗。

2. 先天禀赋不足

小儿先天禀赋于父母，若父母素体本弱则其子必先天不足，气血俱弱。气弱则气机运行不畅，肠道运化无力，排便受阻，血虚则不能润养胃肠，致肠道燥涩，大便不下。

3. 胎热蕴结肠道

五脏六腑之积热聚结大肠，灼伤阴液，致大肠失于濡润，肠道涩与运化，出现大便阻于肠道而无力排出体外。

根据以上分析可知：先天畸形必手术之；而先天不足或胎热蕴结，给予适当治疗则大便必下矣。

二、小便不通的原因

1. 先天不足，元气虚弱

证见患儿小便不通，小腹作胀，面色㿠白，神情疲惫，哭声低微，口唇淡红，舌淡红。属气血膀胱功能失调，应治以温

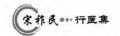

补利尿。可用白人参须 3g，煎水分服，或用五苓散煎水分服。

2. 膀胱热结

证见小便不通，小腹胀满，烦躁啼哭，口干唇红，舌红赤。多因胎热蕴结膀胱、气化不畅所致，治疗应清利小便。可用导赤丹，每次服半丸，日服 2 次。或以通草、竹叶各 3g，煎水 200ml，每服 10ml，日服 2 次即可。

3. 先天无孔

小便不通经治疗仍无尿，其腹胀更甚、喘气烦急，应考虑患儿是否有先天尿路畸形，及时进行必要检查以确诊。

惊风预兆与鉴别

惊风是儿科常见的危重病证。虽以惊厥抽搐为主要症状，但在临床上常有许多伴见症状发生在抽风之前，为惊风的先兆症状。《医林改错》中云："凡将欲抽风之前，必先见抽风之症。"其症常见的有：弄舌、吐舌、舌斜、舌卷、囊缩、口噤、口噤、口斜、不能吮乳、咬牙、牙关紧闭、摇头、颈项强直、鼻翼煽动、昏睡露睛、眼神惊恐、惕动不安、哭叫无泪、头发上逆、面青、指纹青、山根青、太阳穴青筋暴露、大便绿色，此外有时还能见到撮空理线、循衣摸床等表现。惊风之前，以上诸症不必一一全见，但见一二即是风证。

临床实践中，应将与惊风相似的某些证候加以鉴别。如痫证，其发作时，突然昏倒，抽搐时口吐白沫，二便失禁，抽后神苏，一若常人，每日数发或数日一发。再如脐风，多发于新生儿，一般在三朝之内、七日之外即不属此证。客忤，发作时多不发热，眼不上窜，脉不弦急。虫证，蛔厥上攻，虽见两目直视、口噤不言、手足不温，但多不发热、不抽搐，以腹痛为

314

主。天钓，主要表现两目上翻、头昂仰视。内钓，以内脏抽掣、腹痛多啼为特征。天钓为热属阳，内钓为寒属阴。正如《幼幼新编》指出："天钓为心肺积热，内钓属脾胃虚寒。"天钓和内钓为惊风的两种特殊证型，均属惊风范畴。

小儿疾病与免疫功能的关系

中医学源远流长，内容丰富，免疫作为一门自然科学仅有一百多年的历史，但在中医学的著作中，早就有与免疫理论有关的记载，如"邪正盛衰""正气存内、邪不可干"等就是免疫的中医描述。中国人接种人痘预防天花是世界人工免疫法的先驱。

免疫是机体识别和排除抗原性异物、维护自身的生理平衡和稳定的一种功能，即防御、自稳和监视三大功能。机体的免疫功能是在长期的生物进化过程中产生的，免疫应答是在机体免疫系统中进行的，免疫系统又是由免疫器官、免疫细胞和免疫分子所组成的，分别是由先天性免疫（非特异性免疫）和获得性免疫（特异性免疫）来执行的，其中获得性免疫是由细胞免疫和体液免疫密切配合来完成的。简言之，免疫的概念就是识别"非己"、排斥"异己"、保存"自己"的意思，这与中医学所说的"正气"的作用基本一致。

正气指人体的功能活动和对外界环境的适应能力，包括抵御疾病及康复能力，是机体识别和排除抗原性异物，维持自身生理平衡与稳定的重要功能。正气是全方位的，包括卫、气、营、血、精、神、津、液以及脏腑经络的功能活动等，其功能类似于免疫学的生理屏障，如各种免疫细胞和多种免疫分子等抗病因子。临床气阳虚的病人，其免疫球蛋白 IgG、IgA、IgM

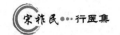

低于正常人，B 淋巴细胞转化率、T 淋巴细胞转化率、补体等均较正常人低下。有报道用补益扶正的方药大多可激活或抑制T 淋巴细胞、巨噬细胞、白细胞介素等细胞因子以及抗体水平，以增强或调节免疫功能，具有抗感染、抗病毒及防治自身免疫的作用。

免疫系统无形无声，若隐若现，维护人体的健康，它与机体其他系统之间存在着密切的联系和互相影响（内分泌、神经、血循环）。它是漂浮游动循环的系统，如同血液循行周身，我们的血就是一个完整的免疫系统，包括大多数功能，如血中的白细胞对消灭入侵的病原体起着重要的作用。

正气具备抗御病邪的功能，现在认为有很多因素可使免疫功能降低，如情绪恐惧、过劳等。中医讲七情之喜、怒、忧、思、悲、恐、惊都会对正气的正常运行有影响，也是致病的因素，如恐则气下、怒则气升、忧则气结等。正气抗御病邪的作用较免疫为广，是人生存的物质基础。

正气在人体因作用功能不同以及相关脏腑部位而分上、中、下（三焦）。在上（心肺）称之为宗气，居中（脾胃）称之为中气，在下（肝肾）称之为元气。虽分为三气，实质在人体是一个统一的整体，它们川流不息、循环无端、周而复始地维持机体生命功能活动，并随时抗御病邪的侵袭。正气存内，邪不可干。正气不足，抗御病邪能力就弱，在免疫功能方面也就会下降。因此正气是人体极为重要的生存和防病根本。

宗气：宗气为肺所主。肺主气，主治节，肺朝百脉，把脾胃运化的精微津液及吸纳的大自然的清气结合化为宗气。若雾露之溉，积于胸中以贯心脉而行呼吸。肺主卫气，主皮毛。卫气与营气同行，营行脉中，以荣四末，内注脏腑；卫行脉外，行于四末分肉腠理，熏肤充身泽毛。

中气：由脾胃所主。脾阴和营，主运化升清，为胃行其津液。胃属阳与气并，主受纳运化降浊，气机以降为顺。胃受纳、脾运化，腐熟水谷，泌精微，别糟粕，化津液，脾气散精取汁奉心化赤，谷入气满液充，中气旺盛，游溢三焦，淖泽注于骨，补益肾元，充实脑髓。脾为后之天，此为后天补益先天。中气不足营卫必不充，肌肤腠理不固密，易受外邪乘虚而入。吴鞠通说："藩篱疏易为邪侵。"有外邪又易引发里不和，脾胃不和，消化吸收功能低下；甚至因里不和不思饮食，或食纳减少，或呕吐腹泻，素质不健壮，因此，不但中气不足，而引起脾胃化生的精微供给肾元亦少，影响后天补益先天的正气。正气虚抗御病邪能力也就差，即"邪之所凑，其气必虚"。

元气：此元气为先天之气，肾所主。肾藏精主津液，司开阖，可调节全身之体液，受五脏六腑之精华而藏之。阴中含阳，化生元气，以后天水谷之精与先天真元之精相结合，化生下焦元气，运化氤氲，煦养脏腑。脾胃运化之精微，谷入气满液充，淖泽于骨，屈伸曳泽，补脑充髓，其气化下焦膀胱所藏津液，产生剽悍滑利之卫气。循环全身网膜腠理，充肌肤，泽毫毛，而具有护表之功能，防御外邪的侵袭并在元气的运作下维持体内温度的均衡，遇热为汗泄热，遇冷蓄液为尿。

宗气、中气、元气综合形成"正气"，充养人体生机，抗御病邪。正气盛则免疫功能正常，正气衰则免疫功能低下。

宋老在中医的临床工作中，接触大量小儿患者，体会中医儿科疾患与人体免疫功能有很大关联，现从以下几个方面进行说明。

1. 小儿免疫缺陷的中医病因、病理

小儿为稚阴稚阳之体，脏腑娇嫩，形气未充。阳常有余，易患热病；阴常不足，易耗津伤阴；肝常有余，易于惊厥；脾

常不足，消化吸收功能低下；肾常虚，易伤元气。协调平衡这些方面也与正气的盛衰有着直接或间接的影响。小儿免疫缺陷现象从临床上看大体有以下几个病因。

（1）先天不足（父母体质差或带病），禀赋薄弱，肾元不充，防御疾病能力差。

（2）早产逆产，生后患病。

（3）后天失于调养，脾胃消化功能低下，吸收营养不足，生理脆弱。

2. 小儿免疫缺陷的临床表现

（1）先天不足（肾）：面色白嫩，皮肤薄，脂肪少，头发稀疏，骨软，囟门开裂，太阳穴及山根青筋暴露，血脉脆弱，发育迟缓。

（2）后天失调（脾）：面色萎黄，形体消瘦，头发失泽，肌肉松弛，腹部青筋暴露，舌中心少苔，大便溏或者先干后溏，消化吸收功能下降。

（3）其他：易于感冒或者反复感冒，经久不愈，时常汗出，较一般为多，易于感染流行病。

3. 与小儿免疫有关的临床常见病

临床上小儿疾病与免疫功能有关的疾病很多，如过敏性紫癜、IgA肾病、过敏性鼻炎、哮喘等。从小儿体质着眼，认为小儿疾病与免疫功能相关的有两大方面，一个是外感疾患，一类是脾胃疾病。

外感与脾胃病都与先天不足或者后天失调造成小儿正气不足有关。小儿外感疾患与脾胃病往往又有很大相关性，由于脾胃不足，消化不良，精微物质难以吸收，造成体质下降，易于感邪而反复外感；长期反复感冒，也会影响脾胃，造成大便干燥。两者互相影响，都对小儿正气的强弱有作用，而与小儿免疫功能相关。

4. 调节免疫功能的中药举例

中药补益肝肾益精血的药物多有补益奇经八脉的功能，奇经与人体元气的调整、抗病功能有密切的关系，也就和免疫功能有着密切的联系。如方药二仙汤中龟板、鹿角有调整内分泌功能，二至丸中女贞子、旱莲草可增生白细胞、T细胞、胸腺肽而提高免疫功能。现把调节奇经八脉的药物简述如下。

补阴药：干地黄，补阴养血。女贞子，补肝肾、强腰脊。旱莲草，补肾益阴。何首乌，补肝肾、益精血。龟板，育阴潜阳、补肾健骨。桑葚，补肝益肾。桑寄生，补肝肾、强筋骨。龟板胶，滋阴补血。玄参，滋阴降火、除烦解毒。北沙参，养阴清肺。麦门冬，养阴润肺、益胃生津。天门冬，滋阴润燥。百合，润肺清心安神。燕窝，养阴润燥、益气补中。

益阳药：肉苁蓉，补肾益精、润燥滑肠。枸杞子，补肾润肺、补肝明目。菟丝子，补肝肾、益精髓。柏子仁，养心安神补肾。胡桃仁，补肾固精、通经脉润血脉、黑须发。仙灵脾，补肾壮阳、益精气。仙茅，补肾阳、壮筋骨。葫芦巴，补肾阳、治阳痿。骨碎补，补肾活血止血。鹿茸，壮元阳、补气血、益精髓、强筋骨。鹿角胶，补血益精。海马，补肾壮阳、调气活血。海参，补肾益精、养血润燥。蛤蟆油，补肾益精、化精添髓。紫河车，补气养血、治虚劳。灵芝草，保神益精、强筋骨。

补气药：人参，大补元气、固脱生津。党参，补中益气，治气血两亏。太子参，补肺健脾，治疗心悸自汗。黄芪，益卫固表、利水消肿。黄精，补中气、润心肺、强筋骨。

话 说 暑 温

　　暑温是发生在夏季的一种温病，多在小暑、大暑之时，立秋之前发病，《黄帝内经》以夏至后为病暑，《素问·热论》云："先夏至日者为病温，后夏至日者为病暑。"因夏至后气候渐由热而转向既有热又有湿的暑湿季节，因而病暑。至汉代张仲景称之为"中暍"，在《金匮要略》中提出较为具体的理法与治禁，直至明清仍多所遵循。

　　后世医家对暑病的证治，做了进一步的探讨，在名称、病因、病性、治则等方面都有所发挥，如中暑、中热、伤暑、冒暑、阴暑、阳暑。金元时期李东垣另制清暑益气汤，并提出避暑乘凉得之者，名曰中暑。张洁古认为：静而得之为中暑，动而得之为中热，中暑者阴证，中热者阳证。明时张景岳又细分阴暑、阳暑。而王肯堂《证治准绳》中提出，中暍、中热、中暑名虽不同，实为一病也。清时汪仁庵认为，洁古所谓动者，指奔走劳力之人，触冒天地之热气而病者；所谓静者，指富贵安逸之人，纳凉于高堂大厦以避暑伤中湿者。然动者亦有时中湿，静者亦有时中热，未可拘执。从而可以看出动静是指室内与室外、活动与休息的不同，受暑是一致的，只是室内纳凉则有兼湿重的可能，甚至因乘凉饮冷可以中寒，即所谓暑月伤寒，不属于热病。亦有以"伤"和"中"来区分受病的轻重，如程钟龄《医学心悟》提示：伤暑者感之轻，中暑者感之重。还有称作暑风的，如《医碥》谓中暑，或名暑风，与中风相似也，可见中暑有突然暴发的情况。亦有名之为冒暑的，如《世医得效方》称"冒暑眩晕"，实际也是中暑，但突出人体上部头面受邪，严重时也可出现神昏、喜笑不休等症。

一般在夏季中暑受热后，突然晕倒、昏不知人，属于一时受热，当用清凉解暑，可予痧药、避瘟散，或用针刺放血、刮痧等法。

综上所述之病暑，是概括暑月而得的多种急性病，其中既有暑热又杂以风、寒、湿之兼感。当统属于"暑病"的范畴，而与暑温病有所不同。

暑温之名始创于吴鞠通，《温病条辨》中说："暑温不列于诸温之内，而另立一门者，以后夏至为病暑，湿气大动，不兼湿不得名暑温，仍归温热门矣。"形似伤寒，但右脉洪大，左脉凡小于右，口渴甚，面赤，汗大出者名曰暑温。他综合前人治暑之法，运用三焦辨证，吸取张凤逵提出的治暑原则，首用辛凉，继用甘寒，终用甘酸敛津。而在病程中期用苦寒清热芳香化湿，并且对湿以燥化，采用小承气汤苦寒通降。

暑温初治以白虎汤为中心，身重夹湿加苍术；脉虚加人参；气津伤用生脉散；兼表寒用新加香薷饮；余邪未尽，用芳化清肺络之清络饮；湿重水饮阻滞肺脾，蠲饮和中，用小半夏加茯苓汤再加厚朴、杏仁；暑入心包，清营泄热，用清营汤；暑痉，清热开窍用紫雪丹；暑痫，凉营息风，用清营汤加牡丹皮、钩藤、羚羊角；暑瘵，清血络，利肺气，用清络饮加杏仁、薏苡仁、滑石。

暑入中焦，暑湿郁中，水结在胸，苦辛通降，用小陷胸汤加枳实；湿热痰浊，互结阻中，辛开苦降，用半夏泻心汤去人参、干姜、大枣、甘草，加枳实、杏仁；暑温化燥，以苦寒通降为法，用小承气汤；热搏血分，清血络热，用加味清宫汤；热闭内窍，治以清热开窍，用紫雪丹、清宫汤；三焦俱热，湿热交蒸，治以清热利湿。芳香开窍，用杏仁滑石汤。

暑热深入下焦，暑伤肾阴，心火独亢，用酸甘化阴、生津

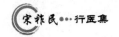

止渴、清热之连梅汤；暑入厥阴，筋失所养，用补肾柔肝之连梅汤；热久耗伤真阴元气，补益气阴，用三才汤。

脑炎后遗症浅说

形成本病的原因，多与感受暑热疫邪较深较重、存留的余邪未尽有关；也可与病程中昏迷时间较长，伤及神志，抽风时肢体抽动较为剧烈，损伤筋脉血络有关。或由于长时间高热不退，耗伤津液气阴，以致血脉失于营养；或因抢救治疗不及时，护理不当，扭压肢体过久，气血失和，筋脉受伤所致。

一、余邪未尽　脉络失和

本型多由于暑湿疫邪不净，遗留于经络，遂致络脉失和、气血运行不畅，从而导致颈项强直发硬、肢体屈伸不利。余湿内蓄，而口流涎水较多，面色多呈现黄而不光泽。舌质淡红而润，舌体较胖嫩，舌边多有齿痕，苔白腻或黄腻而滑。由于遗留体内不净的湿热疫邪，互相溃蒸，致使机体的营卫之气不协调，而见头部和胸颈部出汗较多，所出的汗与一般的汗不同，多发黏或有酸味。因胸颈部经常有汗，甚至胸颈部出现白色半透明、粟米大小的水晶样疱疹，一般称之为白痦。脉象多表现为一种流利如珠的滑数脉。

二、痰湿阻络　脉道失利

由于人的体质强弱胖瘦有很大差异，又受到气候干燥湿润的影响，因此感受暑湿疫邪之后，就会有偏湿重或偏热盛的不同，临床所表现的症状也就不一样。本型多因湿邪较盛，湿滞久留，内蕴生痰，痰湿阻碍气机的运行，致使脉道失去畅利，从而导致肢体的不灵活，弯曲不直，或直而不能曲，呈僵硬状态。严重者阻碍神志，可见意识模糊不清、语言不利或失语。由于脉络失和，餐饮之时，吞咽困难，咽喉部有痰鸣之声，漉漉作响，口中流出痰涎，舌质的颜色多呈红色而滑润，舌苔滑腻，脉多为按如弓弦的弦脉及往来如盘走珠的滑脉。

三、热耗阴伤　筋失所养

本型由于在病程中，感受暑湿疫邪而热偏盛，故高热时间过久，热邪耗伤了体内的津液，阴血亏虚，致使筋脉失于滋润濡养，筋脉干韧失和，出现四肢僵直、弯曲不利，或手指蠕动，或颤抖，持物无力，吞咽困难。由于体内的阴血虚少，相对的阳热偏盛，因而身有低热，睡时出汗，或醒时自汗。热灼伤其心神之气，故神志不完全清醒，语言困难，眼珠颤动，舌多红干少苔，脉多表现细而快的细数脉象。

四、脾虚肾弱　正气未复

本型多因病损脾胃，饮食少进，不得充养机体的消耗所致。脾虚胃弱，正气未能恢复，因而表现为精神萎靡，或视物不清，困倦喜睡，四肢瘫软无力，行动软弱，取物时不准或颤抖，或四肢多动、乱抓乱拿。由于脾胃消化功能没有恢复，饮食不馨。由于心肾之气虚弱，表现为语言不利、智力失聪，或二便不能自主，甚至失禁。舌质的颜色多呈淡红，舌苔少，脉多表现为软弱无力的虚弱脉象。

说说血液病

血液病系指各种失血症及出血症。古人对血液病的论述见

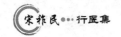

诸于历代医籍中，亦有著书专门论述者，如唐容川的《血证论》、葛可久的《十药神书》等。其论多以成人为主，对小儿血液病的论述，尤其是系统的论述尚较少。

一、血之生理

血液是人体生理的基本物质，是充身泽毛，灌溉脏腑、四肢百骸，营养机体活动生存的最宝贵的物质。血常与气并存，有"气为血之帅，血为气之母"的说法，且营行脉中，卫行脉外，脉为血之府，故此说明血在人体无处不蓄藏、无处不依靠之滋养和温煦。因此血的充盛与亏少、循行的正常与异常，对人体的生理活动产生着十分重要的影响，血的异常状态即是人之病态。

人之气统摄人体的正常功能活动，气与血密切相关，气畅则血行，气滞则血瘀，气疾则血速，气缓则血慢，气摄则血固，气散则血溢，气薄则血稀，气厚则血醇，气敛则血收，气冲则血逆，气泄则血亡。反之，血虚则气虚，血少则气薄，血瘀则气滞，血失则气散，血亡则气尽。故气与血相辅相成，互相关联，互相依托，气以血为母之根基，血以气为生化淖泽之源，二者缺一不可，此为血与气之生理特点。

从脏腑说，脾为后天之本，又为生血之源，后天血之补充全赖脾之运化水谷精微之功能，脾旺则血足，脾虚则血少。然而小儿脏腑娇嫩，形气未充，稚阴稚阳，血脉脆弱，具有"脾常不足，肝常有余，阴常不足，阳常有余"之特点。加之小儿腠理稀疏，易受时邪侵袭。时邪入里，更伤脾胃，因此，脾胃的受纳运化功能对血液病的治疗是十分重要的。如贫血患儿的治疗中，调补脾胃法甚为重要。若脾失健运，生血之源受阻则血少，血少亦影响气之充盛，气不足则脾气亦不足，脾气馁则不能统摄血液，血失摄纳则不循经而行，溢于脉外。因此，五脏之脾是与血液病有关的重要脏器。

二、病因病理

血液病的病因很多，如外感时邪、温热疫疠、六淫之气的侵扰，或内伤于饮食，肥甘炙煿，暴饮暴食，或先天不足，或后天失养等。但除气虚不摄者外，多与邪热迫血妄行有关，此二者大体可以概括其病因的主要方面。

在常见的血液病中，如咳血、吐血、鼻衄、齿衄、便血、尿血、肌衄，甚至颅内出血等，总认为是血不归经而妄行。其不循经因素虽多，但在小儿因于热、因于燥者为多。正如《医宗金鉴》中所云："凡失血之证，阳盛乘阴，则血为热迫，不能安于脉中，犯于气分，妄行不能归入经脉也。"除因热迫血液离经者，尚有气血失和、营卫不调、气机上逆、气失固摄不得统血等因素。

其出血部位又需具体分析其病因与病机，《灵枢·百病始生》云："阳络伤则血外溢，血外溢则衄血；阴络伤则血内溢，血内溢则后血；肠胃之络伤，则血溢于肠外。"由此可知，人之上部，如头面鼻齿等部出血，多伤于阳络，因为头乃诸阳经脉相聚之处。人之下部及内脏大多为阴脉循行或深入内脏，因之阴络伤而内出血及便血、尿血等。这些提示后世医生在治疗血液病时，对阴络伤、阳络伤的选方用药应慎重并加以区别。

三、临床表现

中医认为，有诸内必形诸外。小儿脏腑娇嫩、血脉脆弱的外在表现：观其面额可见山根部及太阳穴青筋暴露，查其皮肤多薄弱，肌肉质嫩，面色白而唇鲜红，舌质多红嫩少苔，躯干四肢消瘦，其状若阴虚之象。其脉亦多细弱，其语言发声多尖锐而薄，平素纳食较少，但其精神矍铄，好动不静，更不喜午

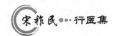

睡，白天活动时汗多，夜间亦盗汗。

因血汗同源。汗者，阳分之水；血者，阴分之液。阴与阳原无间隔，血与水不相离，故汗多则伤血，伴见面色蜡黄、皮肤青瘀、大片血斑。如因病而呕吐，或呛咳阵作，可致两睛周围有鲜红色小出血点，或因急暴啼哭，血随气上逆，瘀滞不下，亦可见此等现象。其中除部分因高热日久，或百日呛咳，郁热相聚，气机上逆，血壅络脉而见此症外，大多由于血脉脆弱所致，皆因血随气行，气游溢于表，血即渗于脉络之外，而见皮出紫斑。除此之外，尚有抓搔皮肤之后，而见划痕、血迹，或密集小血点。衣领鞋口部位略硬，几经摩擦，亦见血迹红斑。食入硬物亦可出现唇颊及舌部血疱。外部碰撞挤压即出现青瘀紫片，甚或血肿高凸，严重者亦可出现颅内血肿及脑疝。因之少数严重病人可出现脑部症状：呕吐、昏迷、抽风、偏瘫等。揉挤鼻部易衄血，刷牙漱口易见齿衄血，或鼻孔常有血迹渗出。

血脉脆弱除见上述征象外，在检测耳（指）血时，多不即刻凝止，并且量多，血质稀薄，尤其血小板多有减少，其凝血因子亦可缺乏。若为血友病，则出血时间更长，更不易止，故一般不轻易取样查血。

四、治疗法则

凡治血证，须知其要，而动血之由，唯火唯气，但查其有火无火，气虚气实，气虚不摄，气实为有余，气有余便是火。知此四者，而得其所以，则治血之法无余义矣。有火则火盛动血；有气则气逆不顺，血失常道；气虚：失于统摄，血散则渗溢；气实：迫血妄行，血离经脉。因此，治血之法多采用唐容川《血证论》的四法：止血、消瘀、宁血、补血，兼参葛可久《十药神书》。

第一法：止血法。因血液是人体最宝贵的物质，生命之所系。保存一分血液，便有一分生机，况出血过多，易出现虚脱。用止血剂可使血不奔、气不脱。

第二法：消瘀法。离经之血为瘀血，瘀血不能复还于脉道，况旧血不去新血不生，祛瘀即除旧生新。但使用时应慎重。

第三法：宁血法。气平顺血则安谧，则不妄行，恐其再次妄动出血，必安宁之。

第四法：补血法。用前三法，其血已止，瘀血不存，安谧运行如初，因其所失之血尚未复原，血去脉空，阴血亏虚，正气不足，应予补虚填空。

喻嘉言治血有三法，后人亦不乏宗其义者。

其一，行血法。降气行血则血循经络而自止，若单纯止血则血凝，必发热、恶食、胁痛，病日重沉痼。气降则火逆见顺，血不妄行，循经而运则出血渐止。单纯止血因多用炭药塞瘀或寒凝则血瘀滞，既影响旧去新生，更阻碍气机通顺。

其二，补肝法。血证不宜伐肝，养肝则气平，使血有所归；若伐之则肝必虚，肝不藏血则血行不止。因伐肝之药多破气，气行血行，因之促血不安宁而血动四溢。

其三，降气法。气有余便是火，故降气即降火，令其气下行，火亦随气而降，血随火降而安行脉中。对脾胃虚弱者，若过用苦寒以降火则更伤脾胃，致脾愈加失去统摄之权，血出不止。此为不降火而降气之故也。

常用治血大法

清热止血法：用于热盛迫血妄行，时久则耗血。

凉血止血法：用于血热过盛，躁动而不安谧。热不除血不安，凉血则热去气平。

降火止血法：用于火热迫血上逆者。

滋阴止血法：用于阴血血热，阴充虚热除。

降气止血法：用于气逆上冲、血随气逆，气降血亦降，冲逆亦可平，平则血不上壅。

固敛止血法：用于气虚失统、血不固摄而渗溢，气不收敛，血自外溢，气得固血则得敛，统摄得权。

治血之法虽多，但要祛邪而不伤正，止血而不留瘀，益于滋生，养于脏腑，选法取药实为重要。因治疗血液病，非单纯几法所能概括，亦非治本之基，实为安血以疗其血失，令其不出而已。

若要治其本，尚须留意以下几点：①活血之法，药用宜甘纯至静之品，温燥则动血。②培之养之。小儿脏腑薄弱，稚阴稚阳，气血尚未充盛，应注意补正气、调精血，充其再生之能，以补其损伤，则营气自将宁谧，不待治血，而血自安。③调养脾胃。凡血枯（生血慢）或稍长之女经闭者，当求生血之源，其源在脾胃。胃主受纳水谷，脾主运化水谷精微，此为后天补血之源，故血枯经闭者，当调脾胃。④精不足者补之以味。后期损其脾胃者，当调其饮食。⑤血有动乱不宁者，宜清之和之，即清虚热以和气血。⑥益气敛汗。多汗者多伤津，致气阴见虚，卫外不固，气失统摄，则营血易于外渗。在经治过程中，如汗液减少为佳兆，此为气液见固，溢渗见少，旧有瘀斑自会逐渐吸收而减少，因此益气敛汗为治血证又一法则。

五、宜忌

治疗诸血证的禁忌，早在汉代张仲景《伤寒论》中已有明训：汗家、衄家、亡血家、疮家等都在禁止发汗之列。以血液病多见阴虚液少，加之伤阴动血则肌肉四肢失于荣润淖泽，可导致痉病的发生。因此谆谆告诫：汗法当为血液之禁忌。因夺血者无汗，夺汗者无血。既伤阴血，又伤水津，气阴两虚，汗出则气外泄，气最难敛，而血易随气外溢。

对于脾气虚弱失统，不摄血者，大多因于气虚失于摄纳，因之用药不可过于寒凉，以免损其正气之阳，更不得再行破散，更伤元气。凡治损伤无火无气逆而血不止者，最不宜用寒凉以伐正气，又不宜妄用辛燥以动阳气，此二者大非真阴亏损者宜。王节斋说，凡诸失血证，因火盛妄行者，而不宜用甘温。因补则壅、温则行、辛则走窜，非出血证所宜。杨仁斋在《褚氏遗书》中说，血遇热则宣流，故止血多用凉药。对阴阳不相守、营气虚散、血亦错行、而不归经者更须慎用，阳虚阴必走，有形之血可生，无形之气难聚。治诸血证，应注意阴阳气血互相协调的作用，遣药多助寡，助之衡度。如葛可久《十药神书》中提出，大吐血后，用独参汤，以其固气，防气（阳）因血（阴）脱而气散。但只宜暂用，不可久服，因其所失者阴与血，气随血散，血少则气微，一时固气而血不散，气固之后当生血以养气，否则气将成无本之木，则不能持久。但亦不可过用滋阴去养血，《丹溪心法》说："凡失血之证，多服滋阴无不生痰。"因其此时阳气亦微，生化力弱，易于停水生痰，知此则更不可过用寒凉。血虽阴类，运之者阳和之。知此则思过半矣。

以上所说系对突然大出血之证而言，如出血量少时又当如何？如衄血证，在《伤寒论》太阳病篇中说："太阳病，脉浮紧，发热，身无汗，自衄者愈。"此又名之为红汗，是外感病表邪郁肤，未通过汗解，而因鼻衄血后，邪从血泻，因之热退。以其血汗同源，此当非衄家。如衄不止，去血过多，热随血泄，气随血亡，以其热即阳与气的结合，因之亦须固脱。

在《金匮要略》中有产后三大证：其二即汗出与大便难。因其产后为失血之后，阴血亏少。此二证在血液病中亦属常见，尤其大便干结。因之选用凉血滋阴以养血通便，亦属正治，但若见由秘结而转通畅，则应逐渐减少，以免日久伤及脾胃之阳。以其阴血虽虚，而阳势亦不盛，久则损气伤阳，有碍脾胃运化之机，而阻生化血之来源。尤其出现便溏等症，其脾气即已见弱，再过度用滋腻寒凉，继续损伤脾胃，则将影响治疗过程，如已见便溏则宜清补益脾养胃之药。

再有血液病人，因其免疫功能缺陷，抗病能力、防御邪侵方面较差，最易于外感，甚而未及治疗本病，常治其感冒者亦非鲜见。此当根据病情，先治其标（外感），后治其本（血证），或标本同治。但亦有经治其感染清其外邪，未治其血而血病诸证逐渐好转者，且不乏其人。经服药后，大出血者则少见，而多趋于稳定。

六、预后

失血证除突然大出血治未及时，或颅内出血脑疝压迫重要部位，先天脏腑及血脉脆弱，病程中反复感染高热，而易于危重者外，大都趋向好转。

在理论方面有很多值得参考，如《素问·大奇论》曰："脉至（来）而搏（动）、血衄、身热者死。"《素问·刺禁论》云："中大脉，血出不止，死。"《血证论》说："人之生也，全赖乎气，血脱而气不脱（气不脱不发高热），虽危犹生。"因一线之气不绝，则血可徐生。血未大伤而气先脱，虽安必危。失血而不发热者易愈，以营虽病而气未病，阳和阴易守，发热者以其血病气亦蒸，则交相为疟矣。唐容川认为，定血证之死生者，全在观气之平否。如目睛昏黄，衄必未止（血热仍未净，血仍离经）；若目睛了慧，知衄今止。脉不数者易治，以其气尚平和，阴血尚守，而阳不外越。脉滑小弱者生，实大者死，大躁者死，沉细者生（血去病态），浮大而牢者死。革数无根，是阳无所依，血去正衰，而邪势未减，仍有出血之势。脉见沉细涩数，而不缓者，真阴受损，若其可治，是真阴尚未枯竭。代散难愈，真元受损。

川崎病刍议

川崎病为近代新病种，然其所具症状，与中医温热伏邪，或新感引动伏热相近。因川崎病险恶势猛，又非单纯温热之邪，其中多夹有疫疬毒邪。在病程高峰期，常出现营血证为毒热内迫、伤营耗血，所不同者其毒邪充斥三焦内外表里，呈气营两燔之象。正如杨栗山《寒温条辨》所云："其邪郁伏三焦血分，而发出气分，虽有表证实无表邪。"因而后期多见阴分营血亏虚，症见精神萎弱、心悸气短，或贫血少华，导致血瘀（血小板增多），甚而损伤血脉（动脉瘤）。

在本病的高峰发热期，亟须凉营清气、透邪化毒护阴为要，运用清营汤、化斑汤、犀角地黄汤等化裁而治，恢复期可用犀地清络饮或沙参麦门冬汤调护胃气。切忌辛温升散和大剂表散，否则导致烽火燎原。苦寒直折其热亦不可多用，免伤胃气，导致恢复较慢。其毒邪虽然猖獗，但多属无形之疬热，除兼有腑实证可滋通外，不可妄下，后期应以生发胃气为要。

望诊与猝死

望而知之谓之神，望、闻、问、切四诊以望诊为首。见其色知其病，曰明；按其脉知其病，曰神；问其病知其处，曰工。见而知之，按而得之，问而极之。《素问·玉机真藏论》云："凡治病，察其形气色泽，脉之盛衰，病之新故，乃治

之，无后其时。"可见望神色形态的重要性。《素问·六节藏
象论》曰："心者，生之本，神之变也，其华在面，其充在血
脉。"《素问·五藏生成》："心之合，脉也，其荣，色也。"
《灵枢·邪气藏府病形》云："十二经脉，三百六十五络，其
血气皆上于面……邪之中人也微，先见于色。"《素问·玉版
论要》云："色夭面脱不治，百日尽已，脉短气绝死。"《史记
·扁鹊仓公列传》记载："扁鹊过齐，齐桓侯客之，入朝见，
曰：君有疾在腠理，不治将深。桓侯曰：寡人无疾……后五
日，扁鹊复见，曰：君有疾在肠胃间，不治将深。桓侯不
应……后五日扁鹊复见，望见桓侯而退走。桓侯使人问其故。
扁鹊曰：疾之居于腠理也，汤熨之所及也；在血脉，针石之所
及也；其在肠胃，酒醪之所及也；其在骨髓，虽司命无奈之
何！今在骨髓，臣是以无请也。后五日，桓侯体病，使人召扁
鹊，扁鹊已逃去，桓侯遂死。"可见前人在望诊方面的洞见
功力。

　　《素问·脉要精微论》云："夫精明五色者，气之华也。"
五脏之精华皆上荣于面，而面部之两颧属少阴经脉所循行。
《灵枢·五变》云："颧骨者骨之本也，颧大则骨大，颧小则
骨小。"肾主骨，肾气充盛则骨质坚强。又云："手少阴气绝
则脉不通，脉不通则血不流，血不流则发色不泽。"《灵枢·
口问》云："忧思则心系急，心系急则气道约，约则不利，故
太息。"在《灵枢·热病》提出："热病不可刺者有九：一曰，
汗不出，大颧发赤哕者死……"赤色为心所至，赤色为热。
《灵枢·五阅五使》："心病者，舌卷短，颧赤；肾病者，颧与
颜黑。"颧赤当属手少阴心病，颧黑当属足少阴肾病。《灵
枢·五色》云："常候阙中，薄泽为风，冲浊为痹，在地为
厥，此其常也……雷公曰：人不病猝死，何以知之？黄帝曰：
赤色出两颧，大如拇指者，病虽小愈，必猝死。"从上述经文

看，颧赤属心病，大如拇指必不病而猝死，并阐明非一般常见的风湿之邪所伤，而是大气之邪入于心脏所致。

宋老早在 1956 年于积水潭医院儿科病房，诊治麻疹肺炎病儿，对疹未出而高热不退者，用辛凉透疹法，疹透出后肺部的细密啰音即消失好转；如疹已出仍然高热不退者，经用清热解毒合清热养阴法，疹出齐而热退，肺部炎症亦吸收。尚有并发肺炎、腮腺炎、肾炎的头面全身的浮肿，经用普济消毒饮加减，服后头面肿消，疹出外透，浮肿见消，腹背疹点满布，及至下肢肿消，疹齐，肺炎、腮腺炎、肾炎亦愈，患儿服中药皆效果满意。

但有一患儿，男性，3 岁，麻疹肺炎入院。第 2 日上午查房时见其咳喘不剧，身热 38.8℃，精神较弱，两颧发赤色大如拇指，宋老因想到《黄帝内经》提出"必猝死"的经文，当即与王主任协商此患儿暂不给服中药，问宋老为什么，宋老说其两颧发赤等，王主任即检查心肺，并说没什么，是循环不好。时至下午 2 时许，护士忽然呼唤医生看该患儿，当宋老与王主任到病床前时，只见患儿张口呼吸几口后，头部向右侧倾斜，呼吸心动停止。虽经抢治无效，呼吸循环衰竭。这是遇到的第 1 例赤色出于两颧的病例，因之印象很深。

20 世纪 60 年代初宋老在中医院带教西医学习中医第一班实习生时，一天上午开诊不久，在诊室看完第一个病人后，欲唤第二人时，突然坐在候诊椅上的一患者，年约 50 岁，男性，急慌慌走进诊室，望其神色焦急，面色褐暗，两颧紫赤，扑向诊桌并说："我心中难受！"随即头压两手肘伏于桌前，按脉已无，心脏已停止跳动。实习医生急将其抬放床上，进行心脏按压，人工呼吸，经抢救无效。这是宋老从医生涯中遇到的第 2 例赤色出于两颧的病例。

在 1977 年又诊一病例：王某，男性，15 岁，素体瘦弱，性情孤僻，不喜与同学交往。其父母感情不和，其母患有精神病。某日放学自校返家，自觉胸闷憋气，晚饭后即和衣而卧，至深夜自觉呼吸困难，即由其父用三轮车送来急诊求治。见其面色苍黄，头汗淋漓，两颧红赤大如拇指，脉促，心电图显示心律不齐，室性早搏，P－R间期缩短。急用独参汤徐徐频饮，服用后，神情稍安，症状缓解，带药回家，服药后数日尚安。后因期末考试，学习繁忙，复觉胸闷憋气，时时太息，其父为他换方取药一次。后遇其父说考完试后仍时时太息，常常夜间说梦话。有一天，睡梦中突然大声呻吟，其父以为说梦话，未予理会。第二天早未见其起床，遂去床前呼唤，见其伏卧，头顶床枕，手紧握拳，爪甲青紫发凉，牙咬口唇，呼吸早已停止，未及救治。这是宋老所遇第3例颧红而未救活的病人。

患儿李某，男，11岁，于1999年10月1日来名医馆就诊。主诉：两天前发热，体温38.5℃，头痛，鼻塞流涕，白细胞71×10^9/L，淋巴细胞0.3，中性粒细胞0.6，扁桃体肿大。曾用双黄连粉针剂1.8g×2，静脉滴注。口服退热药。现病史：胸闷憋气，乏力无汗。望诊：口周发青，面颊两颧红大如拇指状，界限分明。舌红苔薄黄，脉弦滑数。咽红，扁桃体Ⅱ度肿大。查：双肺（－），心率120次/分，早搏7次/分，呈二联律，心尖部可闻分裂音。心电图：窦性心律不齐，电轴左偏，V_4、V_5导联ST段下移0.05mm。心肌酶CPK 316U/L，LDH 198U/L，GOT 24.3U/L。中医证属外感时邪，热入心营。治以辛凉疏达，清营宁心。服中药7剂，嘱其卧床全休。

1999年10月18日二诊：药后胸闷憋气诸症见减，现口渴，夜重，面颧红见消散，舌淡红苔薄白，脉滑数。检测心率112次/分，早搏5次/分。心电图：窦性心律，电轴左偏（－18°），偶发交界区期前收缩。继用前法加减，服中药12剂。

1999年11月15日复诊：患儿一般情况尚可，偶见叹息，仍口渴，舌红苔薄白，脉滑数，咽后壁滤泡散在数个，鼻衄 1 次，未堵自止。心电图示心率 76 次/分，窦性心律，电轴左偏，余正常。继用清热育阴安神之法，服中药数剂调整之。

鉴别：赤为心之色，色赤如火。这是临床时常用以诊治疾病的依据。而出现面赤、颧赤、颊赤的病有多种，须与颧赤大如拇指的差异做一鉴别，以便救治及时有利。从上述病例来看，此表现多在危急证候时出现，也就是多在心脏骤停前显示，而且时间较短，抢救要及时。

阳明经证：面赤及于颧颊，午后潮热潮红，大便秘结，舌黄苔黄厚干，脉有力。

气营两燔证：面颧粉红，唇红，舌红绛，脉数。

胃热食滞证：面红，颧颊赤，气粗，手足心热，脘腹胀满，呃逆酸腐，不思饮食，舌苔厚腻。

肺热痰多证：右颊赤，颧红。

肝热阴伤证：左颊赤，颧红。

虚劳证：颧红，面色如妆，其色粉红，唇红色鲜，午后低热。

风心病（二尖瓣狭窄）：两颧紫红，或一侧颧色紫红，颧紫赤，中间色深，状如樱桃，界限不清，面色黄暗。

虚阳上泛证：面色潮红，颧红其色浅，舌质淡，手足凉，脉沉微。

上述几种面颊颧红的特点是：中央红色面积逐渐向外扩散，红色亦逐渐见浅，与面部肤色无明显界限。而赤色出于两颧，大如拇指，赤色局限于颧高骨部，界限清楚，如有大拇指按在颧骨上的指印，印外不红赤，这是至要的不同点。用时应注意在病人心律失常的情况下，心电图 P－R 间期缩短，又见两颧发赤大如拇指，可能出现心脏骤然停跳而猝死。

通过医典《黄帝内经》的文献记载，早于秦汉时期（前

221—前206）就已有对心脏病进行诊治的记载，对其病因、病机、预后皆有阐述，而且提出心脏受大气所伤。此邪不同于一般常见的风湿之邪，大气伤人较重而深入心脏，至今两千多年仍有珍贵的临床指导意义。从心肌炎看，我国要比南非在20世纪70年代发现此病早两千多年。自南非发现后，20世纪70年代在我国黑龙江、福建该病也有流行，其后北京及全国都有所发现，而今已成专科病，发展了物理诊断、实验检查、病毒培养、病毒抗体、心肌酶等多种检查手段。

《黄帝内经》提出的心病舌卷短、颧赤、色红出两颧、大如拇指、必不病而猝死，这对急性心肌炎有很高的诊断价值，可提示早期防治。

前人在没有现代诊疗仪器的情况下，而能准确地诊断出心脏病，并做出预后猝死，甚令人赞叹。他们观察人体异常的变化，仔细入微，可谓洞察脏腑。此文只选经文数条，即在临床收到极高的诊断价值，因此体会到，振兴中医事业、挖掘中医学遗产意义重大。前人说：有诸内而形诸外。在望诊方面，当予以高度重视，希共同努力行之。

"奇经八脉"谈

奇经八脉是经络系统的重要组成部分，与十二正经、经别、络脉有广泛的联系，对全身气血的运行发挥着重要的作用。奇经八脉的内容最早见于《黄帝内经》，但由于散见于各篇中，未形成系统理论。《难经》中虽提出了"奇经八脉"的名称，但论述太简略，将奇经比作"深湖"，把十二正经比喻为"沟渠"，对人体气血的调节关系概括为"沟渠满溢，流于深湖……人脉隆盛，入于八脉而不环周"。《针灸甲乙经》补充了奇经的腧穴；《脉经》对奇经的病候结合脉象着力论述，但不够完整；《十四经发挥》虽然设专篇系统讨论了奇经八脉的内容，但只详细阐述了任、督二脉的循行路线及其重要解剖部位和腧穴的名称，对其余六经仍沿旧说。奇经病历代虽有述及，多只言片语，无法指导临床。至明代李时珍撰有《奇经八脉考》，其认为"盖正经犹夫沟渠，奇经犹夫湖泽，正经之脉隆盛，则溢于奇经"。李时珍还详细论述每一条经脉，一一注明腧穴，使八脉的循行路线详尽而精确。通过他的整理、归纳，奇经八脉和腧穴有机地结合起来了，补充和完善了奇经八脉的理论和重要内容。迨至清代叶天士、王孟英辈其治法与方药得以发展。《得配本草》更有奇经药考 43 种。十二经脉溢满而充盛奇经，十二经脉衰则奇经不盛。故凡补肝肾、补脑充髓之品皆可荣养奇经八脉。

以任脉理全身之阴，督脉理全身之阳，任、冲、带脉多显示妇科疾病，督脉多显示肾功能疾病，维、蹻脉多依附于十二经中的阴经阳经。除以上所述之病外，当前流行治未病之病理征象与奇经八脉之脉证相符，即病患自觉身体状况不良，按理化检查，健康体检指标多达标，未显病态，而患者自觉头昏、胸闷、心慌气短、疲乏无力，或两胁胀痛、记忆力减退、脱发、腰酸腿软，男子遗精，女子赤白带下等。其病因为现实工作生活节奏较快，工作生活压力较大，而劳逸结合较少，脏腑虽未至器质受病，且检查未见病理指征，但其生理功能渐渐衰退，以致缺乏支撑实质之力，从而呈现脏腑功能衰退之征象。此病亦可以调理奇经八脉之法治之。

常用补养奇经八脉之药物：

1. 补阴药　首选龟板，补肝肾，填肾阴，充精气，益精，填髓，补脑，实任脉。继选用龙骨、牡蛎、紫河车、何首乌、桑葚、鸡血藤、黑芝麻、鳖甲、女贞子、玄参、金樱子、沙苑

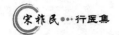

子、白芍、生地、熟地、天冬、麦冬等药物，同补阴精。

2. 补阳药　首选鹿茸、鹿角胶，补肾阳，益精髓，实督脉。再选巴戟天（纲目：补血海）、锁阳、肉苁蓉、枸杞子、菟丝子、桑螵蛸、益智仁、紫石英、狗脊、海马、温胸脐、蛤蚧、小茴香、仙灵脾、仙茅。次之可选用：人参、生黄芪、肉桂、附子以补肾阳、充命火。

3. 阴阳双补　川断、杜仲。其他滋阴养血、益气补阳的药物，如当归、生地、附子、肉桂等皆可调十二经之阴阳。

总之，调养奇经八脉之药须具有超越之力，直达奇经方能调整其病。

血汗同源与津液谈

血汗同源和汗为心之液的理论，有今人持不同看法，而提出非议。然愚以为"汗"由人体内津液所产生，其有充身泽毛、濡润脏腑的作用，又受卫气的鼓舞，漆漆汗出，散热驱邪。"血"是维持人体生命的重要物质基础，充养脏腑，濡润全身。目得血而能视，手得血而能握，心得血则人有神而精气旺盛。

"汗"与"血"在机体的功能作用各有所主，似有差异，但从整体来看，二者均为人体必不可少的基础物质，同为脾胃运化之水谷精微所化生。只是汗液近于体表，血液近于内脏。

在生理气化活动过程中，津液通过三焦周行全身，出于体表为之汗；血液通过脉络运达内脏及肌肤。

在病理机制及治疗过程中，"血""汗"又极其相同并相互关联。例如，使用发汗之品可以退热，针刺放血亦可退热，甚至鼻衄也可退热。正如仲景在《伤寒论》所言的"衄乃解"，就是其太阳表证未得汗解，而见衄血后，表证方解。此前人又称之为"红汗"。可见在某种角度上，"血""汗"是不易区分的。

在治疗禁忌方面，有"汗家不可重发汗，及衄家、亡血家、疮家皆不可再发其汗"之说，这是因为阴血津液（也就是汗源）虚少，再继续用辛温发汗，则可燥化助火，火炎内盛，筋失所养，致为"痉""惊""厥"等病。由此可知，"血"和"汗"其根其源为一，牵一动二，汗家不可再发汗，衄家亦不可再发汗。

血证患儿其汗出较一般患儿为多，自汗与盗汗几乎为必见之症，此为血证患儿多阴亏血少，阴不内守，津液外泄之故。反之，汗出愈多则津液存留愈少，其阴血愈亏。因此，血证患儿在治疗时，应注意滋阴养血，生津止汗，以保阴液。

由此看来，汗—津液—血液是一个整体。汗液为津液所化生，属津之清者，与气相合近于表，血液与气相合近于里。二者皆由气统摄运行，内则淖泽脏腑，外则温养肌肤，为人体生理活动不可缺少的物质，在病理上也是密切相关的。汗出过多，津液必伤，津液亏损，血液虚枯，血液亏乏，阴不内守，气虚不固，津液外泄，汗出更多。因此说"血""汗"是同源的。

"忌口"谈

"忌口"即是禁食之意，也就是说在患病时某些食物不利于身体的恢复，或有可能加重病情，因此要禁食。

某些食物本身就是药物，正如古人所说"药食同源"。因此，食物亦有性味，亦有所偏盛：或偏寒，或偏热，或偏润，

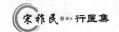

或偏燥，酸甜苦辣，各有其性。这些食物对人体可以有益，亦可以有碍，对患病的人更是如此。因此，当人们患病时，就要选择对身体有益，对恢复健康有益的食物。

对那些无益的，或可加重病情的食物当禁食。例如：高热患者的饮食，宜清淡，宜流质饮食，而不宜使用肥甘厚味及辛辣食物，以免助热留邪。前人认为，多食则复，食肉则遗。临床常见某些外感发热后，为补益而自食鱼肉等，致再次发热，或发热不退，或口舌生疮。因此，发热患者，食肥甘厚味，无异于火上浇油。发热刚退，食肥甘厚味，则致病情反复。

咳喘忌食鱼腥。鱼腥除对服药不利外，还可引发旧病、生痰热。

发热及痰热型咳喘，应忌食羊肉。羊肉为补气养血发热之物，多食则助气化火，导致痰盛胸憋、气喘，甚则窒息。

葡萄其性属阴，酸敛留邪，遗留后患，患诸病均不宜食用。

巧克力味甜，可助火生痰，患咳嗽小儿不宜食用，脾虚小儿食后多有鼻衄。

此外泄泻患者应忌食生冷瓜果及冷饮，必要时可禁食1～2天，只饮温米汤，既养胃又保存津液。

脾虚疳积患儿应忌食螃蟹、醋、芸豆等物。醋酸入血留邪，芸豆黏滞蓄留肠胃而不易消化，螃蟹因其不洁而且不易消化。

苦参多服败胃

苦参味苦性寒，为清化湿热之品。用其治疗急性肾炎、肠炎、痢疾都有一定效果。妇科用以治滴虫，但一般多用于外洗剂，内服剂量宜小，亦不可长期服用，恐其过苦伤胃，亦防其阴燥。《本草汇言》中云：“苦参，祛风泻火，燥湿祛虫之药也……盖此药味苦气腥，阴燥之物，秽恶难服，惟肾气实而湿火胜者宜之。”此论甚中肯。

山区人患蛔虫病者甚多，且不易驱除，一般中西药应用效果均不好。当地苦参甚多，而用于治病者较少，经与乡村医生研究，用苦参一味驱蛔。遂将苦参研成细粉，过筛后加红糖少许。成人每次服3g，小儿减半，每日空腹服用1次，5日为1疗程。服用后，约半数人有效，亦未见有何副作用。

乡村医生见能驱下蛔虫，甚为喜悦，欲急于取效，即给未下虫的一部分人加量3倍服用，继服5天。服药2天后，大多出现恶心、头晕、不欲食、二便不畅，腹痛尤为剧烈。停服后，体壮者1~2天后症状消失，但大多数人在头晕、恶心、腹痛消失后，1~2周内仍不思饮食。其伤败胃气，几近于轻度药物中毒。用药中病应即止，虽参芪亦有所偏，况苦参之苦寒伤胃耶。凡体虚胃弱者不可服用，体壮者多服亦能败胃，用者当慎。

“对药”说

在配伍的方剂中，每每使用两味药物而组成“对药”。其两者作用相承或相互制约，使其在方剂中发挥特殊作用。如表里兼顾，气血并调，脏腑同治，以调节病机，照顾病位的浅深，并可突出地治疗病情中的某一方面，或加强主病治疗而照顾兼证等。主要集中药物本身性能，或采取某方剂的精粹，运用于复杂的临床治疗，以求取得较为满意的效果。

当前国内外对于中药的研究，多为单味的药理组成、化学分析、动物实验如抗菌、抗癌、免疫等多方面的实验，从而更有利于对复方的多味药进行探讨，使中草药研究取得更大的进展。临床实践和药理研究证明，药物相互协同的特点，与"对药"应用有相似之处。对临床常用有效的"对药"应引起足够的重视。今整理部分临床使用的"对药"，仅供参考。

过去和现在的临床处方中经常使用两种药物的配伍，一般称为"对药"，这些药用大多是在"七方"中的偶方基础上逐渐衍化而成的（七方是指大方、小方、缓方、急方、奇方、偶方、复方），各以两味药配伍相合，而成为较为完整的方剂。对药的组成有多方面的作用，如相互协调、相互制约，也就是相承、相使，或相反。归纳起来，共同起到"协同"与"拮抗"的作用，是前人遗留的宝贵精粹。例如，左金丸中之吴茱萸与黄连，用意是刑金以制木，治肝胃不和、吞酸呃逆，后来处方中简便地用炒黄连。叶天士曾发展用苏叶与黄连，和胃止呕。其他如失笑散的蒲黄与五灵脂，金铃子散中金铃子与延胡索，良附丸中良姜与香附，六一散中滑石与甘草，交泰丸中黄连与肉桂，白金丸中的白矾与郁金，芍药甘草汤中的芍药与甘草，以及甘草桔梗汤、磁朱丸等。这些偶方大多加在方剂中配伍使用，以发挥其特有的效能。

在运用偶方的启示下，进一步选择复方中起主要作用的药味，如橘皮竹茹汤用竹茹、橘皮，旋复代赭汤选用旋复花、代赭石，泻白散中用桑白皮、地骨皮，二母宁嗽丸中用知母、贝母，二陈汤中用陈皮、半夏，丁香柿蒂汤用丁香、柿蒂，香砂枳术丸用木香、砂仁等。这些都是选择药方中的主要部分，使其突出地治疗复杂病情中的某一方面。

现介绍几则孔伯华先生临床常用的两味配伍药物：鲜芦根与鲜茅根、生石膏与薄荷、蒲公英与紫花地丁、板蓝根与僵蚕、知母与黄柏、牡丹皮与赤小豆、生石决明与牡丹皮。

1. 鲜芦根、鲜茅根

鲜芦根能清肺胃热、生津透表，鲜茅根有清热利小便、凉血止血作用。在外感时邪，温热斑疹，表里俱盛情况下同用，其功能既清表邪，又清里热；既清肺胃气分，又可凉营泄热。令热从小便出，使邪有出路。同时可配伍辛温表散药如荆芥穗，可减其辛温发散过汗之弊，发挥其退热达表作用，甘寒生津护阴而不恋邪。

2. 生石膏、薄荷

生石膏清热泻火，除烦止渴，清肺胃气分，解肌热；薄荷辛凉疏散风热，清利头目，疏卫分表热。两味合用表里、卫气、风热同清，并可互相协调制约。薄荷凉中有散，可协调石膏之呆板凉泻；而石膏又可制约薄荷之辛散，两者有清通灵活之妙用。

3. 蒲公英、紫花地丁

两者皆具有清热解毒、消肿散结作用，而蒲公英长于散气滞化毒热、行气消肿；紫花地丁长于清血热化壅滞，凉血行瘀。二者在清热解毒之中行气化瘀，而消肿散结，除治痈肿疖疮、皮疹湿毒、痔疮等证，且可治疗温毒发斑、疹色紫红、口腔溃疡、齿肿舌烂等毒热过盛之里证，适于急性热性病。现代医学认为二药具有较强的消炎抗菌作用。

4. 板蓝根、僵蚕

板蓝根能清热解毒，凉血利咽；僵蚕可祛风解痉，化痰散结。此二味配伍既清热解毒，又能利咽散结，一清一散，治一切咽喉热证。大凡温毒发颐、大头瘟等急性热性疾病，皆可应用。

板蓝根与僵蚕二味的配伍应用，虽非为偶方，但其选用自古方普济消毒饮。此方首见《东垣十书》，后经吴鞠通《温病条辨》中予以加减。原方十四味，减陈皮而加荆芥穗、金银花、芦根。并按病情，去方中柴胡、升麻以防过升而易引毒热上壅，疾病初起减黄芩、黄连，恐初期寒凉易致遏伏郁热，而

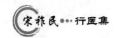

肿毒不消。此方组成归纳其作用不外清热解毒，宣散疏风。而选用方中板蓝根、僵蚕为"对药"，板蓝根清热解毒、凉血利咽，僵蚕宣散疏风、消肿化结，一表一里，一清一散，尊古而不泥古，在去粗取精方面起到示范的作用。近有西学中的同志，在运用此二味药治疗咽喉口腔炎症方面，取得较为满意的效果，亦是继承与发扬之验证。

5. 知母、黄柏

知母滋太阴之燥热；黄柏伏相火上潜，治下焦湿热之腰膝酸软、头晕耳鸣、尿赤作痛。二药同为苦寒，一润一燥，互相协同，上清肺热，中化湿饮，下滋肾阴，壮水以制阳光。二药同用，肺、脾、肾三脏上、中、下同清，真为妙用而得心应手。

6. 牡丹皮、赤小豆

牡丹皮可清热凉血，赤小豆祛血分之湿热。两药合用可排除血热之痈脓，治疮毒、皮疹、肠痈等多种外科疾病。加炒栀子或青连翘，治丹毒。

7. 生石决明、牡丹皮

生石决明可育阴潜阳，清肝明目；牡丹皮清血分中热，兼可化瘀。二药同用可清肝血热，对肝阳上亢、肝风上扰之头晕头痛、目疾颤动等症，有明显效果，为清肝凉血之要药。热甚加龙胆草尤佳，可兼清血中湿热。

以下根据个人的临床体会介绍"对药"的临床运用及适应证。

一、解表散邪、止咳化痰类

1. 葱白、豆豉

温润通阳，解表散寒，治风寒感冒、发热无汗、鼻塞流涕、四末发凉、疹郁不出。葱白辛散，豆豉透邪，有如麻桂之发表解肌之意。二者透散外邪，比较温和，对外感时邪初起恶风寒、无汗者为宜。

2. 羌活、独活

散风热，祛风湿，治外感风寒湿邪、头项背腰痛、关节炎痹痛。羌活治上部、表部，独活治下部、里部，两药同用治内外周身之风寒湿邪。

3. 杏仁、苏子

宣降肺气、止咳平喘，治咳嗽气喘、胸闷便干。杏仁宣利肺气，长于治咳；苏子降肺定喘。两药同用咳喘并治。对体弱便溏者慎用。

4. 前胡、白前

宣降肺气，止咳下痰，治新久咳嗽痰喘。前胡宣肺止咳，白前降气下痰，两药同用咳喘并治。

5. 诃子、麻黄

止咳定喘，治小儿体弱作喘或久喘。诃子收肺止喘，麻黄散肺定喘，一收一散，互相配伍得效而喘平。

6. 紫菀、款冬

温润止咳，下气化痰定喘，治风寒咳嗽、久喘哮吼、咳逆不止。紫菀长于化痰，款冬长于止咳，两药同用咳喘并治，适于年老及小儿，虚实皆可，尤对体虚者为宜。

7. 苏子、葶苈子

泻肺降气，止咳定喘，化饮除痰通便。在《名医方论》说："苏葶丸治饮停上焦，攻肺喘满不得卧，面身水肿，小便不利。"葶苈苦降泻实邪，治痰饮气闭；苏子温润下气消痰，寒温同用降痰饮、止咳平喘。便溏者不宜，便干加莱菔子，降气定喘下气通便。

8. 桑白皮、地骨皮

泻肺清热，育阴退热，治小儿低热、肺热咳嗽。地骨皮本为育阴退蒸，但小儿非仅用阴虚低热，当外感高热不退时亦可

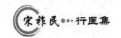

适用。孔老以此味加用薄荷，治不定之表邪，除外感余邪未尽及寒热不定，其用药之妙，实出人意料。桑白皮用生不用炙，能清热降肺定喘。陈修园说："桑白皮不炒大泻肺气。"故对小儿喘憋、肺气不降者甚效。二者同用清热育阴、降肺止咳平喘。

9. 知母、贝母

滋阴降火，润肺止咳化痰，用治痰不易咳出、口干便秘。知母滋阴降火，治肺胃燥热，贝母化痰散结。二者同用可清热化黏稠之痰。

10. 青黛、蛤粉（黛蛤散）

清热化痰，适用于肺热咳嗽或痰中带血、小儿痰喘。《名医别录》说："青黛主诸热天行头痛，小儿惊痫下血。"现代用治白血病。陈修园说："青黛蛤粉丸治咳嗽吐痰，面鼻发红者，一服即愈。"蛤粉化痰，二者同用清热化痰，高热或表邪闭郁时不用，易于滞热，对佝偻病喉头软骨所致时而痰鸣者有效。

11. 天竺黄、钩藤

清热化痰，镇惊息风，治小儿惊搐痰喘、夜卧不安，加蝉衣治夜啼。天竺黄祛风痰清热，祛痰多于清热；钩藤清热息风，清热多于化痰，二者合用清热化痰息风。钩藤对肺炎痰喘有效。

12. 半夏、陈皮

理气和胃，化痰除湿，治咳嗽呕吐、脘痞湿痰。半夏辛开降逆，其止呕作用大于化痰；陈皮行气化痰。一行一降，调中除湿，止咳化痰。

13. 生姜、大枣

辛甘发散，调和营卫。生姜辛温助胃，大枣甘温益脾，适于风寒之证，阴虚燥热者不用。

346

二、清热解毒、滋阴降火类

1. 金银花、连翘

清热解毒，泻风火透营热，治湿热痈疮、肿毒、斑疹；消肿散结，治瘰瘤结热。金银花甘寒芳香解毒，连翘苦寒泻十二经热，消肿散结，流通气血，清络热，内热外感、湿毒时疫皆宜。

2. 瓜蒌、知母

滋阴降火，止咳化痰，宽胸下气，治咳嗽便秘，肺胃同治。瓜蒌润肺降气，知母滋阴清热，治肺胃燥热。

3. 玄参、知母

滋阴降火，适于高热或低热、大便燥结、小便黄赤、肿疖、咽喉肿痛。陈修园说："元参（即玄参）除阴分之火则头目清。"玄参可代犀角用，其清热解毒作用大于养阴而不碍湿邪，加生石膏退时邪高热或午后热重，或气营两燔。玄参性寒能软坚散结，知母苦寒滋降，同用清热降火之力更专。

4. 瓜蒌、玄明粉

降热通便，润导缓泻，适于体弱便秘、津少热结。瓜蒌滋润降热，玄明粉软坚导便，并用降热导便，清肺泻胃。

三、芳香化湿、淡渗利水类

1. 藿香、佩兰

芳香化浊，和解表里。适于暑湿阻滞、中焦不畅、头晕恶心、发热身倦。藿香长于和里，佩兰长于解表，同用芳香化浊，和解表里。《名医别录》说：藿香"疗风水毒肿，去恶气，疗霍乱心痛"。藿香为小儿健脾之药，治暑湿热泻，脾胃运化不畅。

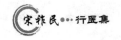

2. 菖蒲、郁金

开窍豁痰，利气宽胸。适于湿蒙心包，痰浊闭窍，嗜睡神昏，喘促胸高，脑炎后遗症失语，胸膈胀痛。《神农本草经》说菖蒲："主风寒湿痹，咳逆上气，开心孔，补五脏，通九窍，明耳目，出声音。"菖蒲辛温香窜开窍，祛湿除浊；郁金辛寒行气开痰，凉血破瘀；菖蒲助心阳，郁金利胸膈；合用辛开气血湿痰。

3. 苏梗、藿香

和胃止呕，行气化湿。治湿浊阻滞、头晕、恶心、食少、妊娠恶阻，小儿寒湿伤中、头晕呕恶不食、面黄脘腹疼痛。苏梗利气和胃，藿香芳香化湿浊，二者皆气香而温。苏梗长于利气，藿香多化湿浊和胃，并用行气和胃、调畅中焦、升清行浊。

4. 滑石、甘草

清暑利尿，治暑热便泻尿少。柯韵伯说：滑石禀土中和之气，能上清水源，下通水道，荡涤六腑之邪热从小便而泄；甘草禀中和之性，调和内外，止渴生津，保元气而泻虚火。滑石通利三焦；甘草缓中益气，甘守津还，益气而不助邪，既清又补，既利又守。久泻或泻甚者不用，易于滑泻。尚可作防暑之剂，暑季代茶饮用。

5. 苍术、黄柏

燥湿清热，治内外湿邪、脾湿肾热、皮肤疮疡。加牛膝为三妙散，清湿热疮毒。苍术辛窜燥烈除湿，黄柏苦燥清热，同用清热燥湿。

6. 萹蓄、瞿麦

利水清热，通淋行瘀，除下焦湿浊，治小便不利、血尿、尿痛。瞿麦长于清热破血，萹蓄长于清热化湿利水，并用清热破瘀、化湿利水。

7. 云苓皮、炒秫米

健脾渗湿，行水利尿，治湿痰咳喘、食少便溏、浮肿尿少。云苓皮健脾渗水，炒秫米可益脾化湿，《本草纲目》说"秫米甘温益气，治脾胃虚寒，湿痢吐逆"，并用健脾行水、除湿化痰。

8. 抽葫芦、冬瓜皮

甘淡渗利，益脾行水，治肾炎或心脏性水肿、胀满、尿少、淋闭。冬瓜皮益脾清热行水，抽葫芦淡渗利水，并用益脾行水、利尿消肿甚为平和，为消水肿之要药。

四、祛风湿、除痹痛类

1. 地肤子、蛇床子

祛风湿，治疥癣、疮疡湿疹；止痒脱敏，治湿毒漫肿、阴痒；外洗治滴虫病。地肤子性寒除湿热风邪，蛇床子苦温祛风湿，并用除风湿寒热之邪。

2. 千年健、追地风

除风湿壮筋骨，强腰膝理痹痛。治风寒湿痹痛、关节肿痛、拘挛麻木、筋骨疼痛，尤以膝痛为主，对日久者良。《本草纲目拾遗》说："以千年健合钻地风、虎骨、牛膝、甘杞子、晚蚕沙、草薢浸酒服用，壮筋骨，理风痛。"

3. 狗脊、豨莶草

补肝肾祛风湿，治虚实腰痛。陈修园说："狗脊风邪气之在骨节间皆能治之。"狗脊苦甘温，有强腰脊作用；豨莶草苦寒，有治痹痛作用，故虚实寒热腰痛、痹痛皆可应用。

4. 杜仲、川断

补肝肾，强筋壮骨。治腰膝酸软或作痛，疗折跌筋骨，调奇经八脉，止白带崩漏。杜仲补肝肾，能直达下部筋骨气血；续断调补筋骨，流通血脉。二者补调为用。

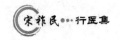

5. 鸡血藤、木瓜

祛风行湿，养血荣筋。治风湿痹痛，手足拘挛，四肢麻木，腰酸腿痛肢痿及行经腹痛，可改善微循环。陈修园说：木瓜利筋骨及血虚腰腿无力。鸡血藤养血荣筋，木瓜通络之中有除风祛湿作用。二药并用养血祛风湿，对关节炎久病血虚，筋失所养者甚宜，即治风先治血、血行风自灭之意。

6. 肉苁蓉、当归

荣养肌肉，温行经脉。治痹痛及肌肉萎缩，加鹿角其效更好。鹿角入督脉，兼能拓散瘀血，阴络之凝滞得运则行。肉苁蓉滋养肌肉、温行经脉，当归辛窜活血养血。同用荣养筋脉，活血达络，充养肌肉。

7. 盐橘核、荔枝核

行气化湿，治下焦湿浊、白带淋痛、腰痛疝气、痹痛。陈修园说：荔枝核散，治阴中肿大不消。荔枝行气散寒，橘核苦温理气散结止痛。同用行气散寒、散结止痛，治疝。橘核行下焦之气，并温化湿邪，湿至下焦，温行得化。

五、调气血类

1. 枳壳、桔梗

理气宽胸膈，调节升降机能，治胸闷咳嗽气喘、脘痞胀痛。枳壳下气宽胸利膈，桔梗升达宣散，一上一下，调节升降机能。

2. 旋复花、代赭石

镇肝平逆，理气止血，治噫气不除。旋复花能旋转中气，调节升降，除中上焦结闭，适于中满、胸闷、脘痞、呃逆、咳喘；代赭石可降血压。两药一转气一降逆，共调气机升降。

3. 川楝子、延胡索

疏肝泄热，理气止痛，治肝郁不舒、两胁胀痛、脘腹作痛、疝痛、肝区痛。陈修园说：川楝子引心包相火下行，从小肠膀胱而出，延胡索和一身上下诸痛。川楝长于疏肝理气而泄热，延胡索长于行血化瘀而止痛（延胡索为罂粟科，有强力镇痛作用）。两者合用治疗上下气血诸痛。

4. 丁香、柿蒂

温胃降逆，散寒止呃，治呕吐呃逆、胃寒作痛、小儿久吐久泻。丁香辛散，柿蒂平涩，一收一散调节胃气。丁香不能与郁金同伍。

5. 砂仁、木香

行气和胃止痛，治脘腹胀满或作痛，胃口不开。砂仁辛散，木香温行，一散一行，使气滞湿结得散，而胃气行则能纳，胃气通达故可思食。

6. 竹茹、橘皮

清虚热，和胃，降逆止呕，助脾胃运化，升清祛浊，一清一行调节脾胃。

7. 良姜、香附

疏肝理气，散寒止痛，治胃脘作痛、作呕、心腹痛。良姜辛热散寒，香附为气中血药、利气行郁。同用行气散郁，祛寒凝之瘀结。

8. 砂仁、刀豆

健脾益胃，治脾胃运化力弱、呃逆脘痞、胃寒作痛。刀豆利肠胃补肾元，砂仁辛开行气，刀豆调胃益气。一行胃气，一益胃气，共调益开胃（肾为胃之关，肾虚胃气阖），对肾虚及病后不思食为宜。刀豆配麝香为末，吹鼻治鼻癌。

9. 乳香、没药

行气活血，散瘀定痛，消痈疖，治心胃痛及关节痹痛、卒暴下血。《名医别录》说：乳香主风水毒肿，去恶气癥疹，没药止痛破血，金疮杖疮痔漏，疮疖目翳晕痛。张寿甫说：乳香

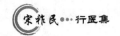

气香窜味淡，故善透窍以理气；没药气则淡薄，味则辛而微酸，故善化瘀以理血。二药并用为宣通脏腑、流通经络之要药。乳香偏于理气，没药偏于化瘀，同用行气化瘀，胃弱食少者不用，易引起呕吐。

10. 三棱、莪术

行气破血，消积除痞，治气血瘀滞、胸腹胀痛、疳积痞块、气胀。张寿甫："治心腹疼痛，胁下胀痛，一切血凝气滞之证……若细核二药之区别，化血之力三棱优于莪术，理气之力莪术优于三棱。"二者气血并治，有祛陈除旧生新之力。

11. 桃仁泥、杏仁泥

行气化瘀，气血两治，适用于咯血胸脘瘀痛、便血、血闭痛经。同用畅达血瘀血结，逐旧而不伤新，和络行气化瘀，捣泥取其油润滑通。

12. 白芍、甘草

调中和阴，治腹痛、月经失调、阴血不足、痢疾等。白芍育阴养血，甘草补中益气，共同酸甘化阴、调益气血。唐容川以此味名甲己化土汤，治一切血证生血乏源。

13. 蒲黄、五灵脂

活血化瘀，行气止痛，用治产后瘀血腹痛、心胃气痛。生蒲黄性滑而行血，五灵脂气燥而散血，皆能入厥阴而活血止痛。蒲黄行血，用炭止血，加山楂可推陈致新。五灵脂不能与人参同伍。

14. 厚朴花、玫瑰花

开郁化湿，舒肝畅脾。适于胸脘痞闷、心烦抑郁、不欲饮食，对体弱肝郁者为宜。厚朴花化湿行气畅脾，玫瑰花舒肝解郁畅神，同用舒肝畅脾。

15. 佛手片、合欢花

畅心神，舒肝解郁，醒脾。治闷闷不乐、癔症、因忧思而饮食减少，或食后脘闷。佛手畅心脾，合欢花安神解郁。并用畅心脾，舒肝解郁，宜于体弱或妇女不悦之证。

六、调脏腑阴阳类

1. 黄连、肉桂

寒热并用，交通心肾，引火归源。治失眠多梦，反佐治痢，治湿热互结痢疾、腹中绞痛。湿热相结，寒药不得入，反佐肉桂温行化湿，黄连得以清热燥湿。

2. 天门冬、麦门冬

肺肾双滋，增长之源，治阴虚低热、火逆上气，用治咽喉不利、干咳或痰中带血、消渴。肺燥必耗下源，麦冬滋上源之水，天冬增下源之水，则燥可得润。

3. 女贞子、枸杞子

滋补肝肾，调经脉，壮筋骨，明目，治腰膝酸软、头晕耳鸣。女贞子偏于补肝，枸杞子偏于补肾，肝肾同补，滋填元阴。

4. 莲须、芡实

收涩脾肾，止泻摄精气，通小便，敛中有清。适于虚中有邪，既清又补。陈修园说：治阴虚火动梦遗，加龙骨、乌梅治精气虚、滑遗不禁，名龙莲芡实丸。

5. 莲子肉、扁豆

清补脾胃，治热病后脾虚胃弱，或脾运不健、食少便溏、倦怠乏力等，对不适于温补大补者为宜。是补中有清，兼化湿邪，对小儿过食生冷，伤于脾胃，面黄消瘦、腹痛者为宜。莲子肉健脾，往往助热生火而肿齿烂舌。

6. 茯苓、甘草

益心脾，治心悸气短、消浮肿。陈修园说：茯苓气平入肺，味甘入脾，肺能通调，脾能转输，其功皆在于利小便。茯

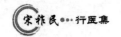

苓淡渗，甘草甘守故能益心脾。甘草可致浮肿、高血压，茯苓淡渗可祛甘草之壅，同用益心脾之气。茯苓可减少甘草的副作用。

7. 柏子仁、炒枣仁

益心气，养肝安神，润便。治心悸气短，失眠多梦。柏子仁助心气，枣仁养肝安神，同用益心养肝。

8. 生龙骨、生牡蛎

育阴潜阳，镇惊安神。适用于阴虚肝旺，心肾不交，心神不宁，失眠多梦，遗精便溏，崩漏白带。张寿甫说："龙骨质最黏涩，具有翕收之力，故能收敛元气，镇安精神，固涩滑脱。"陈修园说龙骨："若与牡蛎同用，为治痰之神品，今人只知其性涩以止脱，何其浅也。"牡蛎确能软坚化痰、育阴潜阳，龙骨镇惊安神收涩，同用育阴化痰、收涩安神。

9. 生牡蛎、浮小麦

育阴潜阳，固敛止汗。治阴虚盗汗，卫气失固，大病久病、热病之后，动则汗出，心肾不交之心烦自汗。《别录》说：小麦甘寒主客热，利小便，止咽燥烦渴，养肝气而止漏血吐血。牡蛎固敛，小麦止汗，并用固敛止汗。此二味既可止盗汗，亦可止自汗，尤以小儿时用之更验。

10. 鹿角胶、龟板胶

填补阴阳，充养奇经八脉。治阴阳两虚，精血不足，任督失调，低热血弱，腰膝软痛，头晕耳鸣，遗精带漏，小儿五软，诸虚百损。《黄帝内经》云："形不足者，温之以气，精不足者，补之以味。"鹿角胶补督阳，龟板胶补任阴，同用阴阳双补、大补精髓、益气养神，对再生障碍性贫血及血小板减少者为宜。

11. 山药、黄精

补脾气益脾阳，补脾血滋脾阴。治脾虚血少，面黄消瘦，食少身倦。张寿甫说：山药色白入肺，味甘归脾，液浓益肾，能滋润血脉，固摄气化。其以一味薯蓣饮治发热，或喘，或嗽，或心中怔忡，或小便不利，大便滑泻，善用此味于各方中。二者并用可补脾之气血阴阳。

12. 炒谷芽、炒稻芽

调脾胃，助消化，增饮食，治食滞腹胀闷气。《别录》说：谷芽消谷下气，主寒中，除热导滞。用于消面或米类滞食，较其他导滞药，有增进饮食、升发胃气、消滞而不伤胃的优点。

麻疹选药

麻疹，在我国古代为儿科四大证（麻、痘、惊、疳）之一，严重威胁着儿童的健康与生命。历代医家总结出了许多的治法及用药。公认的治则一般为：疹前期以辛凉透表为主，疹后期以清热、养阴、调脾胃为主，而出疹期则以清热解毒为主、透疹发表为辅。整个麻疹治疗的关键在于透发，因此，选药也是围绕这个中心进行的。

宗《黄帝内经》之旨：风淫于内，治以辛凉，佐以苦甘；热淫于内，治以咸寒，佐以甘苦。故疹前期常选用鲜芦根、淡豆豉、苦桔梗、薄荷、荆芥穗、菊花、桑叶、牛蒡子等。出疹期常选用金银花、连翘、生石膏、黄芩、知母、生栀子、天花粉、鲜茅根、板蓝根、牡丹皮、紫草等。疹后期常选用生地黄、麦冬、北沙参、玄参、花粉等药。

在治疗兼证时，咽喉肿痛可加川贝母、杏仁、射干；壮热抽搐可加钩藤、僵蚕、牡丹皮，并配合应用中成药紫雪散、安宫牛黄丸、小儿牛黄散等以醒神开窍。

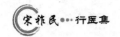

麻疹禁用麻黄、桂枝、升麻、柴胡、羌活、独活等药。大黄亦应慎用，若用之不当，过于泻下则疹毒易于内陷。大青叶量大亦可致泻。若疹毒因体虚内陷，可少以生黄芪、葛根温托，一般不宜温补，即是扁豆、莲子肉之类亦属抱薪救火，对治麻疹有害无益。

环境与致病说

人生活在喧哗的闹市之中，旷日深思遐想，更加饮酒、嗜食肥甘厚味，活动锻炼又少，气血运行不畅，心脏脉络逐渐失于柔和，兼之七情六欲之不遂，令精神长期处于紧张状态，失其精神松弛养生运气之佳境，致使肝阳上亢、心火骤升、脾气困郁、肺气不畅、肾失其和、痰火内风丛生，而致血压增高。

某友为医，曾患高血压病已十余载，收缩压在 180mmHg 左右，舒张压在 110mmHg 左右。常见头晕目眩，虽服用中西药品症状略有所减，但其血压从未恢复至正常值。随医疗队来到某山清水秀、地处旷野、空气新鲜的山区之后，生活恰似僧人，饮食清淡，茹素不荤，且多吃粗粮，不品茗，又不饮酒。每日鸡鸣即起，早出巡回到户医疗，步行多则五里，少则三里，晚归顿感饥肠辘辘，所食甘美之情，非笔墨所能形容，进食亦比在市内为多。心旷神怡，摒除繁杂之念，专心为病患服务，半年余则体健神充，头目眩晕自除。当测量血压时竟已恢复正常，收缩压 120mmHg，舒张压 83mmHg。

回京之后，看到车水马龙，人声鼎沸，竟生厌恶之情，但血压尚未骤然回升。1 年之后，因生活复如故态，血压又略增高，已不如旧日之高。当重回至山区时，血压又恢复正常状态。可见环境与饮食、精神情绪的改变，是能够影响人体机能的。常居山区及进食清淡，减少杂念，对人体受益匪浅，也是延年益寿之法门，岂止仅能医高血压病耶？

宋祚民的养生之道

宋祚民老师是国家第三批名老中医之一，1944年毕业于孔伯华的北平国医学院后，自开诊所，行医济世。新中国成立后，创办联合诊所，后又转至公立医院工作，在医疗岗位上，辛勤耕耘60余载，治愈病人无数。曾担任北京中医学会常务理事，儿科专业委员会主任委员，北京中医医院儿科主任等职务。在北京，乃至全国的中医界享有较高的声誉。如今，宋老已90高龄，仍精神矍铄，每周出门诊，坚持为病人服务，使许多晚辈医生赞叹不已，自愧不如。

一、精神养生

宋老在给我们讲课时，多次谈到养生。宋老说，祖国医学十分注重养生，在古典医籍中，讲养生的书或书中的篇目，可以说浩如烟海，汗牛充栋，俯拾即是。比如《黄帝内经》是现存中医最经典的著作，在这部书中，讲养生的篇目超过了讲治疗的篇目，尤其是开篇《上古天真论》中提出："虚风贼邪，避之有时，恬淡虚无，真气从之，精神内守，病安从来。"以及"起居有常，食饮有节，不妄作劳"，这里涉及饮食、运动、起居、自我保护等许多内容。

宋老认为，养生应包括两方面的内容：精神养生和身体养生。

精神养生，强调的是一种精神、一种状态。它不同于现代心理学的心理调节、情绪调节。心理调节和情绪调节是个人有

357

意识、有目的地调整自己的情绪、认知，通过调整来控制自我意识。而中医的精神养生，强调的是恬淡虚无，这是一种减弱自我意识、无特别目的、无欲无求、安然内观的状态，简单讲就是无我、忘我。在这种状态下，人的生命活动才是最自然、最健康的。只有在这种状态下，"精神"才能"内守"，"真气"才能"从之"。怎么做才能达到无我、忘我？宋老说：作为一个人要做到这一点，必须要学会放弃，"不以物喜，不以己悲"，顺其自然。在现代的社会里，人们做不到的恰恰是这一点，物欲、官欲、金钱欲，口欲、肉欲、拥有欲、贪婪、嫉妒、妄自尊大等等，无一不在紧紧地吸引着人们，怎么能做到恬淡虚无，精神内守？所以，要做到精神养生，就要克服欲念、忘掉自我。

宋老前些年曾说："我已经80岁多了，从事医学事业60多年，早年为生活而学医，中年为能够治疗好一个个病人而高兴，晚年回忆起那些经我手治愈的病人幸福的面庞，为能够帮助他们解除疾病的痛苦而快乐，并且，我现在仍然能够为他们做一些事情，我感到十分快乐。如果说我还有什么要求，那就是能够在有生之年，多为周围的老百姓做点事情。"

二、身体养生

现在人们谈论的养生，主要是身体养生，通过调节人们的饮食、起居、情绪、运动，来强化人们的健康状况以达到长寿的目的，实际上它还是一种自我保护的措施。

饮食：宋老每日的饮食以清淡、素食为主，少吃肉，偶尔饮少许酒，口味偏淡，不食辛辣。平日做到一好一饱一少：早晨吃好，因为上午常要出门诊，所以，一定要吃好，一般喝一小碗牛奶或米粥，吃鸡蛋一个，馒头或点心一块；中午吃饱，中午是正餐有菜有主食，多吃蔬菜少吃肉，喜吃面食，粗细粮搭配；晚饭吃少，为避免出现胃不和卧不安，宋老常常只喝粥，很少吃主食。遇喜庆之时，才微饮半两白酒，从未见过宋老豪饮。

起居：早睡早起是宋老多年养成的习惯，每日午饭后，也有睡午觉的习惯。宋老十分重视"子午觉"。所谓"子午觉"，是古人的一种说法。子，指子时（夜间11点至1点）；午，指午时（白天11至1点）。古人认为，这个时间是阴阳盛衰之时，人应该入静，以适应自然界的这个变化。尤其是子时入静，更为重要，所以熬夜对身体损害较大。

睡前做功课：宋老在临睡时及起床前，经常做揉腹运动。方法是：平卧，全身放松，以左手心按腹部，右手叠于左手背上，逆时针旋转64周，然后顺时针旋转64周，再自胸部向腹部，自上向下，推按64下。用力宜轻柔，将力透于皮肤之下，又不可用力太大。一般在每日睡前做，当身体不适时，每日在晨起和睡前各做一次。

运动：宋老说唐代孙思邈就提出：流水不腐，户枢不蠹。说明在工作之余还需进行必要的运动，如太极拳、体操等，才有利于健康。锻炼不能一时兴起，玩儿命练，要坚持不懈，风雨无阻，同时还要注意活动量强弱适度，保持身心放松，不可把锻炼当成任务而急于完成任务，那反而会适得其反。

宋老十分重视晨练。老年人一般多有腰疼、腿疼、行走不便。宋老身体不好，每日出门诊，一坐就是半天，下肢活动较少。所以，宋老在晨练时，多做抬腿、踢腿、转膝、弯腰等运动，宋老称之为自纂"腰腿动功"。一般每次做半小时左右，以达到运转周身血脉、疏通经络、强筋壮骨的目的。晨练后，宋老还常常要做些力所能及的家务，如扫扫地、洗洗衣服。宋老奉行朱熹的格言"黎明即起，洒扫庭除"，既活动手脚、身体，也为家里做点事情，更重要的是协调家庭人际关系，何乐

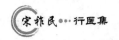

而不为？

三、情志养生

宋老说：人能够长寿，最重要的是心态。俗话说"生不带来，死不带去"，说的就是在物质享受方面，不可过分地要求。因为在生活攀比中是无穷无尽的，"知足者常乐"。当不能满足时，就会自生烦恼，人的正常生理活动就要受影响，损害健康，更能催人衰老。其中，情绪不稳定是非常重要的因素。

人生世上要为人类做些有益的事，也就心安理得。"不为良相即为良医"，是人生的一大抱负，"医生"是一个崇高的职业，作为医生应把它当成是帮助他人健康的途径，由此而产生自我快乐，作为医生应以治病救人为己任。

当一个人能够做到"忘我"，当一个人把能帮助别人做点事情当作一种快乐，那么，他一定能够长寿。

四、宋老的锻炼方法（腰腿动功）

准备姿势：身体直立，两脚分开与肩宽，两手叉腰，两眼平视前方。

1. 抬脚运动　右脚向上提起 8 ~ 16 次，然后左脚提起 8 ~ 16 次，每次提脚时先吸气，当落脚时呼出，皆要匀缓不出声。

2. 旋转膝　上体前屈，双手同时扶膝，两膝弯曲，同时按顺时针自右向左旋转 8 ~ 16 次，再自左向右旋转同样的次数。

3. 踢蹬运动　两脚交替向前踢脚各 16 次，踢时脚趾下抠，落脚时放平。

4. 踢腿运动　两腿交替向上，高踢腿各 16 次。

5. 提腿运动　先抬右腿 8 ~ 16 次，后抬左腿 8 ~ 16 次。

6. 屈腰运动　两手指交叉，手掌向前缓慢屈腰，手向脚部下伸，以挨脚为度，8～16次。

以上运动初做时，要适度，不要勉强，日久则能自如。

忆 6·26 指示下山区支农

20世纪70年代，为了响应毛主席指示把医疗卫生工作重点放到农村去，院方组织医疗队分批下乡接受贫下中农再教育，实行"三同"即同吃、同住、同劳动。第一批是曹希平带队，宋祚民是第二批下乡，被派到密云县，带队的是姜巨堂。原定每批半年一换，后改为一年一换。

那时医院用解放牌大卡车送到密云县，医疗队员带着行李及洗漱用品上了车，从东直门出发到密云山区。途经县城北火车站、溪翁庄、梨树沟、水堡子、南石城、北石城，总点设在北石城中学南边卫生所，在其西边北山坡处，医院在这里盖了10间平房作为队员居住及制作中成药的地方（备战备荒）。那时同下医疗队的还有朝阳医院的院长闫梦兰等人。

医疗队员分别散驻各点，居住最远的是在云蒙山，约15里路程，每半月下山买一次粮食。下云蒙山需过一个独木桥，这个桥是架设在两山之间的必经之路，下面是万丈深渊，十分危险。医生中田稔民、王孟庸驻二道河子（针灸内科），每次巡诊都要路经一处险地"判官肚子"，它是在河里的一块光滑的大石头，踩在上面走，如果脚下一滑就掉到水了，需要爬着过去。宋祚民驻水堡子，邻近水库西南边，村东头是用石头垒的城门洞和城墙，房东老人姓吴，巡诊回来他就会讲当地的抗日英雄"小白龙"的故事。下地劳动是使用树枝做成的夹子收栗子，然后用潮湿的麻袋闷着，过几天壳脱落后栗子就可

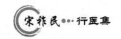

吃了。

　　水堡子村西口是大道，从南向北走有一个山梁。自下向上坡行至最高处往下去的下坡路很陡，大队医推着自行车向上走行至山尖处，就骑上车自动下滑行，但不能捏闸，用他的厚山鞋踩着前车轮当闸用，很快就到了山脚下，这一上一下就是5华里。水堡子巡诊范围有南北石城、桃花地、石塘路（此地有火车站），梨树沟向南有对家河。由大队医领着去患者家中诊治、开中药、针灸，那时下乡医疗队的口号是"一根针、一把草"，农民的顺口溜是："小病扛着，大病养着，实在不行了就躺着。"那时除了巡诊外还给"大队医"讲课教针灸，常见病、流行病及中草药治疗，同时还编赤脚医生手册。有时还去山上采中药，当地有黄芩、苦参、鸭跖草、小蘗（代黄柏用，据说是黄连素前期药），茅根很多，生南星叫山棒子，有毒，形如老玉米，据说给猪吃了一粒就中毒死掉。那时宋老带教的"大队医"是裴连枝、韩德明，现已上了年纪，目前他们及其家人有病仍找宋老诊疗。

1. 为大队医务室制作中成药

　　由于患者农活忙及慢性病如肝胃病、咳喘及腹痛等服药不方便，为了服药方便，医疗队员为大队医务室制作中成药（水丸及散剂）。由中药房的马征南教制丸散剂，还用蒸馏器过滤大蒜素治疗腹泻、肠炎、咳喘等，据说是庆大霉素的前期制品。

2. 抢救蘑菇中毒病人

　　在水堡子驻诊时有位党支部管理卫生的委员，家住水堡子南山（对家河），并管理下乡医疗队及大队卫生室。有一天夜里下大雨，第二天早晨地上长出成片的蘑菇，当地都知道阴天下雨后会长出蘑菇，采摘后可当菜吃。这位支委一家三口人都吃了蘑菇，他本人吃得最多，他爱人吃得较少，孩子吃得也不多。他最早发现腹痛、恶心、呕吐的症状，急忙让大队医找我们医疗队，那时宋老与妇科的王碧云（台湾籍，是研究所魏正明的夫人），还有一位西学中的医生（已去香港了），三个人为其诊治，随时量着血压，试着体温，听心音，按肝脏大小，当时体温、血压等皆在正常值，脉象弦强，舌苔厚腻。自上午8点左右输液并服生甘草、绿豆汤解毒，呕吐渐止，但时欲大便。第一次大便就便出蛔虫几条，但其腹痛不减，按其肝部胁下可及，约30分钟后复欲大便，结果便出一小盆之多的蛔虫。证象似有缓和，脉象弦减弱，血压有些下降，肝肋下二指。经一小时后复又大便下蛔虫一满盆，大多死虫，腹随见软，肝脏见大，血压心率皆失常态。遂急用车送往北大医院，经其诊断为毒蘑菇中毒，经取原服用的蘑菇化验为含有剧毒物质"鹅膏蕈碱"，服后可致毙命。经北大医院救治后复转治中医研究院，住院后即显狂躁，下地跳动，后经六名陪护的青壮年强按床上后患者仍狂躁不止，六人都按不住，最终七窍出血而亡。其爱人及孩子吃得少，后经治疗已愈。此病历北大医院很为重视。因其所收治的中毒病历大多为中晚期，此病历自初诊至转院，病历记录较完善。此病历给大家印象最深刻的是按西医学说的肝脏有解毒的功能，本病历经服毒蘑菇后肝脏从按不着到肝至脐下逐渐胀大只是一上午的时间，说明肝脏的解毒作用与中毒后的迅速改变。常说服用砒霜中毒后会七窍出血，而本病历属毒性发作至狂躁后复因外力压迫而出血。

3. 孕妇难产的奇遇

在石塘路村，有一孕妇难产，其家门朝东，门外南面有小山比墙还高，孕妇居北房东侧，依墙北房距南边街门很远，院子较大。因孕妇难产，急与我院联系派车把妇科孙惠兰大夫接去。就在车未到之时，在产妇家门外南坡上，坐南朝北蹲着大小5~6只狼，虽然孕产妇家中人用铁锹铲土往上扬驱赶它们，但狼群仍一动不动地坐在那里。后用石头砍、敲铜锣仍赶不

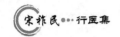

走，不知这些狼怎么就知这里有病人。还有都说"夜猫子进宅，无事不来"，就在他们院的树枝上立着一只猫头鹰，是病人的秽气还是什么吸引它们，弄不明白。有人说农村婴儿没命都给狼吃了。该产妇是婴儿脐带绕脖子，经治疗后母子皆安，狼和猫头鹰都无获而返。

4. 眼球脱落病者

农村缺医少药，山区更为严重。医疗队下乡农民非常欢迎，大人小孩妇女有病都来看，由赤脚医生带领到各家看病，既欢迎医生，口中还念着共产党恩情。宋老初到一位老妇人家给她看完病，要出屋时她说等一会，她从屋门后拿出一根"八达棍"，是能弯不折的山树棍，与抖空竹的棍一样，比较粗，两头上下如小拳头大，上可握下可立，不滑。她说行走可省力，遇到狼和狗不要打其头，要打前腿，可以护身。这真情爱护医疗队员，让人十分感动。但又对这位老人感到十分痛心，她因为长年患眼疾，经常到大队医务室索要油质青霉素的空瓶（简称大油）。用瓶底余下的药油点眼睛，结果眼睛感染后发炎，最后一只眼球脱落下来，另一只眼还在发炎，最后用中药治疗才保留下来。还有水堡子的那位诚实忠厚的支部书记吴显亮患了急性黄疸型肝炎，经服中药后病证见好。但黄疸还没退净，就下地劳动。劝他多休息，他说不能让地荒着。最后发展为肝硬化离开人世。最近水堡子也成立了农家饭店，都盖起了新楼，马路既宽敞又平，交通方便，成了旅游点。南石城有桃源仙谷，北边有天下第一瀑、黑龙潭等。人们也富裕了，有位30年前患胃病经治好的患者最近还托人带来一封信表示感谢当年为他医好病。那时除为贫下中农服务，有时县医院中医门诊部门诊主任吴普增还请宋老为该县的领导们会诊，如何其珍、王宪、张连兴、密云水库管理处主任刘正舟等人，也曾为溪翁庄托儿所的孩子们诊治病。

5. 下乡"三同"

到驻地水堡子后医疗队按下乡支农的待遇轮流到每一家吃派饭，交1斤粮票，3角钱，早、中、晚一天三顿饭。每户人家都把过年方能吃到的白面年糕等拿出来招待我们，菜都是用小盆盛的豆角等，而且随时都可以添菜。户主长者坐炕桌右边，让医生坐当中，左边有三四个孩子陪着，主妇站立地上等着添菜，十分隆重地招待。因为须执行与贫下中农"三同"，不许去供销社买饼干等食物，有时因巡诊路远赶不回来吃派饭，即便吃时也有时吃不饱。例如在吃派饭时有老人陪吃就得先敬老人，送第一个馒头，当要吃时，旁边坐着三四个孩子，他们都眼巴巴地看你吃，令人难以下咽。就也给每个孩子分一个馒头，他们很快就狼吞虎咽地吃完了。后来迁回总点住即卫生院的条件好多了，有厨师专门做饭，烧大柴锅，烙的饼非常香，只是青菜少一点。那时城里菠菜早就吃上了，等到山区吃菠菜时，菜长得既高又粗，像小树，老了。但仍然是很好的菜。厨师炖菜，先点柴锅热后放几粒花椒，炒熟了就放凉水，等水开了再放进菠菜，然后抓把盐就可以吃了。但那时饭量大增，一顿饭一张饼，约1斤重。身体很好，吃得饱，睡得香，血压也不高了。那时每2个月可以回家休息两天，当车进入东直门后，看到人多车多心里很烦，等到家一顿饭吃两大碗炸酱面。吃两天就又吃不下了，也该回医疗队了。

6. 吃水和雨水

由于卫生所位临大道街上，队员除在卫生所值班看病，休息时须由卫生所西边上坡路然后向北又上坡路到住处。那时用水吃水很难，用水总是药房马师傅下坡过大道往东走下坡处有一个水井提水，用挑担挑上山盛满水缸，而且他每天还需制作丸散剂，十分辛苦，但他很乐观。

夏季雨水天，道路不好走，还容易暴发山洪水。那时在卫

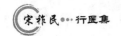

生所北侧有一户人家的小院，北面有约5米高6米宽见方的一大块巨石，有一天夜里下大雨，第二天清晨雨停后，这户邻居连人带房，还有那块巨石皆被山洪漩涡冲走，毫无踪迹。这真是洪水无情，事事人难预料啊。

内蒙古支边遇险记

1990年7月15日应内蒙巴林左旗福临医院李敬中院长、全国政协常委赤峰政协副主席苏赫的邀请，宋祚民、吴振国及农工民主党德外医院支部为当地群众义诊。

左旗是辽上京临府，这里是新石器时期红山文化富河的开创人10世纪初契丹刺部首领耶律阿机保统一八部于公元916年建国大契丹，辽上京北方少数民族在草原上营建的第一座京城，象征内蒙玉制龙的吉祥物矗立在赤峰市中心的大街上。在义诊之余，我们参观了巴林左旗文化博物馆，看到了当地丰富的民族文化，了解了辽金时期的历史，观看了辽京时期的上京遗址，在馆内镇馆之宝的卐字大银币，据说我们国家只有两枚，这个是其中之一，有时还借用到其他处展览，用完极严格地保护送回。

左旗等旗县大多是依山的一条通衢的大街，设行政等机关，从外旗县到街头径至街尾大路，即行过他区地界，大街的东头有条很大的大河，建有一座很长的大桥，可通向东北沈阳市。福临医院在街中心。宋祚民、吴振国在李敬中院长的陪同下进行义诊。那时病人很多，诊室面临街，有很多患者等待诊治，从窗户就可以看到他们那种祈望的面孔，心中想一定尽力满足他们的愿望。

因为病人很多，还有其他旗的病人也前来就诊，宋祚民等忙得连吃饭都顾不上，而且在诊病时，还要带教抄方。李敬中院长将宋祚民的悦脾汤的药，还编成诗歌，当地医生学用很方便。

在福临医院义诊的一周后，时遇雨天，从宾馆到医院路程不算太远，那里也没有什么公共交通工具，上班从宾馆打着伞，步行20分钟即到，当行至医院时，门前已形成小河，院方就用候诊的长条椅子搭成桥进医院。雨下得很大，等应诊结束，下午回宾馆时，听说：山洪下来了，把通往沈阳路的大桥（长约二三百米）给冲没了，这边只剩下桥头一小段，还向左边斜者呢。等雨停后，都想看看损坏的桥头及河内的情况。当时，院方说：暂不能去。因为街道上看不到路面了，都让淤泥覆盖了，看不清河床与路的分界。

后来，过了几天，赤峰市中医院与卫协的同志闻知左旗遇到山洪，十分着急，就开着救护车，来了医护人员，还带来了铁铲等工具。在回赤峰的前一天，去了街头看洪水过后的情景，当时道路上仍有半尺厚的干泥沙，河的南面高高的电线杆子上还挂着山洪冲过时带来的一缕缕的杂草与杂物，那电线杆距离地面有6米多高。水过之后，河上的桥冲没了，桥上的人和物都随水冲走了，据说当时洪水下来时，桥上正有两辆大解放汽车经过，头一辆一踩油门开上了对岸，后一辆则跌落河中，最后被水冲到岸上。真是水火无情，令人后怕。

因左旗距离赤峰市有近千里之遥，车行起除过旗县有人行动，一般车只在高速路往回返，但有些道路因雨水而冲垮，在行进中，必须慢行，因不知前方路况。车行大道中，忽然看到，前方路的两边道路因水的漩涡转动把土都刷掉，缺少了很多，路已不整，司机等人，让我们全都下车，在路上等着，他们一起动手搬石头添土，把路面整宽，觉得路面的宽窄与车的宽距差不多了，试一试车能否过去，试了几次还是不行，只好

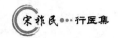

又到附近的村子搬来大的石头垫上。大家都在车后边等着，司机又开始试车，先是慢慢地，后来，车猛地一下就开过去了，车的左后轮是悬空而过的，真是后怕。

在车上，他们说：这道路都是当地旗建的，不是国道，路建得不够规格。行车又过了一段后，车又停了下来，车上的年轻人都拿着工具下车，涉水整路，然后车由大道向路的两旁开去，在深浅未知的水坑路行走，车卧住了，他们就涉水去探查一下，原来是前方正常的车道被大水拦腰冲断，有 30 多米长的路面被冲成大沟，必须绕行下坡的低洼的道路，凹凸不平，由车子忽高忽低、左右摇摆地行走着，宋祚民十分紧张，就抓紧车上的铁扣，随着车子上下颠动。因吴振国坐在车前独座位，周围没有扶手，在车子一次大的颠落后，他当时就感觉剧烈的腰痛。等车子回到正道时，急忙把救护车的椅子放平，让他平卧。当回到赤峰中医院，检查诊为：腰椎压缩性骨折，就在宾馆疗养。因当时中医院还预约了很多病人，只好由宋祚民一个人诊病，当把病人全部看完时，天色已经很晚了。

这次支边是一次很险的经历，但收到当地病患者写给一个条幅"草原人民欢迎您们"，得到医患的认可，甚感欣慰。

临行时，内蒙全国政协常委赤峰政协副主席苏赫送来《临潢史蹟》书一本，巴林左旗博物馆金永田馆长也题词留念。

宋老赤峰行

1983 年，在改革开放的春风，刚刚吹拂塞北大地的时候，医疗改革的曙光也照到了塞外小城赤峰。当时的内蒙古昭乌达盟刚刚由盟改市，是国家市管县的试点，为了尽快缩小边疆与内地的差距，时任赤峰市卫生局的领导，在大力引进京、津、沈等地的卫生医疗资源，特别是这些大城市的人力卫生资源，把这些发达地区的卫生人才和技能引到赤峰，为当地的农牧民服务，同时在中医方面也做出了积极可行的探索。当时卫生局主管中医学会的李温泉同志就是赤峰进京第一人，是他在领导支持下，走进北京中医的高等学府、科研机构和著名中医医院，把那些德高望重、技术高超的名老中医请来赤峰。在赤峰讲学、出诊，培养赤峰本土的中医专家和人才，北京中医医院内儿科专家宋祚民教授就是其中最著名的一位。

　　赤峰这个距离北京 500 公里的塞外山城，在 20 世纪 80 年代还处在贫穷落后的欠发达时期，特别是广大农村牧区仍然是缺医少药，有病得不到及时正确和高效低廉的治疗，是广大农牧民的普遍反映。李温泉进京后，联系到了中华医学会秘书长王家五以及中医学会的领导，在他们的支持下，很快就组成了支援赤峰的医疗专家组，由十余名中医专家组团，分期分批来赤峰讲学、出诊、送医、送技上门。宋教授一行来到赤峰后，在红山区中医院出专家门诊，同时业余时间安排讲课，开展多年不曾有过的学术活动，使赤峰市的中医理论研讨活动焕然一新，多个专题讲座让久居赤峰的基层中医眼前一亮，许多听过课的基层医生们现在回想起来还津津乐道，非常欢迎宋教授的讲课，深入浅出，联系实际，把深奥的医学理论和复杂的临床诊病结合起来。如治疗一例老年妇女患风湿性心脏病房颤，经多年的中西医和住院治疗，总是时好时坏，不能劳作，听说宋教授来赤峰讲学出诊，特地赶来求诊。经宋教授四次诊断治疗，服药二十四剂后房颤消失，体力恢复，由原来不能活动的病人恢复到能做一般家务劳动的程度，患者家属非常感动。还有一例小儿三岁，患喘息性支气管炎近两年半，曾到京、津、

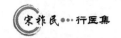

沈等地儿童医院住院治疗，也是时好时坏，后慕名来请宋教授诊治，经服中药十五剂后，诸症缓解，不咳不喘，饮食增加，精神好转。进而服丸药缓调半年痊愈，至今已大学毕业参加工作。像这样的例子还有很多。

宋教授在赤峰期间，一方面出门诊讲学，一方面和赤峰当地的中医专家们互相学习，共同切磋。高尚的医德、良好的医风、和蔼可亲的待人接物，感染了也感动了赤峰同行。其时赤峰市的市区领导也慕名来请宋教授诊病和保健咨询，宋教授得到了普遍的赞誉。如红山区区委副书记王宝思，红山区副区长孙素芝和市卫生局的领导，都亲切地会见了宋教授，在工作和生活上给予了宋教授关怀和照顾。

宋教授在赤峰讲学期间，其高尚医德感动了许多青年中医，一些好学上进者欲拜宋教授为老师，苦不得其门，后经赤峰著名中医师张平可引荐，几位青年学子满足了拜师学医的愿望，其中赤峰市第二医院中医科张维广就是其中之一。在赤峰市东风饭店的一个包间里，由中日友好医院的知名中医专家许润三教授和北京中医药大学东直门医院中医专家施汉章教授两人作证，赤峰市著名中医师张平可主任做司仪，北京中医医院内儿科专家宋祚民教授正式收赤峰市第二医院的青年中医张维广为徒弟，从此张维广经过拜师仪式，成了京城四大名医孔伯华的亲传弟子宋祚民的徒弟，也是孔氏温病学派的再传弟子。当年的青年中医张维广经过拜师学医，刻苦攻读医学基础理论，后又到北京多次进修，经宋教授引荐又认识了诸多大家，如儿科名家刘弼臣、工程院院士王永炎，还有许润三、施汉章、李树仓、吴国栋等一大批京城名医，并分别学习了各家之长。现在张维广作为宋老的高徒之一，已成为赤峰市著名中医师，2007年内蒙古自治区著名中医师，是赤峰市唯一人选者。

　　宋老还邀请了另外几名专家，深入到农村牧区，开展讲学及诊疗活动。其中到巴林左旗，为农村牧民诊病，并在那里开展讲学和健康咨询工作。在赤峰期间作为特邀嘉宾，中华医学会的领导王家五、刘景谊夫妇和宋教授、施教授、吴教授等人还参加了内蒙古一年一度的那达慕大会，深刻地领略了少数民族地区人民的好客和风情。当地卫生局的领导又带领北京专家团的专家游览了锡林浩特大草原，在当年胡耀邦总书记视察过的苏尼特右旗的毡房里品奶茶、吃手抓肉，并为当地牧民诊病疗疾。回到赤峰后，又和同仁医院的赵院长、沈大夫一同前往马鞍山旅游风景区游览，受到了当地人们的欢迎。得到精心治疗的农牧民说，有史以来第一次接受到京城名医的治疗和健康教育，这也是改革开放给我们农牧民带来的实实在在的恩惠。

　　巍巍红山绿茵茵，英金河水歌如琴。

　　往事如烟，一晃二十多年过去了，现在经过当年宋老医治过的病人，还在怀念那段日子。特别是宋老的学生和弟子，仍然盼望宋老能有机会再来赤峰看一下。赤峰和二十年前相比，已发生了翻天覆地的变化。这些医人和学生们衷心祝愿宋老健康长寿，合家欢乐。

宋爷爷为我解除了病痛

　　我叫方旭，是北京西城区中古友谊小学的学生。2004年4月的一天，我的右脚大拇指突然发炎，又红又肿又痛，鞋也穿不上，路也走不了。妈妈只好带我去医院诊治。

　　医生诊断为甲沟炎，并决定立即手术。一听要手术，妈妈急了，不停地向医生求情："还是想想别的办法吧，孩子太小，手术的疼痛她会承受不了的。"可医生却说："没别的办法，只能手术！"我看妈妈那着急、无助的样子，心里很不是滋味，就安慰她说："妈妈，我没关系，小手术而已，我挺得住。"妈妈虽然答应了，但看得出，她是那样的无奈。

手术开始后，我再也不敢小瞧这"小手术"了。手术刀刚切进脚趾，我顿时感到一阵钻心的疼痛，打进去的麻药好像一点作用都没有。但是，我咬紧牙关，一声也不吭，任凭眼泪在眼眶里转。医生切开脚趾，把长进肉里的趾甲剪断，又把手术钳插进肉里，把被剪断的趾甲揪下来。随着趾甲的揪出，鲜血"哗"地一下涌了出来，一阵撕心裂肝的疼痛，使我禁不住浑身颤抖起来。我仍然咬着嘴唇，坚决不让它哭出来。妈妈看着我说："孩子，哭出来吧，大声哭也许好受些。"听了妈妈的话，我再也忍不住了，泪水夺眶而出，"哇"的一声哭了起来。我发现，妈妈的眼睛也被泪水蒙住了，扶着我的双手在不停地颤抖。只听她小声对医生说："再加点麻药吧，孩子太疼痛了！""加麻药也不会有太大的作用，十指连心，疼是肯定的！"我哭了两声后，心想，为什么哭呢？哭是不能解决问题的。于是，我不哭了。瞪眼看着医生熟练地进行止血、缝合、包扎……

难熬的手术终于结束了，妈妈把我背出手术室。这时，我感到妈妈和我的衣服都湿漉漉的。令人失望的是，这种手术的效果只能维持两个月左右，过时就会再复发。

当年10月，我的右脚甲沟炎再次复发，姥姥不忍心让我再去受罪，就不厌其烦地带我到处求医问药，可不管走到哪里，得到的回答都是手术、拔指甲。说实在的，一听"手术"，我就神经过敏。那难以忍受的疼痛，的确令我毛骨悚然，在我家，"手术"这两个字，早已成了"忌口"。

10月25日，我们慕名找到了北京中医医院宋祚民老中医，老人家已八十高龄了，满头银发。他面庞清瘦，相貌温和，是一位和蔼可亲的老爷爷。他用手电筒仔细地看了我的脚趾，又用手轻轻地捏了捏，面带笑容地轻声问我："甲沟炎为什么不挂外科？""爷爷，我已做过多次手术，太疼了，一听手术，我就浑身发抖。"爷爷笑了，说："这么小，就受这么大罪，挂号去吧！"听了这话，我心里像多少个阴天，突然见到了太阳了一样，一下子亮了起来。当时要不是脚疼，我一定会一蹦三尺高！接着，爷爷又给我把了脉，看了舌头，然后开出两张处方。笑着告诉我："这两张方子，一张是内服，不要怕苦，要按时吃。另一张是外用的，药膏涂在伤口上，药粉撒在趾甲缝中。只要坚持用药，一定会好的。"当时激动得我不知连声说了多少声"谢谢爷爷"！一边说一边鞠躬。走到门口时，回头看见宋爷爷还在那儿笑着看着我们，再次叮嘱姥姥："千万不要给孩子拔趾甲。"

从此，我每隔两周去复查一次。宋爷爷总是那样亲切、慈祥、笑容可掬。就连坐对面的叔叔阿姨也是那么热情、耐心，真是名师出高徒哇！

经宋爷爷精心医治，现在，我的右脚已彻底痊愈。左脚的炎症也基本消失，正在恢复。我终于又可以和同学们一起跑跳、上操、玩耍了。我忘不了宋爷爷那温暖的笑容，总想写篇文章赞扬他老人家，可惜我的词汇太少了，怎么写也写不好。尽管这样，我也要努力写，一定要把宋爷爷的形象，如实地展示给世人。让这位医德高尚、医术非凡的好爷爷流芳千古！

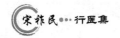

第四章　医案集

呼吸骤停验案

周某，女，6 岁。患乙型脑炎入院 4 日。高热持续不退，并时有抽搐。因吞咽困难而以鼻饲。一日，护理人员用注射器喂奶，当推入一半时，患儿突然喷出牛奶，旋即呼吸停止，心跳尚在，急做人工呼吸。约半小时仍无自主呼吸，又予甘露醇静点，呼吸兴奋剂及强心之药。2 小时后，患儿面部出现黄晦之色，皮肤发花，四肢渐凉，爪甲发绀，三脉模糊不清。配合针灸，先取人中穴、百会穴，不应。复取足三里、关元、涌泉，仍不应。此时呼吸停止已近 3 个小时，其家长及医护人员均认为无法挽救。宋祚民当时正在该院带学生见习，见此情况亦感到棘手，忽忆起哑门位于呼吸中枢延髓之旁，当可一刺。但刺哑门风险甚大，家长与医护人员均说："死马当活马医。"患儿情况甚危，命在旦夕，宋祚民即取一寸毫针，进针五分，不应。复以三寸毫针，进针深至一寸，似有感觉，以捻转手法进针一寸半时，患儿突然深呼吸 1 次，再捻转又呼吸 1 次。如此反复捻转，自主呼吸每分钟约 6 次，15 分钟后，每分钟呼吸 13 次，即停止人工呼吸，逐渐恢复至正常呼吸。后经多方医治而痊愈出院。3 个月后复查，患儿语言清晰，智力正常，无任何后遗症。

哑门一穴，位于后发际正中督脉之上。主治癫、痫、狂、暴喑、中风及舌强不语等疾病。具有清泻阳邪、醒脑开窍的作用。由于该穴深部接近延髓，故不宜深刺，一般不超过 1 寸。此患儿呼吸停止已 3 小时，经刺人中、百会等穴无效，说明其醒脑开窍之力仍较弱，故在危急之时，选取哑门深刺，以强刺激而获奇效。是为"艺高人胆大"。此险招用之不当，可有性命之危。故云：此法非救急之时，当慎用。

顽固发热三年治验

孙某，男，35 岁，1993 年 7 月 26 日初诊。患者系司机，3 年前出车回来后，因天热周身汗出，为即刻解热，急欲冲浴，但浴室无热水，便以冷水洗浴。是夜，患者寒战高热，体温高达 41℃，服用解热止痛片后，大汗出，体温有所下降，但不久复升高。曾先后两次在北京某医院住院治疗，诊为"败血症"，予大量抗生素及激素、消炎退热栓等治疗。由于长期反复高热，病人瘦弱不堪，难以工作，到处求医。曾服用中药数百剂，仅石膏一味，已服用几十公斤，仍未见效。3 年来，除两次住院后期，体温恢复正常十余天外，发热始终未能有效控制住，平日全靠给予退热栓治疗，缓解数小时。

目前患者高热寒战，口渴喜欢，纳差，时有恶心呕吐，大便干，数日一行，夜寐较差，自汗盗汗，面色苍白，爪甲无华，但口唇紫暗，舌体胖大，舌边有齿痕，舌质红，舌苔中部略厚，寸关脉大数，尺脉弱。腹诊：肝脾肿大，肋下两指。

辨证：邪郁血分，气阴两虚。先治以清营解热，凉血透达，待症状缓解后，再予固气养阴。方药：青蒿鳖甲汤合清营汤加减。青蒿 15g，鳖甲 15g（后下），地骨皮 10g，牡丹皮 10g，银柴胡 10g，紫草 10g，润元参 12g，白薇 12g，金银花 30g，净连翘 15g，生牡蛎 30g（后下），白茅根 30g。

服用上方7剂，有4天不发热，在发热的3天内，发热时间缩短，温度下降，体温在38～39℃之间，并且恶寒消失，自汗盗汗停止。效不更方，再服。

又服7剂，体温降至37～37.5℃，精神较前明显好转，已有食欲，无恶心，全身症状大见改善。治法改以固护气阴为主，凉血透邪为辅。上方加北沙参30g、麦冬15g、五味子10g。

上方又晋7剂，体温正常，面色转润，未见其他不适，已正常上班。3个月内未再发热，特来告之：病愈。随嘱病人，仍应注意饮食宜清淡，忌食大鱼大肉，避风寒，慎起居，以防病情反复。

按语：此病例为一罕见发热患者，持续发热3年之久，经中西药医治，未见疗效，实属疑难病历。此番接诊，询问病史，得知为夏日炎热，周身有汗，以冷水洗浴，致病发畏寒壮热。是为内蓄暑热之气，复为寒湿遏表，两邪交争，寒在皮肤，而热入血分。暑热欲外泄而为寒湿所遏，两邪交争则畏冷寒战，热不得越而发热，形似往来寒热，热蒸汗出而暂解，邪热内聚而复热。更因暑必兼湿，湿邪黏腻胶着，邪难透解。时久，导致邪伏中焦，自募原入络，深及血分，血脉瘀闭，人耗气血，无力驱邪，致邪盛正衰。

本病之证，以其大热、大渴、大汗而近于人参白虎证，但不恶热反恶寒。先寒后热，而有定时，近于疟证，邪踞募原，扪其肝脾肿大，脘胁硬物，形似疟母。此等见证，形似坏病。但其口唇紫暗，脉沉细弱，又为邪郁血分之征。故从血分入手，搜剔清透，令邪得解。方中以青蒿、鳖甲、丹皮、骨皮搜邪剔瘀，并且清热养阴；紫草、元参、白薇、茅根凉血解毒；银柴胡、金银花、连翘清热透邪。当其发热减退后，以五味子、麦冬、牡蛎育阴潜阳、固护气阴，以北沙参养阴益气。气阴得复，顽疾获愈。嘱其饮食清淡，以防其食复之意。

香薷过量致汗脱案

某男，16岁，1961年8月3日初诊。发热半日，患者因天热难眠，夜宿露天的院中，晨起便觉头痛，恶寒，周身拘紧，自测体温39℃，来诊。视患者两目红赤，面色黄滞，舌红苔白腻，六脉浮紧有力。辨证：内蕴暑湿，外感寒邪。立法：解表散寒，清暑祛湿。方药：香薷12g，扁豆花6g，厚朴6g，金银花10g，净连翘10g，佩兰10g，藿香10g，滑石10g。3剂。

次日下午，患者由二人搀扶前来复诊。家长代言：患者服1剂后，即见汗出，体热退去，恶寒消失，头痛减轻。家长大悦。谁知继服2剂后，患者大汗如洗，出现倦怠、乏力、心慌、气短等症状，故急来复诊。此时，患者大汗淋漓，周身如浴，面色苍白，手足不温，动则喘喝，六脉软大，重按皆空。急改用固脱益气，敛阴止汗。方药：党参6g，麦冬10g，五味子10g，北沙参15g，淡附片3g，生龙骨10g，生牡蛎10g，炒白芍10g，甘草6g。

上方服1剂，汗止。唯口干思饮，头目昏沉，脉见有力。此为外感暑湿，虽经发汗后，余邪未尽，故再以解暑祛湿。方药：鲜荷叶10g，鲜金银花6g，鲜竹叶6g，扁豆花6g，北沙参15g，西瓜翠衣10g。上方服有2剂后，诸症皆消而愈。

按语：香薷，人称"夏月麻黄"。其常用剂量为：3～10g。香薷与麻黄同为辛温之品，皆可发汗解表。但在临证应用之时，两者有所区别。麻黄可发散风寒邪气，多在凛冽的寒冬里，恶寒发热，无汗时应用，可使燔炭之体"汗出而散"。麻黄还具有发汗行水之功能，适用于风水之水肿病人，稍用麻黄可有"提壶揭盖"之妙。而香薷更适用于夏季恶寒发热，头痛无汗之症，可发汗解表，芳香化湿。与麻黄有所不同。

通过此例病历，可以看出香薷发汗之力，毫不逊于麻黄。况夏暑之季，阳气发越于外，腠理易于开张，卫气粗悍，充斥于表，药进一剂，见汗出当止。此吴鞠通氏早有禁言。今香薷用量偏大，又过服2剂，发散太甚，因而汗出不止，汗多气阴受损，气液外泄以致虚脱，此过用香薷一案，虽已数十年而不敢忘怀。

防风解磷毒验案

某妇，30岁，1967年6月12日初诊。全身皮肤出红色皮丘疹数小时。患者因与其丈夫争吵，一气之下，忿欲轻生，遂把一盒火柴头拆下，全部吞入，须臾便自觉胸胃烦热，如火内焚。撕破上衣，敞胸露怀，抓破皮肤，痛苦至极。视患者头面、躯干、四肢皆见赤红色皮丘疹及风团，手所及处抓痕明显可见。其口唇干裂出血，自觉口干舌燥，便狂饮冷水，其舌红舌体胖，脉浮洪数大有力。

此中磷毒，入血外发之征。急令家属速到药店购买防风500g，取100g煎汤，置冷水盆中，使汤凉后，频频饮之，2小时后，身见汗出，小溲黄赤短少，病人烦急之情顿减，皮疹见退，痒亦减，精神稍安，唯觉困乏，欲寐，复令饮两大茶杯后休息，并嘱白天全日暂以豆浆代饮食，以养其胃气。次日探之，患者痊愈，无他异。

按语：火柴头中磷是其主要成分。此患者吞服入胃，毒灼胃膜，故自觉口大渴。狂饮之后，水化磷毒，毒入血中，循脉游离，宣达肌表而见全身皮肤遍出红疹，痒其作搔。此患者服入已达数小时，胃已排空，故毒不在胃而入肠入血，故不宜用吐法。其血毒证较重，因此，只可用解毒之法。《衷中参西录》中张寿甫曾有"防风解磷砷毒"之说。故以防风一味，水煎频饮之。药单力专而收效。

冷水浇头，伤神志验案

某教师蹬车外出购买物品，回校时汗流浃背，头汗如洗，当即到自来水龙头下，放凉水冲洗头顶，约10分钟，自觉凉爽沁人心脾，至夜身热畏冷，头目眩晕作痛。

第二日延医诊治，医按外感伤暑论治，给予清热解毒佐芳香化浊，及香薷饮等剂，3日后热仍不退，渐至耳聋，神志昏聩，口气秽浊，尿黄赤少。因其病重，遂送住院治疗，经检查脑脊液亦正常。住院一周后病情仍未见好转，即出院回家复延医诊治，复用芳香开窍、清营泻热之利，身热虽退，但神情呆板，耳聋仍无所闻。遂请宋祚民诊治。

宋祚民视患者神情呆滞，不思问答，家属述其病史，宋祚民诊其脉：滑而濡缓，观其舌：舌绛苔白滑厚腻。宋祚民思索片刻，认为其受病之源，始自于冷水浇头，头为诸阳经所汇集，清阳之所聚，炎日汗蒸，阳气上聚于头，血脉充盛，布津外散，骤为冷水所浇，既有暑湿蒸热之外受，又复为寒湿闭其内，内外合邪，上蔽清窍，自上而内，虽经用芳香化浊开窍之剂，暑湿稍清，清窍有所利，但内闭经络之邪，尚未清除，致使寒湿闭阳，经络为湿邪瘀阻。

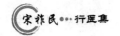

宋祚民遂拟杏仁滑石汤先宣通肺气，肺气行则上焦湿浊可运，更加白金丸之川郁金、白矾，行化有形之浊瘀，并送服苏合香丸半粒。服3剂后，耳见聪略有所闻，神呆见减，复以翘荷汤合清络饮治疗，旬日而愈。

顽固性口腔溃疡验案

王某，女，55岁。患口糜7年余，经常大便干燥，曾患过胆囊炎。诊查见口腔内膜有溃疡多处，表面呈黄白色，边缘淡红略紫。吃饭、饮水均感疼痛，经遍服中西药物，多方求治，时好时发。舌质淡红，苔白厚腻有齿痕，饮食、睡眠、二便尚可。脉沉弦细，尺微弱。证属肝肾两虚，浮火上炎。治以育阴潜阳，引火归源，方药如下：生黄芪30g，大熟地15g，淡附子10g，上肉桂3g，川黄连1.5g，大芸10g，山萸肉10g，玄参15g，黑芝麻30g，诃子10g，川牛膝10g。4剂，水煎服。

患者服完4剂后，口腔溃疡明显好转，又嘱继服4剂，症状消失，经追访半年未见复发。

按语：口疮新患多属于实证、热证或湿热证，久病多虚热，要点在于辨别溃疡面的形状色泽。一般实热多鲜红，溃破有血，或腐而成脓，虚则其色多淡。本例初病系脾胃蕴热而伤津，津亏久则伤阴，脾胃津液不足，则木火旺盛，肝肾乙癸同源，继则伤及肾阴，肾水匮乏，导致龙雷之火上浮，兼夹湿热未净，故其苔白而腻，舌有齿痕。治宜除湿而不伤阴，以其病程既久，祛邪已非重点，其要在于育阴引火归源。方中用熟地、玄参填补真阴，合肉桂、附子壮肾阳以引火归源，肉桂伍黄连交泰而合心肾，并可除湿祛热，山萸肉、诃子敛阴益肾，大芸、黑芝麻滋肾益脾，荣养五脏而通便，其浮火得清，阴液得充，故病可愈。

空洞性肺结核验案

王某，男，36 岁。1961 年 2 月因空洞性肺结核在北京市结核病院已住院 8 个月。其胸部 X 光片示：右上肺见 3mm×5mm 空洞。经用雷米封、链霉素等治疗，疗效不显。目前患者面黄消瘦，时吐鲜血，午后低热，气短乏力，动则汗出，舌红少苔，脉细无力。其虚劳羸弱甚重。患者求医方。依患者之现状，只宜简便易服之品应用。辨证：气血双亏。治宜双补气血。取紫河车一具，洗净后放于新瓦之上，用炉火焙干，尚热时即压成细粉。另取黑芝麻 500g 及大青盐少许同炒熟，碾为细末，与紫河车粉拌匀。每服 1.5g，日服 2 次。冲服或拌入粥中服均可。

患者服用月余，病情大见起色，面显红润，已不咯血，食纳亦增。服至 2 月余，复查胸片示：肺内空洞消失。经治医生甚为疑惑：病人治疗 8 个月疗效不显，近 2 月治疗方案未变，其空洞竟消失，且症状亦好转。遂寻其因。患者因病情好转，心中高兴，即将实情奉告。医生将此法试与其他病员服用，疗效颇好。因紫河车寻找不便，后改用胎盘糖衣片内服，其效逊之。此患者又坚持服药二月，疾病彻底痊愈。

按语：肺结核，属中医"虚劳"范畴，又称之为"肺痨""劳瘵"。本病之初，病变在肺，继而累及脾肾，甚则传变五脏，终至元阳耗损，气血双亏。本例患者感染本病，经年有余，已至五脏俱虚，精血双亏之时，宋老取"精不足者，补之以味"之义，以甘咸温之紫河车补益肺肾，益气养血。正

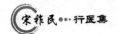

如《日用本草》所云：本品"治男女一切虚损劳极……安心养血，益气补精"。再配以黑芝麻补脾益肾养阴，以青盐作引，入肾经。合用则补气养血之力更强。因本病为慢性消耗性疾病，其病程较长。故其治疗时间，亦应相应延长。一般以2~3个月为一疗程。

风心病心房颤动验案

韩某某，女，57岁。患风湿性心脏病经年，时有关节疼痛，易感冒，下肢浮肿，手指和足趾青紫、肿胀、发凉，虽炎夏亦不觉暖，每年入秋即需戴棉手套，穿棉鞋。心悸、气短、纳差、眠可，二便尚调，因风心病房颤及双手足畏冷不能活动，而病休卧床。

查：面色晦暗，精神欠佳，表情痛苦，双手肿胀青紫，手指甲增厚，疼痛，不能握持，下肢浮肿，脚亦肿胀青紫，动则气喘心悸，脉沉弱、结代，舌暗，心电图示：心房颤动。证属：心阳不足，肾气虚损。治以补益心气，温通肾阳。方药：生黄芪60g，淡附片10g，桂枝10g，大芸15g，麦冬10g，甘草6g，五味子6g，石菖蒲10g，丹参20g，猪苓15g，茯苓15g，泽泻6g，车前子10g。

嘱先服10剂，患者服完后，诸证大减，肿消喘止，心悸气短明显好转，房颤除，脉沉弱，手足趾已变温，增厚的指甲脱落。再服10剂，后随访3月余，房颤消失，诸证缓解，已能从事家务劳动。

按语：患者感受风寒湿成痹，其邪自经入络，进而深入于心脏。其关节肿痛为标，伤及心肾之阳是本，心肾俱虚，则卫外之阳亦见匮乏，虽时临炎夏，亦不觉其暖，遇凉则畏寒，必须保温，增加衣着，更易于为外邪所侵袭，阳气虚则不能畅达四末，而手足发凉，血随气行，阳虚气弱，则血流不畅，循行滞涩，故而手足青紫而肿胀。心阳气虚，则见心悸气短，肾虚失于摄纳，动则气喘；心主血脉，心虚血不上荣，面色失华而晦暗，元气虚损以致精神萎弱，总之其病在心肾，其虚在气与阳。因而益气温阳，调治心肾。方中以生黄芪益气固卫；桂枝、五味子、甘草温敛心阳，并可扩畅血脉；附子、大芸补益肾阳；石菖蒲助心气，开达胸阳；麦冬益心阴而制约刚药之燥；茯苓、猪苓、泽泻、车前子，甘淡渗利消肿，水湿得到运化而渗除，其气行畅，其肢可温；更加丹参一味行血逐瘀，养血通脉。本病例在气弱阳虚、瘀血、湿滞几方面进行调治，故可起沉疴。

天疱疮验案

薛某，男，14岁。1975年9月15日初诊。患儿1周前高热（体温39.8℃），3天后全身出疹，不咳，经某医院诊为感冒，治疗3天，体温渐退，唯皮疹转成脓疱，流黄水不愈，确诊为脓疱疮，今来门诊治疗。现症：患儿一般情况尚好，全身皮肤以及四肢手脚可见多数大小不等脓疱，周围红肿，部分有少量黄色脓液或结痂，舌红苔白略厚腻，脉弦滑。辨证：内蕴湿热，兼感时邪。治法：清热利湿，疏风解表。方药：白鲜皮15g，土茯苓15g，败酱草30g，天花粉30g，忍冬花9g，防风6g，地肤子9g，冬瓜皮9g，蛇床子9g，苦参9g，野菊花6g，甘草6g。每剂配化毒丸2粒，分化服。6剂。

服上方药5剂后，皮肤脓疱大部肿消结痂，有少部分脱屑如油炙鱼鳞片，局部有痒感而喜搔抓，胃纳尚可，大便干，舌红少苔，脉弦滑见缓。证系湿热未尽，阴分见伤。治以继清热，兼顾阴分。上方减蛇床子、苦参、冬瓜皮、野菊花。加用元参30g、茵陈9g、竹茹9g，继服3剂。病情已明显好转，手足有大片脱皮，但四肢胫有如小米或小豆大小皮疹作痒，不流水，大便正常，小溲见黄，舌尖红、苔薄白，脉滑略数。内蕴之湿热未除，毒邪未尽。再拟前方加减：白鲜皮24g，土茯苓15g，忍冬花12g，地肤子9g，竹叶9g，蒲公英9g，元参24g，黄柏9g，龙胆草9g，丹皮9g，甘草5g。水煎服，3剂。

患儿未出现新皮疹，皮肤有时发痒，二便正常，舌尖略红、苔薄白，脉滑略数。继以前方加减，清化余邪，5日后痊愈。

按语： 天疱疮之名出于《疡疡经验全书》。或名为"火赤疮"。《医宗金鉴·外科心法要诀·十四卷》说："初起小如芡实，大如棋子燎浆包，包赤者为火赤疮；若顶白根赤，名为疱疮。"多发于夏秋之间，小儿患后，多数起病急，骤然发作，此证虽因湿热，但多带有时行疫气，尤其有脓疱者，就其热毒来说，近于大头瘟毒，由于湿热而致瘙痒，在抓搔中易于感染，导致本病迁延不愈。因此，在治疗中关键是清湿热，解毒，方中白鲜皮、防风、冬瓜皮祛肌肤之湿止痒；地肤子、土茯苓、败酱草、龙胆草、苦参均有清湿热解毒的作用；辅以蒲公英、忍冬花、野菊花清湿热解毒。早期以清湿热解毒为主，后期因津液气阴见伤，故用天花粉、元参清余热而养阴，尤其元参既能养阴，又不碍湿，为清湿热育阴之佳品。

黑色出于天庭验案

患者贾某，男，34岁。2000年6月27日上午初诊。

主诉：自1995年5月曾因呕吐、不能食住院。经化验肝功不正常，澳抗阳性，确诊为乙型肝炎。经用核糖核酸、肝炎灵治疗3个月，肝功正常而出院。1996年11月复出现不能食、呕吐等症住院。经查肝功不正常，肝炎复发。又治疗一月余，肝功未正常即带药回家，曾服用中药医治效果不著。今因不能吃饭、呃逆、呕吐、浮肿，自觉病情加重，急来求治宋老。

患者2天前，高热40℃，经用西药已退，现自觉脘腹胀满、下肢浮肿，时觉两胁胀串作痛、忽左忽右移动，左侧为甚，时时呃逆不能自控，干呕不思食，大便日1~2次，不调，尿少黄赤灼痛，并于日落黄昏后视物模糊。查面色褐暗失泽，消瘦病容，言语略謇，天庭部呈现大如拇指的黑色瘀斑，其界限清楚，压之不褪色，唇亦暗紫，但爪甲发白，舌尖边红、苔薄黄，舌体略胖大，两寸脉大，关尺脉沉弱。脘部凸高，腹大如瓮，有蜘蛛痣，肝掌，腹围93cm，腹部青筋暴露，按之疼痛，少腹胀满，胫肿可凹没指，有散在紫癜。查血：谷丙转氨酶（ALT）96 U/L，谷草转氨酶（AST）118 IU/L，白蛋白（ALB）33.7g/L。B超：脾大70mm，肝缩小，门脉高压，胆汁瘀积。

西医诊断：早期肝硬化，门脉高压。

中医辨证：肝肾藏真受损，中焦壅阻，升降失调，脉道不利。亟宜先予治标除邪，疏肝理气，软坚散结，化瘀通络，消胀行水。因病源于肝，而肝以疏达为本，故应疏肝理气，调其

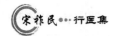

中焦壅胀，以使升降之机畅行。治以软坚化结，兼和胃降逆止呕，理气消胀。冀其否极泰来，中州运水津布，此水湿在营分，应佐以行瘀，尚须防其气逆血涌，症有所缓再予进图。

方药：生牡蛎30g（先煎），鳖甲10g（先煎），王不留行10g，汉三七粉3g（分冲），柴胡10g，川楝子6g，延胡索10g，地肤子15g，大腹皮10g，路路通10g，泽兰叶10g，旋复花10g（包煎），代赭石10g，竹茹10g，佛手10g，苏叶3g，黄连6g。水煎服，7剂。西黄丸3g，分2次与汤剂同服，另取竹茹10g煎汤代水饮。

二诊：服上方后，第二天已不呃逆，第七天思食知饥，大便日行5~6次，泻后自觉舒畅，腹胀见消，腹围减至88cm，尿仍少，两胁串痛减轻，时有肠鸣辘辘，黄昏视盲减少，面显光泽，天庭黑色已退，仍可见隐隐的大如拇指的边缘痕迹，腿仍肿可凹，舌红苔白体胖，脉象弦弱，证情思缓。拟理气消胀利尿之法。予萹蓄10g、瞿麦10g、泽泻10g、防己6g、茯苓皮10g、川郁金10g、炒二丑各3g、萆薢6g、橘核10g、细辛3g、桑寄生20g、川牛膝10g、蒲公英12g。另加西黄丸3g，分2次冲服。

方中萹蓄、瞿麦、泽泻、防己、茯苓皮渗湿行水利尿，川郁金、炒二丑行气调中消胀利水，萆薢分别清浊，橘核、细辛、桑寄生、川牛膝行下焦、助肾气、利下元，蒲公英、西黄丸解毒行瘀，散结止痛。

三诊：晋上方后，面显黄色略有光泽（已不黑晦），天庭黑色大如拇指隐边皆退，前额黄略鲜明。精神见好，语言声亮。尿较前量多，尿色黄淡，已无灼痛感，早起尿较多，已如正常，下午略少，但觉畅快。脘腹已不凸高。平卧可见胸骨剑突。两胁略有串痛，脘腹胀满自觉见轻，腹围86cm，纳食见增，日进三餐，食后不觉撑胀。大便日行3~4次但成形。腿肿仍凹，已不没指。B 超：脾大见小 50mm。舌质淡红、苔白略厚腻，脉弦见缓。此邪渐退水见行。再予以扶正祛邪、健脾益气、化瘀利水之法。

方药：茵陈 10g，鳖甲 10（先煎），王不留行 10g，汉三七粉 3g（分冲），泽兰叶 10g，血竭 3g，防己 6g，生黄芪 20g，大腹皮 10g，细辛 2g，冬瓜皮 10g，青皮 6g，川萆薢 6g，生白术 20g，茯苓皮 10g，藕节 10g。西黄丸 3g 分服，水煎服，7 剂。

服药后，复查肝功正常，诸症皆消。3 月后追访，一切正常。

按语：本病称之为"单腹胀"。古医籍中有水蛊、蛊胀、蜘蛛蛊等之称谓。其以腹胀大而肢体瘦为特征，以邪深入脏腑，虚多邪少或虚中夹实者居多，病程长、反复多，其水肿非一般健脾利水所能胜任，按《金匮要略》讲此水在营，因之既要利水消胀，又须通达血脉、行水化瘀，此正虚非一般扶正所能复原，须以疗伤调治脏腑，使其受损失部分逆转还原，方可治疗。不致时疗时发，最终导致不治之症。《灵枢·五色》中亦有"大气入于藏府者，不病而猝死矣……。黑色出于天庭，大如拇指，必不病而猝死"之说，此病例即出现黑色出于天庭，大如拇指，经治疗一周后即退，病情缓解，至今已生存 5 年。

如按医理，此病例有呃逆不能食、胃气绝之征，黄昏视盲有阴气绝之象，结合《黄帝内经》中谓"黑色出于天庭、大如拇指，必不病而猝死"之论，则症确属危候，尤其按现时诊其肝脏缩小、血脉不畅、胆汁瘀积、门静脉高压，随时有大出血可能，如救治不及时，将随时出现血脱而殁。

宋老认为，此病人患病日久，肝肾真阴涸竭，精气被夺，肝之病传脾，因之后天脾胃亦渐衰，中焦失运，痞塞不通，水津不得四布，瘀滞胀满作痛，水道不利，加之肾阳虚衰无力化津致小便不利，脾胃升降失调，胃失和降，呃气上逆，有上冲涌血之险；黄昏目盲，有阴脱之象；呃逆不止，有胃绝之忧。脉道不通，邪气用事，藏真受损，肝肾化元欲竭，真阴将殆，故经云："黑色出于天庭，必不病而猝死。"此水乘火位、生气将息之兆，证情危重。济生之心，人皆有之，故宋老以软坚化结行瘀，兼和胃降逆止呕、理气消胀为治疗大法。第一方中柴胡、川楝子、延胡索舒肝行气止痛。生牡蛎软坚化结、固气行水。鳖甲、王不留行亦软坚化瘀，柔肝消脾肿大，兼通血络。汉三七粉既养血又行气、消肿胀，防止出血。大腹皮、泽兰叶、路路通、地肤子理气通络，行水消胀。佛手、竹茹和胃降气。苏叶、黄连止呃逆安胃气。旋复花、代赭石旋转中气，调节升降机能，行气消胀。以竹茹煎汤代水，以清平胃气，冀其和胃、开胃、止呃进食。药量虽大但药性平和，不伤其正，进而疏肝益胃安中。全方共奏疏肝理气、软坚散结、行瘀通络、消胀行水之功用。患者服药后证情好转，呃逆已止，思进饮食，胃中生机已动，清气渐升。大便泻而后畅，浊邪下降，中焦脾胃运转。血脉见顺而不上涌，知其出血现已稍安。阴气未竭，黄昏可视识，此邪去而正未衰败。因之再拟理气消胀利尿之法。再服后，面略有光泽，天庭黑色大如拇指隐边皆退，诸症皆减，改以扶正祛邪、健脾益气、化瘀利水之法。以鳖甲、血竭、王不留行软坚散结，通肝脉，消脾肿，行营化瘀止痛。泽兰叶、汉三七粉疗伤行瘀，除营分之水湿，防止内出血。茵陈、川郁金清肝利湿。旋复花、代赭石、大腹皮、青皮、防己、细辛、藕节理气消胀、通达利水。西黄丸解毒消散、行瘀止痛疗伤，使其肝功能恢复。故收效。

宋老认为，此病人所患无论蛊胀，还是黑色出于天庭、大如拇指，皆为古之绝症，九死一生。所幸遇到宋老，认证准确，用药果断、及时，将病人从黄泉路上抢救回来。

赤色出于两颧验案

　　1956 年宋老在积水潭医院儿科病房工作，当时麻疹肺炎流行，医生对麻疹未出而高热不退者，多用辛凉透疹法，疹出透后，肺部的细密啰音即消失，病情亦好转。如疹已出仍然高热不退者，经用清热解毒合清热养阴法，疹出齐而热退，肺部炎症易吸收。尚有并发肺炎、腮腺炎、肾炎的头面全身浮肿，经用普济消毒饮加减，服后头面肿消、疹点外透、腹肿见消、腹背疹点满布，及至下肢肿消、疹齐，肺炎、腮腺炎、肾炎亦愈。但有一个患儿的情况就有所不同。

　　此患儿为 3 岁男孩，系因麻疹肺炎入院。宋老在上午查房时，见其咳喘不剧，身热，体温 38.6℃，但精神较弱，其两颧发赤，约拇指大小，边界清楚。宋老见此情景，不由得想起在上学时，一次讲《黄帝内经》课，老师特别着重讲解《黄帝内经》中"赤色出两颧，大如拇指者，必猝死"的经文，反复强调这是患者病情不好的先兆症状。于是他急忙去找病房主任，委婉地问："您看那个小病孩病情是不是不好？"病房主任到病房检查患儿心肺后，问："你怎么看？"宋祚民说患儿两颧发赤，《黄帝内经》上说可能会猝死。病房主任听后说："哦，我看只是循环不好而已。"至下午二时许，护士突然呼叫医生看患儿，当时宋老与病房主任赶到病床前，只见患儿张口深呼吸几口后，头即向右侧倾斜，呼吸心跳停止，虽经全力抢救，其因呼吸、循环衰竭而死亡。此病例给宋老留下了极深的印象，内心十分钦佩古代医家对疾病预后判断的准确性。

　　到了 20 世纪 60 年代初，宋老带领西医学习中医第一班实习时，一天上午开诊不久，在看完第一个病人后，一个坐在候诊椅子上的年龄约 50 岁的男患者，突然急惶惶走进诊室，其神色焦急，面色褐暗，两颧紫赤，扑向诊桌说："我心中好难受！"随即用头压两手肘伏于桌前，宋老马上按其脉，脉象消失，心脏停止跳动。他让实习医生抬起患者放在床上，进行心脏按压、人工呼吸，终抢救无效。

在诊查及抢救过程中，宋老发现此患者两颧紫赤如手指大小，遂结合上次的案例，给实习医生讲解了《黄帝内经》中关于"赤色出两颧"的论述，以及自己的体会，并告诉他们，在今后的临床工作中，对这类的患者尤其要引起注意。

1977 年宋老在医院值班时，又遇到这样一例。这是一个 15 岁的男孩，身体瘦弱，瘦骨嶙峋，性情孤僻，其父母感情不和，他也不喜欢与同学交往。一天他下学回家，自觉胸闷憋气，晚饭后便和衣而卧，至深夜自觉呼吸困难，由其父送来急诊。宋老接诊后，见其面色苍黄，头汗淋漓，两颧红赤大如拇指，心中咯噔一下，心想：此征兆不好。诊其脉：细促结代，急查心电图：节律不齐，伴室上早搏，Q 波短小。他认为，脉细、促、结、代为心气心阴欲脱之象，应急予独参汤，徐徐频饮，患者服后胸闷憋气见缓，头汗减少，神情稍安，症状缓解。本应住院治疗，因无床只能暂时回家服药。宋老不放心此患者，反复叮嘱其父，要密切注意孩子的病情变化。

患者回家后，病情日见好转。宋老听说后，想：看来病虽见"赤色出于两颧"，但只要治疗及时，也未必猝死。谁知这个孩子后来因期末考试，复习繁忙，复觉胸闷气短，时时太息，其父为他换方取药一次。后听其父说考完试后，仍时时太息，夜寐说梦话。一日夜梦中突然大声疾呼"唉呦、唉呦"二声，其父以为说梦话，未予理会。第二天早上，未见孩子起床，遂到床前去叫，见其俯卧，头顶床枕，紧握双拳，指甲青紫，四肢发凉，牙咬口唇，呼吸早已停止，未及救治。宋老听说后，心中很不是滋味，于是开始查找相关资料，并仔细分析此患儿的病情变化及用药好转等方面的细节，以及以前那几个病例的情况，认为，此病虽疑难，但也未必就不能救治。

1999 年 10 月，有一个 10 余岁的男孩来到北京中医医院，请宋老诊病。家长诉：孩子前两天发高热，现仍有低热、口干渴、无汗、胸闷憋气、心烦、周身酸痛，面红，两颧部位更加明显，大如拇指，与周围皮肤界限分明。舌绛红苔白，少津液，脉沉细结代。宋老看其有两颧红赤，十分重视，反复认真地听心脏：心率 120 次/分钟，早搏 7 次/分钟，有二联律、三联律、四联律，心尖部可闻分裂音。急查心电图心律不齐，电轴左偏，P－R 间期缩短，V_4、V_5 ST 段下移 30.05mm。患儿昨日在外院查心肌酶 CPK 316U/L、LDH 198U/L、GOT 24.3U/L。被诊断为急性心肌炎。因不愿住院，来找宋老看中医。

宋老分析后认为，此患儿虽有两颧红赤大如拇指，但属中医的外感时邪，热入心营。当即给他服用"辛凉疏达、清营宁心"的中药：鲜芦、茅根，菊花，板蓝根，金银花，连翘，金银藤，元参，丹参，北沙参，麦冬，五味子，丹皮，生地黄，莲子心，薤白等。嘱家长，给小儿服药，每日 1 剂，少量多次，频频予之。密切观察孩子的病情变化，视情及时就诊。

患儿共服药 14 剂，当服到第 4 剂时，面色已正常，两颧红赤消失，心慌、气短、乏力等症状明显减轻。又服药 10 剂，原有症状全部消失，心率 76 次/分钟。心电图显示：窦性心率，电轴左偏，心肌酶亦正常。宋老不放心，时不时就打电话问一下。追访 1 年多，小儿一切正常。

按语： 经历了这几个病例，宋老认为，如今医学正在飞速发展，各种诊断技术层出不穷，已经大不同于古代。对于"赤色出两颧，大如拇指者"，只要治疗及时，还是可以不死

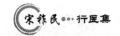

的。《黄帝内经》中说："赤色为心所主，赤色为热。"也就是说，赤色与心脏之间存在着一定的联系，最后这个病例充分证明了这一点。通过这一病例的各项"现代化"检查，可以充分地证明"赤色出两颧，大如拇指"的症状与急性心肌炎之间存在着密切联系。因此，当患者有"赤色出两颧，大如拇指"的症状时，应当注意密切监护，如出现病情变化，就要及时抢救，方可能挽救患者的生命。

女痨疸验案

佟某某，男，42 岁，亚运村。2007 年 11 月 8 日于我院就诊。患者为运动员，素体强壮，因急于立嗣，每夜同床房事，皆大汗淋漓。平日易于感冒鼻塞。现症额上黑、唇深紫，面色黄暗，舌部及两侧溃疡，口气秽浊。后背及双下肢发凉，扪之凉手。汗出畏风，时发时止，午后尤甚，背部汗斑密集。手足心热潮湿，心烦急躁，眠差多梦，纳差便溏，晨起即便，日行两次，夜尿频数。患者深以为苦，忧心忡忡。舌淡红，舌体胖有齿痕，苔白略厚。脉左大软，右沉细弱。

辨证：色欲过度，肾精伤耗，元阳命火不充，脾失健运，奇经八脉受损，络脉瘀阻。

治法：补肾元，助命火，益气健脾，通络，调养奇经八脉。方药如下。

生龙、牡各 30g，生、熟地各 30g，山萸肉 20g，桂枝 10g，炮附子 12g，党参 10g，枸杞子 10g，菟丝子 15g，何首乌 20g，鹿角霜 15g，桑螵蛸 10g，山药 10g，泽泻 10g，丹皮 10g，桑寄生 15g，浮小麦 30g。

复诊：药后畏风怕冷略差，汗出减少，背部汗斑色浅，能眠。便溏，日行 2 次，夜尿 2 次。舌淡苔白，脉左细弱，右革，重按指下空，病见转机，前法增益后天，调养奇经。方药如下。

生牡蛎 20g，生黄芪 40g，鹿角霜 20g，桑螵蛸 10g，巴戟天 10g，白术 10g，茯苓 10g，党参 10g，山萸肉 15g，葫芦巴 10g，附子 20g，锁阳 10g，黄精 30g，益智仁 10g，怀牛膝 10g，肉桂 10g。

复诊：2008 年 4 月 7 日，药后额上黑色见减，身凉于背部及双下肢，唇紫见减，内唇见色红，唇边仍紫。气血瘀滞已动，元阳渐复。再拟前方加养血填精、血肉有情之品进一步治疗以观其效。方药如下。

生黄芪 90g，党参 10g，桂枝 10g，淡附片 10g，桑寄生 15g，补骨脂 10g，鹿角胶 10g，龟板胶 10g，当归 10g，片姜黄 15g，大芸 20g，枸杞子 10g，菟丝子 15g，生地 20g，黄精 30g，紫河车 10g，仙灵脾 10g，仙茅 6g，狗脊 10g，豨莶草 10g。

复诊：2008 年 4 月 21 日，额上黑色浅，下肢见温，双腿有热感，后背发凉，局限两肩胛骨及项下，如拳大，按之凉。但较前扪之已不凉手。汗已不出，精神见畅，纳食见增。便溏，日 2 次，无夜尿，舌胖有齿痕，苔白均减，脉沉左大软。证属精气渐固，胃气见复。唯经络脉道尚未全复，卫阳循行尚被邪气阻滞，继益气疏络，以复其原。方药如下。

生牡蛎 30g，生黄芪 50g，生晒参 10g，茯苓 15g，仙灵脾 15g，仙茅 15g，黄精 30g，白术 10g，片姜黄 15g，木瓜 15g，甘草 10g，山药 10g，枸杞子 15g，菟丝子 15g，狗脊 10g，怀牛膝 10g。

药后诸症皆无，已复康健并喜得贵子。

按语：奇经病虽代有述及，多只言片语，无法指导临床。至清叶天士、王孟英治法始见。《得配本草》更有奇经药考四十三种。李时珍认为："正经之脉隆盛，则溢于奇经。"故宋老认为："十二经脉溢满而充盛奇经，十二经脉衰则奇经不盛。凡补肝肾、补脑充髓之品皆可荣养奇经八脉。"如温养奇经之药：补阴药首选龟板（任脉），补肝肾，填肾阴，充精气，益精填髓补脑，实任脉。再选用：龙骨、牡蛎、紫河车、何首乌、桑葚、鸡血藤、黑芝麻、鳖甲、女贞子、玄参、金樱子、沙苑子、白芍、生熟地、天麦冬补阴精。补阳药首选鹿茸、鹿角胶（督脉）。补肾元阳，益精髓，实督脉。再选用：巴戟天（《本草纲目》：补血海）、锁阳、大芸、枸杞子、菟丝子、桑螵蛸、益智仁、紫石英、狗脊、海马、温肭脐、蛤蚧、小茴香、仙灵脾、仙茅。次之可选用：人参、生黄芪、肉桂、附子，补肾阳充命火。阴阳均用：川断、杜仲。用滋阴养血、益气补阳的药物，如当归、生地、附子、肉桂等皆可调十二经之阴阳。故调养奇经八脉之药须具有超越之力，直达奇经方能调整其病。

督脉者，总督一身之阳，为阳脉之海，行于后背，以少阴为根，与太阳相表里。色欲过度，肾精伤竭，元阳命火不充。督阳受损，因卫出下焦，今卫气乏源，失其温煦敷布肌表、司汗孔开阖之职，故后背发凉，扪之凉手，汗出畏风，且汗斑密集。肾阳虚微，不能自下涵蒸，脾失健运，故纳差便溏，晨起即泻，夜尿频数。气血精微不能上承，而阴乘阳位，络脉瘀痹，真脏色见，故额上黑，口唇深紫。肾主腐，故口气秽浊。任脉者，总揽一身之阴，而冲为血海，肾精伤竭，阴分已虚，精不化血，冲脉无以为蓄，加之中州生化不足，龙雷失潜，阴火内燔，故手足心热潮湿，心烦急躁，舌部溃疡。冲、任、督三脉，一源三歧，皆入带脉，三脉皆虚，带脉何能独盛？二维不能维系阴阳则病寒热忧虑，阳跷失济则眠差不宁。舌淡红，体胖齿痕，苔白略厚为脾虚蓄湿，脉左大软为精血不足，阳无所附，右细弱乃元气不充。《金匮要略》载："额上黑，微汗出，手足中热，薄暮即发，膀胱急，小便自利，名曰女痨疸。""黄家，日晡所发热，而反恶寒，此为女劳得之，膀胱急，少腹满，身尽黄，额上黑，足下热，因作黑疸，其腹状如水，大便必黑，时溏，此女劳之病，非水也，腹满者难治，硝石矾石散主之。"尤怡曰："黄家，日晡所本当发热，今发热而反恶寒者，此为女劳得之疸也。热在胃浅而肾深，故热深则先反恶寒也。"本病虽未见发黄，但与女痨疸所述之证相符，故亦为女痨疸。"疸"古字为"瘅"，《说文》："瘅，痨病也。"亦是因女痨疸之未发黄疸。叶天士谓："下元亏损，必累八脉。"以补肾元，助命火，益气健脾通络调养奇经八脉为治。

本文所述患者自 2007 年 11 月初诊时证见：额上黑，足下热，房事过频，损耗肾元。致肾元精气衰弱，卫气生于下元，阳卫不固，营卫失调，腠理开阖失利而汗出过多，卫气温煦不充，畏冷肤凉，当以补益肾阳，以实其基。调奇经之脉，令营卫经脉循行常道，肾阳气馁，而督阳不充，复因其背汗多，阳气温煦缺乏。药后背凉见温，而项下及肩胛仍凉如拳大。女痨疸主症尚有大便黑，血蓄少腹作痛，应用大黄附子汤去细辛加肉桂温阳化瘀。本例手足心热（足涌泉穴、手劳宫穴），少阴经脉因阳虚阴无所附，大便不黑，血尚未蓄于府，故未用大黄之逐瘀。但其唇紫褐，仍显血之所郁。以汗为心液，汗泄过多，加之阳气见馁，血随气行，血循顿缓，微循血行减慢，唇色瘀紫。经益气温阳，血络行畅，则色转红，而未用破血化瘀之过猛之剂。全方以补肾为主，健脾益气，扶阳温养，调理奇经，调畅经脉。药后症有转机，营卫协调，经络循常道得以复原。至 2008 年 4 月为时半载治愈。

总之，本案直因下元伤竭，八脉受损，卫阳不能敷布肌表，营阴不足畅行络脉，本虚而标瘀。治则伏其所主，集血肉有情之品，合直入奇经之药，填补下元，健运后天，促其生化，使精充血足气行，营卫畅而络脉自通。行瘀而不用攻伐之品，以补为通，直指本源，故力专效宏。本为大虚之证，何能行动如常，无衰败之象？前医投四逆汤、桂枝汤、肾气丸何以症无增减？宋老认为：其"枝叶犹荣，其根已拔"。病本奇经受损，与十二经脏腑之患自不相同。十二经脏腑病患常见，奇经八脉自损多不易识，医者当知常达变，方能辨证无误。半载施治得以全功者，实赖仲景、天士之学也。

先天性脑积水验案

患儿，男，2 月龄。患儿出生 3 天后全身发黄，便泻黄绿色，尿少，腹胀，到某三甲医院经查头颅 CT 显示：良性蛛网膜下腔积液，枕大池蛛网膜囊肿，小脑发育低下。因患儿幼小尚无法手术治疗，建议其中医治疗，遂于 2009 年 3 月 1 日即至北京炎黄中医医院来找宋老就诊。其母诉受孕后，即因妊娠呕吐不能进食，只能大量饮水，曾有 6 周时间依靠静脉输液维持体能。时下患儿仍大便溏泄，色黄绿，日行 5~6 次，尿少，腹胀。面黄失泽，发少，头项软无力，囟门扩大，四指宽，凸高，扪之热软，脉络跳动迎手，头围 52cm，两颞部向外突出，指纹四缝充满，色淡紫。巴氏征（-），提睾反射左侧迟，右侧捷。

辨证：五迟五软——脾失运化。治法：拟予健脾止泻，固摄后天，补养先天。处方：宋氏止泻散加减。藿香 5g，苍术 5g，茯苓 10g，防风 5g，白芍 5g，甘草 3g，焦山楂 1.5g，乌梅 5g，败酱草 6g，生薏苡仁 10g，炒扁豆 6g，诃子 3g。6 剂，水煎服。另防风 500g，每次 50g，外加八角茴香少许煮水，温纱布湿敷囟门处，每天 3 次。

3 月 8 日二诊，患儿仍腹泻，有酸味。证属胎禀不足，脾失健运，水谷分泌功能不足。治以理后天脾，以护先天肾：先以健脾止泻、分清别浊为法。上方加泽泻 6g、车前子 10g、冬瓜皮 6g、黄连 3g、葛根 3g。7 剂，水煎服。

3 月 15 日三诊，患儿大便已无酸味，仍稀，腹胀，小便见多。头仍不能抬，牵低。轻触及眼毛反应较敏感。脾气渐复，肾气渐充，再拟前法，健脾止泻，行水通络利尿。前方加败酱草 5g、丝瓜络 3g，14 剂，水煎服。

3 月 29 日四诊，患儿大便已不稀，日行 1～2 次，色黄。

右眼露睛，天柱骨倒。左指纹色浅隐隐，右指纹紫。辨证：脾运渐复而脾虚仍在，肾元尚未充实。再拟健脾补肾治之。处方：生黄芪 10g，龟板 5g，鳖甲 3g，生地黄 10g，黄精 10g，白术 5g，茯苓 5g，泽泻 3g，生石决明 10g，沙苑子 6g，山茱萸 3g，路路通 3g。14 剂，水煎服。

4 月 12 日五诊，患儿现头可抬起，颈可立，食欲尚可，有汗。大便稀，日 2～3 行。上方加全蝎 1g、生牡蛎 10g 以疏风止汗强腰脊治之，14 剂，水煎服。

4 月 26 日六诊，患儿近期活跃，反应灵敏，大便偏软，日行 2～3 次。纳佳，会翻身，颈轻动灵，囟门右侧骨向左侧延伸，前缝见合，后脑骨见硬，可转头看人。继服前方 21 剂强腰脊，加土鳖虫 1.5g 治之。

5 月 17 日七诊，服药后囟门见闭合，体重 7.5kg，腹胀，纳差，已 3 日未大便，四缝纹深。给予自拟悦脾汤：藿香 6g，苏梗 6g，竹茹 10g，佛手 5g，焦麦芽 15g，焦神曲 15g，焦山楂 15g，天花粉 10g，乌梅 6g，砂仁 5g。14 剂，调和脾胃治之。

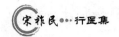

5月31日八诊，患儿前囟缝已闭合，枕后已平，头两侧鼓出见收，大便不溏，尿浅黄。会翻身，不会爬，右侧睾丸大小正常，提睾反射正常，左侧提睾反射略差。眼动灵活，会笑，知人意，反应敏捷，膝反射正常，巴氏征（－），舌苔薄白，指纹浅红。再拟益肾充髓治之，4月26日方20剂，炼蜜为丸，3g重，巩固治疗。

7月26日九诊，患儿囟门较前合拢2.5cm×3cm，目可识人，精神佳，活动正常，可坐稳，尚未长门齿。舌红苔薄白，指纹紫红。辨证：证属肾元渐充，水湿渐减。继予上方丸药治疗并予益气健脾、固肾渗湿、通络祛瘀之法泡酒外敷，巩固治之，以观后效。处方：生牡蛎5g，生黄芪5g，龟板3g，鳖甲3g，生地10g，黄精10g，白术5g，茯苓10g，生石决明10g，白蒺藜5g，山茱萸5g，全蝎1g，路路通3g，泽泻5g，土鳖虫5g，松花粉10g。上药10剂，泡酒外敷囟门。

10月11日，患儿囟门即将闭合，约一指宽未合。可听懂言语，会翻身，可爬。颅硬，头围47cm，神经反射未见明显异常。现腹泻腹胀，四缝纹深。治以止泻散加减治疗。

随访3个月，患儿囟门已全部闭合且发育如健儿，智力亦未受影响。11月复查头颅CT，与前对比，可见额部蛛网膜积液明显吸收，额叶较前发育情况改善，侧裂变浅，颞叶及岛叶较前发育充分，侧脑室扩张情况明显改善。

按语： 此病例的特点：（1）先天性脑积水，头项软无力，囟门扩大，两颞部向外突出；（2）出生后即持续腹泻不止，虽与脑积水无明确联系，但已说明脾肾均不足；（3）头颅CT显示：良性蛛网膜下腔积液，枕大池蛛网膜囊肿，小脑发育低下。

此例病案当属西医先天性脑积水范畴，目前西医对于先天性脑积水的治疗多用脱水利尿药和手术治疗，但脱水利尿剂只能暂时缓解症状，且易引起电解质紊乱。故手术治疗是其首选方案，其可分三类：（1）去除阻塞原因的手术；（2）减少脑脊液分泌的手术；（3）脑脊液分流术。但对于术后并发症以及后遗症的报道亦不少见。由于颅内积水的存在亦影响患儿的大脑发育以及囟门的闭合，脑积水对于患儿的生长发育造成了严重的影响。早期对智力没有影响，晚期病例可出现表情呆滞、智力迟钝、视力减退、肢体瘫痪。最后多因营养不良，发生褥疮及呼吸道感染等并发症而死亡。也有少数病例，病情会自行缓解或停止发展。此例患儿应为脑外积水，是由蛛网膜发育不良而导致蛛网膜下腔蓄积过量的液体所致。各种原因形成的先天性脑积水是分流手术的绝对指征。但考虑患儿幼小不能行分流手术治疗，同时本例患儿由于蛛网膜发育不良且存在囊肿，脑积水不能自行缓解。故西医建议其中医治疗。

脑积水，中医称之为"解颅"，远在隋朝《诸病源候论》记载："解颅者，其状小儿年大，囟应合而不合，头缝开解是也。由肾气不成故也。肾主骨髓，而脑为髓海；肾气不成，则髓脑不足，不能结成，故头颅开解也。"是指婴儿囟门不能按时闭合，反见增大，头颅缝解开，双目呈"落日状"的一种疾病。常见于 7 岁以内的小儿，尤以周岁左右的小儿最为多见。其病多因胎禀不足，先天肾源虚弱，或脑脉络失和，髓脑失于常态。水湿多积则易寒，阳气不充则积着瘀浊而成囊肿。阳气充足，停水则化，囊肿则消。

《灵枢·五癃津液别》："五谷之津液和合而为膏者，内渗于骨空，补益脑髓。"元阳不充，脉络阻滞，气液不能正常循行，淤塞积液过多，导致颅维裂大，形成解颅。《灵枢·五癃津液别》："帝曰：水谷入于口，输于肠胃，其液别为五。天寒衣薄则为溺与气，天热衣厚则为汗，悲哀气并则为泣，中热胃缓则为唾，邪气内逆则气为之闭塞而不行，不行则为之水胀（囊肿）。"水湿过多，先天太和氤氲养胎之气受损，发育迟缓，智力障碍。肝肾乙癸同源，尚可引动肝风。明人万密斋在《片玉心书》中更详尽地指出水液流通不畅，积聚于脑而致本病，云："塞水为积，潴留于脑。"宋老认为中医所说肝的功能多与现代西医所言神经系统有关。

宋老认为小儿先天肾气不足，后天脾湿不运，水液代谢障碍，滞阻或潴留于头颅清窍中，或时邪夹水湿上冲脑窍，致水湿蓄积颅内，当水液越聚越多时，颅缝随之解开。所以说，脾肾两虚是病之根本，水湿积聚是病机的关键，外感时邪只不过是外因而已。治疗时应视病体情况，先治其标，或标本兼治，但扶正固本、补肾健脾是必用之法。而且解颅一病，病在脑髓，病在经络，病在脾肾，病在人之根本。故病久必影响小儿的生长发育，而发为五迟、五软之证，其智力亦低于正常儿童，部分患儿可因不治或延误治疗而亡。若治疗及时、得法，亦可或获救，临床不乏治验病例。

本证为先天不足，髓脑失常，水湿积蓄成囊，脾气不足，水湿外行，外则脾失健运，便泻次多。胎禀无阳为水湿内损，孕时不纳食以水代餐缺乏供养，故妊娠胎元氤氲不充。寒湿内客，水湿内泛，凝而不化，脾虚无火，虚则水泛。故先予以健脾、治湿、利小便、止泻治之，待腹泻已止，继以益气健脾补肾，补脑充髓治之。本病在治疗过程中还配合外敷防风、八角茴香。因防风微辛温无刺激，可燥湿，适宜小儿应用。八角茴香在《本草求真》云大茴香，据书所载，功专入肝燥肾，凡一切沉寒痼冷而见霍乱、寒疝、阴肿、腰痛，及干、湿脚气，并肝经虚火，从左上冲头面者用之，服皆有效。故二药同用外敷可以祛风燥湿消胀，益闭合囟门辅助治疗。经治半余载后患儿脾健肾足脑充，发育及智力已如健儿，头围已从2个月的

52cm 降至 9 个月的 47cm，且囟门已完全闭合，头颅 CT 较前明显改善，积水已吸收，唯囊肿未消，但已明显变小。

新生儿头围平均 32～34cm，第一年前 3 个月增长 6cm，后 9 个月增长 6cm，即 1 岁时头围约为 46cm。此患儿因治疗及时，在 3 个月时就诊并服用中药治疗，且疗效显著。

最终脑内积水及时吸收并未影响智力及大脑发育，故头围最终缩小及囟门完全闭合，头颅 CT 改善明显，神经反射恢复正常，发育如健儿。

在本病的治疗过程中体现了宋老对于脑积水的固本、补益脾肾、祛湿行水之法的治疗思想。其间宋老运用了自拟方止泻散及悦脾汤，二方在临证上对小儿腹泻不止与小儿脾胃不和的治疗常常有良效。

脑炎后遗症验案

赵某某，女，3.5 岁。1981 年 4 月 9 日初诊。患儿于 1981 年 2 月 15 日患麻疹，其出疹过程顺利，退疹较快，但发热不退，且出现呕吐，故于 1981 年 2 月 26 日在外地住院治疗。入院时患儿神志清楚，烦急躁动，以手捶头，时有呕吐，为胃内容物，渐呈喷射状呕吐，大便干，一二日一行，体温 38℃，布氏征阳性，克氏征阳性，巴氏征阳性，颈项略强直，并做脑脊液检查，诊为：病毒性脑炎。患儿入院第二天进入昏迷状态，第三天起高热不退，应用中西医结合治疗，西药青霉素、庆大毒素、氟美松、甘露醇等，中药安宫牛黄丸、牛黄清醒 I 号、牛黄清醒 II 号及针灸治疗；第六天体温降至正常，但仍昏迷，第十九天，昏迷初醒，意识渐清，脑膜刺激征渐消失；但 3 月 14 日停止输液后，失语，左上肢及左下肢活动不灵活，

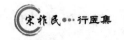

智力障碍明显，22天后才有哭声，于4月9日进京来我院儿科门诊治疗。

现症：神志昏蒙，胡言乱语，意识不清，啼哭嚎叫，呼之不应，喂食吞咽尚可，夜寐不安，肌肤甲错，手足心热，体温37.4℃，汗出，四肢不能自主活动，不能走路，二便不知，舌红，苔白厚腻，脉弦细数。辨证：毒热内陷厥阴，肝经失养。立法：育阴潜阳，柔肝息风通络。方药：生、龙牡各15g，生石决明24g，生鳖甲6g，龟板10g，生地黄12g，生白芍15g，木瓜15g，丝瓜络6g，桑枝10g，忍冬藤15g，菊花10g，鸡血藤15g。另加牛黄惊风丸8丸，日服2次，每次服1丸。

服4剂后复诊，药后啼哭减轻，无烦躁，神志转清，仍有失语，不能走路，纳食一般，手足心热减轻，睡眠尚安，易惊醒，大便溏，1日2~3次，小溲清，不能自控，舌质淡、苔薄白，脉弦。再拟前法加开窍醒神之剂：生牡蛎30g，生龙齿15g，生石决明24g，生鳖甲10g，龟板10g，生地黄10g，白芍15g，木瓜15g，丝瓜络6g，鸡血藤15g，桑枝10g，菖蒲10g。牛黄惊风丸10丸，日服2次，每次服1丸。

又服5剂，家长自邯郸来信云：服药后精神安定，无烦躁，已经不胡言乱语及哭叫，开始架单臂学走路，听觉开始恢复，视觉敏感，偶然有意识回答问题，纳食、体温均正常，吃药、喝水均能辨别，二便较正常，但不能自控，意识仍未完全清醒，语言反应较差，前方去桑枝、生鳖甲，免搜剔过甚，加川断10g、牛膝10g、何首乌15g、桑寄生24g以补肝肾，强筋骨，再进4剂。服至第四剂时，神志已清，已能呼叫认人，胃纳好，能下地走路，唯两腿颤抖，舌质淡、苔白、根略厚，脉弦滑，再拟益气养阴潜阳之剂：生、龙牡各24g，北沙参15g，龟板10g，生石决明15g，鸡血藤15g，木瓜12g，白芍12g，山萸肉10g，川牛膝10g，川断10g，五加皮10g，茯苓12g。

药后二便已自知，神志较前又有好转，记忆力差，语言过多，双下肢蹲伏困难，以前方加减。

患儿服药后来京，精神好，纳食、神志、智力、二便均转正常，偶有惊惕，夜眠尚安，无其他不适，四肢活动正常，苔薄白、舌质淡，脉弦滑，再拟清心安神。生石决明10g，生白芍10g，钩藤10g，远志6g，茯神10g，山药10g，神曲10g，莲子心3g，菊花10g，甘草3g。服数剂后，停药，一切如常。

按语： 该患儿由疹毒内陷厥阴，致神昏达19天之久，说明温热之邪，久羁深入下焦，耗伤真阴。温病后期，就一般规律而言，皆虚多邪少，但此例有低热37.4℃，自汗，手足心热等症属余热未净，耗伤阴分，营阴虚少，不得滋养，故而出现肌肤甲错，失于荣润，尚有神志不清，啼叫不安，苔腻等深陷之邪，不得外达。治宜首先救阴潜阳，而用三甲复脉之龙牡、龟板、生地、白芍，实为遵古遗训，"留得一分阴液，便有一分生机"，以鳖甲搜邪通络，石决明柔肝潜镇，桑枝、瓜络、忍冬藤透邪达络。因久病血脉失养而肢体不用，恐成萎废，故以木瓜、鸡血藤养血荣筋，活血通脉，以扶正为主，佐以开达豁痰、清肝镇惊之牛黄抱龙丸。

药后神志转清，睡卧尚安而易醒，啼之有泪，视而有神，但仍失语，不甚明了。故再加菖蒲开窍醒神之品。又诊其肢体活动尚差，而以桑寄生易桑枝、忍冬藤，加川断、牛膝、何首乌等强腰脊、益肝肾之品。开达之品不可久用，以免耗气夺正，故三诊减菖蒲、鳖甲，在其神志完全清楚后，唯肢体乏力而加入益气以养血之参、芪。生黄芪补而不助热，太子参补而不助邪，此为后期邪净无热而虚者用之，其在育阴潜阳时大便见溏，亦未用助气扶中之品，只宜固涩之牡蛎，恐其助热更加耗阴。余热悉除，可按杂病虚证论治，病后重视胃气为东垣之法，此为治诸温证善后之又一法则。

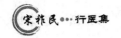

心悸验案

病案1 阴虚余热型

赵某，男，10岁。病历号75061。

患儿身热面赤、咳嗽、流涕3天，继则胸闷发憋，心悸动不安，时感胸痛，赴某医院诊为"病毒性心肌炎"，用药后病情稍有缓解而出院。出院10天又因复感外邪及劳累后，心慌气短，胸闷加重，并伴有善太息，烦躁不安，盗汗，口渴喜饮，纳差，夜寐多梦，小溲色黄而少等症。查体：精神尚可，面色不华，舌红质嫩、少苔，咽无红肿，脉弦细，偶有结代。心率120次/分，律不齐，可闻期前收缩4～5次/分，心尖部可闻第一心音低钝，未闻病理性杂音，叩心界不大，两肺呼吸音清，未闻干、湿啰音，腹软，肝脾未触及。心电图示：窦性心律不齐，V_5 T波倒置，Ⅱ、Ⅲ、aVF导联，均有ST段下降。

辨证：心阴不足，余热未尽。

立法：补益气阴，兼清余热。

方药：生脉散加减。北沙参15g，麦冬10g，五味子10g，生地10g，莲子心6g，百合10g，梭罗子10g，佛手6g，板蓝根10克。连服20余剂，诸症基本消失，心电图恢复正常。

按语："病毒性心肌炎"属于祖国医学"心悸"等范畴。中医认为外热里陷久留，热耗阴伤，心营受损，营阴愈亏，虚火内灼，气液难于恢复，以致脏气受损而不能鼓动血液正常运行而出现心动悸、脉结代。因心神失养，虚热内迫而心烦不安；营血虚少阴不恋阳，故夜寐多梦；气阴不足，卫外不固，营阴受损，则盗汗；津伤故口渴喜饮；津亏血少而致营虚气滞、清阳受阻；肺失宣布则胸闷发憋，善太息；因邪实而致正虚，邪热而伤阴血，营行脉中，营阴虚脉道失利，故脉细而促；舌红少苔为阴虚有热之象。

　　方中用北沙参益气阴补养五脏；麦冬养心阴，清热生津；五味子收敛耗散之阴液，生津止汗；生地清热凉血育阴；百合可养心益气，宁心安神；莲子心清心安神止烦；佛手、梭罗子理气和中以展胸中之气而散结止太息。全方有补益气阴，兼清余热之效。汗多加生牡蛎、浮小麦；心悸甚加太子参、炙甘草或远志；胸闷甚加石菖蒲、厚朴花、代代花；失眠加茯神、炒枣仁；偏阳虚减板蓝根加黄芪或白人参；偏阴虚加生白芍或石斛、玉竹；有低热加地骨皮、白薇。

　　病案2　心阳不足型

　　宋某，男，5岁。病历号052821。

　　患儿因患病毒性心肌炎在某儿童医院住院，用西药治疗一个月后病情缓解而出院。近3天来因鼻塞，咳嗽，流涕而引起病证加重，夜间哭闹，自觉胸闷气短，心慌不能自主，面色苍白，汗多身倦乏力，肢冷，喜蜷卧，纳少。查体：精神弱，面色苍白，舌淡红，舌体胖大有齿痕，苔白，脉结代，心率110次/分，律不齐，可闻频发早搏15次/分，心尖部第一心音低钝，两肺呼吸音粗，腹软，肝脾未触及。心电图示I度房室传导阻滞，结性早搏，三联律，并行心律。胸透示心影增大，左心为主。

　　辨证：心阳不足。

　　治法：益气养血，化瘀通脉。

　　方药：参须10g，五味子10g，鸡血藤10g，麦冬10g，龙眼肉10g，万年青10g，炙甘草10g，梭罗子10g。水煎服，共15剂。症状减轻，上药改为细末，每服3g，调养两月余而愈。

　　按语：本病多因外感热性病引起，故先伤及心阴后伤及心阳,严重者可早期就出现心阳虚脱之证,这是由于小儿脏腑娇嫩,形气未充,血脉未盛,内脏精气不足之故,其抗病能力较差,邪气盛则精气夺,造成心阳心气不足。心气不足则胸阳不展,故胸闷气短;心气虚心神不能自持故心慌、心跳;阳气虚卫外不固则自汗;由于气虚不能达于四肢,肌肤失于温煦,故身倦乏力,四肢发凉,面色苍白,气虚血弱,脉道鼓动无力而见脉结代。

方中用参须、炙甘草补气益阳,强心而不燥烈;龙眼肉辛甘温助心阳,养心安神;鸡血藤养血活血,通达血脉,行瘀而止结代;五味子可敛心气通心阳,梭罗子行瘀止痛,养心止悸;万年青通血脉助心气,养心搜瘀;麦冬养心阴生津液。心阳虚甚加桂枝、焦白术,气短乏力加生黄芪,甚则用人参;浮肿加茯苓;心阳暴虚累及肾阳出现心慌、冷汗、肢冷加淡附子,减麦冬。但在本病急性期时,多伴有发热等呼吸道、消化道症状时,则在治疗时除用宣降肺气,清热化痰外,加用清热解毒或苦寒清热之品,如栀子、牛黄等,既清心营之热又可解毒,使热除则心率减慢。在急性期不愈,迁延日久,则多转为慢性,表现气虚或阳虚,脉现结代。治应以扶正为生,在补益脾肺的基础上,重点助心气、益心阳、养心血,如用人参、桂枝、阿胶等,气充则脉能续而结代止,阳盛则血脉流畅,血足方能荣养百脉,心神得守。

慢脾风验案

患儿张某,男,40天。病历号360591。

因吐泻5天入院。患儿生后因母乳不足,采用牛奶喂养,生后即有腹泻病史,经治而愈。近5天来进乳后即出现频频非喷射性呕吐，吐出均为胃内容物，日十余次，同时伴有腹泻，便呈黄色黏液样便，无脓血，日七八次，病后未见发热，但有轻度咳嗽。

查体：体温正常，呼吸 36/分，脉搏 120/分，体重 3500g，身长 53cm，头围 35cm，前囟 1.2cm×1.2cm 凹陷，发育尚好，营养中等，消耗性病容，神志清楚，表情淡漠，皮肤发干，弹力低下，脂肪不丰满，心肺正常，腹软，四肢未见异常，大便潜血阴性。初步印象：婴幼儿腹泻、酸中毒、轻度脱水、营养不良Ⅰ～Ⅱ。

入院后投以多黏菌素 E 25mg，4 天后改为庆大霉素 20mg，1 日两次，肌注，并静点 2∶2∶1 液体 150ml，3 天后病情未见好转，腹泻日 6～7 次，仍呕吐，进乳即吐，同时伴有发热，精神不振，双眼窝凹陷，口唇稍有发干。继之钡餐造影诊为"胃扭转"，次日请中医会诊治疗。当时患儿精神萎弱，面色暗黄无泽，形体羸瘦，四肢不温，囟凹，两目下陷，含目露睛，时有撮口、口糜，啼声微哑，饮水即吐，乳食不进，脘腹胀满，大便日 4～5 次，呈稀水样，尿少，舌淡嫩少苔，指纹紫滞推之不移。

辨证：脾虚胃弱，肝气横逆。

治则：益气和胃，平肝健脾。

方药：灶心土 10g，莲子肉 10g，丁香 1.5g，柿蒂 6g，茯苓 6g，半夏 3g，壳砂 3g，藿香 6g，鸡内金 3g，刀豆 10g，生谷芽 6 克。水煎服，3 剂，少量频服。

二诊：服上药后呕吐减轻，偶见吐一两口，能进稠米汤，大便日 2 次，略稠，尿见多，精神好转，面有红润之色，手足见温，腹稍软，舌淡红少苔，再拟前方加减。方药：灶心土 10g，丁香 15g，柿蒂 6g，苏梗 6g，壳砂 3g，茯苓 6 克，莲子肉 10g，竹茹 6g，橘皮 3g，半夏 3g。水煎服 3 剂，少量频服。

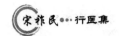

服上药后偶见呕吐一次，量少，大便2日行3次，色黄略成形，小溲见多，每次食奶170ml，汗减，时有呛气，矢气，腹稍胀，舌红中心少苔，指纹紫红，推之可移，再拟调养胃气之剂。方药：灶心土10g，竹茹6g，半夏3g，莲子肉10g，扁豆6g，石斛3g，生谷芽10g，橘皮3g。水煎服，3剂。服药后，纳食好，呕吐腹泻止，逐渐体见丰满而愈。复经钡餐造影检查胃扭转已恢复正常。

按语：该患儿初生不久即呕吐腹泻，吐伤胃气，泻损脾气，脾胃俱伤则动摇其本，吐泻伤液先夺阴，液少失荣而枯瘦，久则阴伤及阳。脾气大伤而含目露睛，脾虚不达四末，故手足不温，脾虚则肝木横逆而见口撮，脾虚肝木侮土，致使胃气不和，中焦升降失调，吐泻不止，此属危候，属中医的慢脾风。亟宜扶中固正，重在生阳。故药用丁香、壳砂、藿香，先助阳醒脾，复用柿蒂、刀豆、半夏和其胃，止其呕吐，阳气得复，胃气因和，吐渐止而能受纳，泻减少而液得存。再拟养胃益阴，而加石斛、生谷芽养阴生发胃气，气津充则体见丰满，故而愈。

小儿慢脾风病，包括现代医学多种疾病，除本症胃扭转外，尚有结核性脑膜炎、中毒性消化不良等病的见症。皆因大吐大泻或久吐久泻而致脾阴虚损，脾阳衰竭的慢脾风病，亦皆可用此法治之。

久咳喘验案

崔某，女，1岁5个月。初诊：2013年6月2日。

患儿咳喘反复发作，其家属诉患儿自未满周岁时支气管炎治疗不当后转为哮喘，后经激素雾化治疗，在广州医治一年有余，不愈，来京寻医。现咳喘频作，形瘦体弱，面色萎黄，头发稀少，肋骨外翻，精神困顿，大便干球，日一行，肺部可闻及喘鸣音。此病属肺、脾、肾同病，气郁失降痰浊。方药如下：

苏子10g，银杏3g，橘红5g，黛蛤散10g，麻黄1g，钩藤10g，全蝎1.5g，乳香1g。7剂，水煎服。

方解：方中苏子降气，银杏敛气，橘红化痰，黛蛤散育阴清虚热，麻黄利肺定喘，钩藤通便息风，全蝎强壮息风，乳香疗伤，久病喘重伤肺，此药可治肺脓肿病，伍以黄芪。

二诊：2013年6月9日。

服上方后疗效满意，喘见平，纳食见佳，面显润泽，神气渐复，病家满意，令人高兴。现听诊：肺部可闻及干啰音、喘鸣音。大便干球，日二行，肋间串珠，形体瘦小，指纹紫，推之不移，脉细滑数，四缝纹满，手心热。方药如下：

方药一：

藿香6g，苏梗10g，竹茹10g，佛手5g，焦三仙15g，花粉10g，乌梅5g，砂仁3g，黄精10g，山药10g，紫河车0.5g，何首乌10g。

10剂，水煎服

方药二：

苏子10g，银杏5g，橘红5g，黛蛤散10g，麻黄1g，钩藤10g，全蝎1.5g，地龙5g，紫菀5g，白前5g，白芥子1.5g，莱菔子3g，炙百部5g。

10剂，水煎服。

方解：方药一以悦脾汤加黄精益气养血，山药补气健脾，紫河车大补元气，何首乌养阴血固肾气，共奏固本健脾益气。方药二中苏子降气止咳定喘，银杏敛肺固气，橘红和胃化痰，黛蛤散清虚热软坚化痰，麻黄宣肺止咳定喘，钩藤平肝通便，

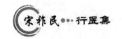

全蝎喘重止痉，地龙止喘定痉，紫菀润肺止咳，白前宣肺气止咳，白芥子辛通除痰定喘，莱菔子降气和胃消食，炙百部治久咳劳伤。两方交替服用月余，未再咳喘发作。

按语： 本病儿年幼小，初发作兼外邪夹痰热，久病反复发作多虚，病及肺、脾、肾。肺为水之上源，输布全身；肺为华盖，有充肌泽毛之功能。咳喘致肺失肃降，亦损伤其滋润功能，而使皮肤失润，萎而不泽。久喘逆又至纳食减少，脾失健运。脾主肌肉四肢，纳入精微减少，不得充养肌腠，也进一步使病儿形体消瘦失泽。病儿稚阴未充，稚阳未长，肺、脾之患日久必及肾元。肾主纳气，则喘咳更甚。肾主骨生髓，先天之本，生命之火种，肾伤则成体质更虚之痨证。喘促近似马脾风，急则治标止咳定喘，缓则固本益肾健脾益气。宋老先行降气化痰、清热定喘之剂，观其效显，再由肺、脾、肾三脏同病之证互参，而祛邪、扶正并行，如拟一方，则药性难免互相干扰，不如并开两方，交替而用，经治疗后喘息已平，面显润泽，而且患儿活泼，家属十分满意，一为驱邪，一为培正，相辅相成，相得益彰，并收良效。

口糜验案

王某某，女，55岁。

患者口糜已7年余，诊见口腔黏膜有溃疡多处，表面呈黄白色，边缘淡红略紫，进食、饮水均感疼痛，经某医院诊为顽固性口腔溃疡。经服中、西药物病势略减，但未愈。舌质淡红、苔白厚腻，有齿痕，饮食、睡眠、二便尚可，脉沉弦细，尺微弱。

辨证：肝肾两虚，浮火上炎。

治法：育阴潜阳，引火归源。

方药：生黄芪 30g，大熟地 15g，诃子 10g，淡附子 10g，上肉桂 3g，元参 15g，川黄连 1.5g，山萸肉 10g，大芸 10g，川牛膝 10g，黑芝麻 30g。4 剂，水煎服。

药后，口腔溃疡明显减轻，又嘱继服 4 剂，症状消失，经追访半年未见复发。

按语： 口糜属口疮范畴，西医称之为"口腔溃疡"。本病新患多属实证、热证，或湿热证；久病多属虚热，或阴虚燥热。辨证要点在于辨别溃疡面的开头色泽。一般实热多鲜红，溃破有血，或腐而成脓；虚则其色多淡。

本例系脾胃蕴热伤津，脾胃阴津不足则木火旺，继则及于肾阴，肾水匮乏，致龙雷之火上浮。方中熟地、元参填补真阴，合肉桂、附子益肾以引火归源；肉桂伍黄连交济水火而合心肾；山萸、诃子敛阴益肾；大芸、黑芝麻滋肾益脾。使浮火得清，阴液得充而顽疾获愈。

胃扭转验案

王某，男，54 天。1980 年 3 月 15 日初诊。

呕吐 5 天。近 5 天来，患儿进乳后即出现呕吐，为胃内容物，一日十余次，同时伴见腹泻，日行七八次，为黄色黏液便。予静点及庆大霉素、多黏菌素等治疗效果不好，呕吐日重，遂做胃钡餐透视诊断为：沿胃纵轴旋转型胃扭转。

目前患儿精神萎弱，面暗黄失泽，形体羸瘦，四肢不温，头汗囟凹，两目下陷，合目露睛，啼声微哑，乳食不进，饮水即吐，脘腹胀满，稀水便，1 日 7 ~ 8 行，尿少，其舌淡嫩少

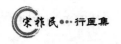

苔，指纹紫滞。

辨证：脾胃虚弱，中焦失调。

治法：健脾和胃，止呕止泻。

方药：藿香6g，竹茹6g，姜半夏3g，云茯苓6g，莲子肉10g，缩砂仁3g，刀豆子10g，生谷芽6g，柿蒂6g，灶心土10g，丁香1.5g，鸡内金3g。3剂，水煎服，不拘时辰，少量频服。

上方仅喂数次，呕吐即减轻，3剂服完，呕吐明显减轻，仅吐1~2口，能进米汤，大便日2次，为溏便，尿量增多，精神见好，面貌红润之色，手足见温。效不更方，又服3剂，呕吐止，大便1日1行，略成形，每日能吃奶170ml，腹稍胀，舌红，有薄白苔。前方去刀豆子、柿蒂、丁香，加陈皮6g、炒扁豆10g以健脾行气。3剂服完，饮食好，不吐，二便正常，精神好。腹部X线检查：胃扭转已恢复正常。

按语：胃扭转以呕吐为主症，多见于新生儿及小婴儿。从中医角度看：中焦失调，胃失和降，脾失健运是其主要病机。此患儿出生不久即呕吐、便泻。小儿脏腑娇嫩，形气未充是其生理特点，饮食失调，先天不足均可损及脾胃，脾胃失调，则见呕吐、腹泻。而吐泻又加重了脾胃的损伤。胃不受纳，脾失健运，则水谷精微不得四布，脏腑肌肉不得濡养，故而消瘦，面黄失泽，阳气不达四末则四肢不温，故其治疗宜扶中固正，健脾和胃，以丁香、壳砂、藿香芳香醒脾助阳，复以柿蒂、刀豆子、半夏和胃降逆止呕。使中气得复，胃气得和，吐渐止而能受纳，泻止而津液得存，故再拟健脾养胃，以行中气，脾气旺，胃气和则面润体健。故数药而病愈。

小儿反复呕吐验案

郭某某，男，11岁。1991年7月20日因反复食后作吐8年就诊。8年前，患儿做疝气修补术后，又感受风寒，高热不退，伴见呕吐，治愈后每次感冒即见呕吐。日久，不感冒亦作呕吐。8年来呕吐频作，每次间隔最长不超过1个月。曾在各大医院诊治并数次住院治疗，均诊为神经性呕吐。曾用镇静安眠、止痉镇吐等方法治疗，均未见明显疗效。

现症：患儿面黄消瘦，肌肤甲错，神情倦怠，四末不温。呕吐之前，脘腹痞满不适，腹痛绵绵，约3~5分钟后即呕吐，吐物多为食物或清稀痰涎、酸水，纳食不香，大便溏薄，1日2行。舌淡、舌体胖大，有齿痕，舌苔灰白厚腻，脉滑细弱。中医证属脾湿胃寒，气机失调。治以温中化湿，和胃降逆。

方用宋氏悦脾汤：藿香10g，丁香6g，刀豆子10g，竹茹（先煎）30g，佛手10g，苏梗10g，砂仁6g，半夏6g，茯苓10g，吴茱萸3g，黄连3g，旋复花（包煎）10g，代赭石10g，鸡内金5g。7剂，水煎，日服3次。

二诊：服药后，1周内呕吐2次，未经输液呕吐即止。脘腹不适减轻，腹痛缓解，舌质淡红、舌体胖，有齿痕，苔灰白略厚，脉细滑。继服上方加甘草10g，以缓中和胃，调和诸药。继服7剂。

三诊：药后未见呕吐，食欲大增，大便成形，唯腹部时有隐痛，揉按痛止，舌苔渐薄，脉象同前。上方加橘核10g以温暖下焦，缓解腹痛。继服7剂。

四诊：腹痛渐止。近日因进食大量鱼肉及瓜果后呕吐又作，胃脘又觉痞满隐痛，饥饿而无食欲，大便不畅，舌淡、苔白，脉弦细。仍以宋氏悦脾汤加减，原方去藿香、旋复花、代赭石，加高良姜6g、香附10g。7剂。煎服法同前。

五诊：药后呕吐未作，食欲转佳，脘腹按之柔软，舌淡红、苔白欠津，脉细。上方去高良姜，加石斛10g、乌梅10g。继服7剂后，饮食渐转正常，无自觉不适。后以末方调服28剂后停药。近日随访，停药1年余，饮食正常，其间曾感冒2次，呕吐未作，家人甚悦。

按语： 呕吐之证，乃小儿常见病证之一，然羁8年之久治不愈者，实为少见。小儿脏腑娇嫩，形气未充，气血稚弱，脾常不足，该患儿3岁行疝气手术后气血虚愈，加之复感风寒，风寒之邪乘虚入里，客于脾胃。脾为湿脏，湿阻气机，运化失职；胃主受纳，以降为顺，胃失和降则气反上逆，故见呕吐、脘腹不适。正如巢元方《诸病源候论》所云："呕吐者，皆脾胃虚弱，受之风寒所为也，若见邪在胃则呕，膈间有停饮，胃内有久寒则呕而吐。"脾胃乃后天之本，久吐不得其治，致使水谷难化精微，上焦不得如雾之溉，中焦不得如沤腐化，下焦不得如渎济泌，气血、脏腑无以充养，四肢不得温煦，故见面黄肌瘦，肌肤甲错，四末不温，神情倦怠。脾虚失运，湿郁阻滞中焦而见舌体胖大、有齿痕，舌苔白厚腻。湿邪下行则大便溏薄。寒湿凝聚则腹痛绵绵不休，隐隐而作，经常时痛时止。中医证属脾湿胃寒，气机失调。当以温中化湿，和胃降逆施治。用宋氏悦脾汤，温能散，辛能行。方中藿香芳香辛散而不峻烈，微温化湿而不燥热，用以理气化湿，止呕和中，醒脾开胃，配以辛温之丁香，甘温之刀豆子，和辛散苦降性大热之吴茱萸温中散寒，下气和胃止呕为主药。佐以半夏降逆止呕，茯苓补脾益胃，淡渗去湿止呕，鸡内金运脾健胃消脘腹胀满；再以芳香辛散、苦降温通之佛手、苏梗、砂仁行气宽中止痛，醒脾和胃止呕，和重镇温散降逆止呕的旋复花、代赭石，以及少量寒药竹茹、黄连调胃厚肠，起反佐从治的作用，使全方热而不燥，共奏调中行气、化湿止呕之功效。

本方乃宋氏积数十年临床经验之效方，临床不仅用于治疗小儿呕吐，而且适当加减可以治疗许多脾胃疾患，如厌食、腹痛、便秘、腹泻等，每获良效。患儿服宋氏悦脾汤7剂后，中焦湿滞得化，气机见行，症状大减，因其久病中气渐馁，故原方先后加甘草以缓中健脾，橘核暖下焦而止腹痛。继服20余剂后，病情大见好转。后因饮食所伤，呕吐反复，此时患儿胃气尚弱，枢机功能未复，骤进肥甘生冷则更伤脾胃，故继以悦脾汤加减调养脾胃，行气止呕。考虑肥甘生冷，损伤脾阳，故再加高良姜温中散寒、止呕缓痛，香附行气止痛。再诊时患儿舌苔白欠津，此邪气久郁损伤脾阴，津液不得上承之象，故去上方辛热之良姜，加清润养阴之石斛、乌梅等。

如此前后5诊，服药70余剂，反复呕吐8年的患儿，经宋老以调和脾胃、温中化湿、行气止呕，后以调养脾胃、育液生津、疏利升降之机而告愈。

腹　胀　验　案

杨某，男，7岁。1990年8月2日初诊。主诉腹胀月余，患儿平素纳少，不思饮食，面黄体瘦，入夏以来，一次饮冷之后，出现腹胀，食后尤甚，肠鸣作声，大便溏薄而少。其舌淡苔白略腻，脉濡滑。中医辨证：脾湿内蕴，湿阻气机。治以健脾祛湿，行气消胀。方用：藿香10g，苏梗10g，竹茹10g，佛手10g，焦槟榔6g，砂仁6g，大腹皮10g，厚朴6g，陈皮6g，枳壳3g，炒莱菔子3g。3剂，水煎服。

服1剂后，时有矢气出；2剂后，腹胀明显减轻；3剂服

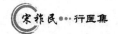

完，腹胀消失，但仍存纳少，便溏。上方去厚朴、枳壳、大腹皮，加生谷、稻芽各 10g，生薏米 30g，白术 6g，又服 3 剂，纳少、便溏诸症皆消而愈。

按语：患儿平素即有不思饮食、面黄体瘦等症状，由此可知，患儿脾胃本虚，饮冷又伤脾胃之气，致中气不足，升降失调，气滞肠胃，而见腹胀。故应健脾行气，脾健胃和，则中焦枢利，运化自如，气畅腑通，腹胀自消。因此，此例患儿，先以健脾行气，腹胀消失。然不可罢手，还应再以健胃，而消腹胀之源。

胃脘痛验案

齐某，男，12 岁。1992 年 5 月 22 日初诊。胃脘部疼痛半年，喜温喜按，空服及食后病痛加重，伴腹胀，食欲不振，大便溏薄，味不大，曾在外院做胃镜检查，示：浅表性胃炎，十二指肠球部溃疡。予三九胃泰、乐得胃等治疗，未见明显疗效。观其颜面，面色萎黄，气池晦暗。细观其舌苔，舌淡红、苔白。再扪其脉弦细。辨证：脾胃虚寒，气滞作痛。治则：温补脾胃，行气止痛。方用：藿香 12g，苏梗 6g，竹茹 10g，佛手 12g，焦槟榔 6g，大腹皮 10g，砂仁 6g，木香 3g，丁香 6g，黄连 3g，高良姜 6g，半夏 6g，甘草 6g。5 剂，水煎服。

服前药后，胃脘部疼痛明显减轻，纳食仍不佳，大便仍溏，舌淡红、苔薄白，脉弦细，继服上方 6 剂后，胃脘痛消失。纳食增加，腹痛消失，大便转软，1 日 1 行。

1 月后，患儿又饮食不节，再次出现胃脘疼痛，但其程度及时间均较前减轻、缩短，伴见纳呆干哕，舌红苔白，脉弦细弱。中医辨证：脾胃本弱，饮食不节，更伤脾胃。再以醒脾和胃，佐以导滞。方药：藿香 12g，苏梗 10g，竹茹 10g，佛手 12g，焦四仙 15g，半夏 6g，砂仁 6g，大腹皮 6g，枳壳 3g，鸡内金 6g，大黄炭 3g，丁香 3g，黄连 3g。5 剂。

服上药 1 剂半，胃脘痛止。服完 5 剂，纳食转入正常，干哕消失，无其他不适，舌淡红苔白，故以上方加生薏米 18g 巩固之。患儿又服 7 剂后，到原诊医院复查胃镜：原溃疡及浅表性胃炎征象消失。

按语： 本例患儿西医诊为浅表性胃炎及十二指肠球部溃疡，虽经西药治疗半年，疗效不显，故求治中医。小儿本脏腑娇嫩，脾常不足，此患儿自幼喜食冷饮，故更伤脾胃，中焦运转机枢不利，气滞中焦，不通则痛。故此表现为胃脘疼痛，纳呆，腹胀等。面黄，气池暗则是脾胃虚弱之征象。采用温补脾胃止痛之法治之，故诸症渐减。在患儿饮食不节后，观其因仍为脾胃虚弱之故，所以在健脾养胃的基础上，佐以消食导滞而收效。

胆结石验案

白某，女，70 岁。1993 年 3 月 16 日初诊。患者腹痛 2 月。近 2 月患者时有右中上腹痛，并日渐加重，自觉两胁胀满，口苦。遂到某院就诊，查腹部 B 超：胆囊内数个强回声光团，最大直径 0.4cm，后方伴声影。诊为胆石症，慢性胆囊炎。该院医生动员其在抗感染治疗后，手术取石。患者年迈，惧怕手术，故求诊中医。诊视患者，面黄消瘦，由家人搀扶而来，询问后，方知患者近日腹痛较剧，时有呕吐及呃逆，因入食较少，呕吐皆为清涎，且口苦咽干，伴见倦怠乏力，大便干，2日1行，其舌暗红，舌苔白、略厚，脉弦滑。辨证：本虚标实，脾胃失调。治法：先调脾胃，降逆止呕。方药：藿香10g，苏梗10g，竹茹20g（先煎），佛手10g，焦槟榔10g，大腹皮10g，姜半夏10g，砂仁6g，鸡内金6g，金钱草15g，海金砂15g，川楝子6g，柴胡6g。3剂，水煎服。

上方服用3剂后，呕吐止，但仍时有腹痛，大便干，3日内仅有1次，故以上方去竹茹、大腹皮，加生薏米15g健脾养胃，香附10g以行气止痛，元明粉3g冲服以通便，软坚消结。服7剂后，又继服7剂，腹痛渐止。近5天，无腹痛，纳食增加，已有食欲，口苦消失，大便1~2日1行，上方去香附，加茯苓10g以健脾补中。

服完7剂后，复查腹部B超：胆囊前壁见5mm的强回声。示：胆囊附壁结石。患者见其他结石已排出，仅余一个结石，且症状明显减轻，十分高兴。继以健脾疏肝排石之法治之。金钱草15g，海金砂15g，柴胡6g，川楝子6g，生薏米15g，茵陈6g，败酱草10g，砂仁6g，茯苓10g，法半夏5g，鸡内金10g，元明粉3g（冲服）。

上方连续服用28剂，再次复查腹部B超：胆囊内未见结石。患者无腹痛，不吐，无其他不适，其精神明显好转。再以健脾之中成药巩固之。

按语：胆结石一般多伴有胆囊炎，日久者以慢性胆囊炎合并胆结石多见。如本例患者。胆结石多由于各种原因，如情志、饮食、长期患病等原因，损伤脾胃，致脾胃运化失常，湿热内生，湿热郁积肝胆，致胆汁排泄不畅，而凝结为结石。中焦失调，胃气不降，反而上逆则呕吐呃逆。脾虚则肝脏，加之情志不遂，肝郁气滞，故口苦。因此，本病的治疗关键在中焦脾胃，脾胃运化正常，则气得行，血得畅，瘀滞自散。故先调后天之脾胃，运转中枢，脾健胃顺，呕吐自止。疏肝理气，气机通畅以止痛，再配合应用排石化石之品。如：海金砂、金钱草清热除湿，通淋排石，鸡内金化坚消石。除此之外，应用元明粉化石排石。元明粉是一般医生少用之药，但却是一味较好的治疗结石的药物，本品苦、咸，入胃、大肠经，是芒硝之精纯之品，具有软坚泻下的作用。软坚可化石，泻下以利排石。正如《本经》所云：本品"除寒热邪气，逐六腑积聚、结固、留癖，能化七十二种石"。正适合于本例患者大便较干之类型。此药大便正常者亦可应用，唯大便稀溏者慎用。

小儿泄泻验案

储某，男，4个月。1999年3月5日初诊。患儿受凉后腹泻已半月余，曾在多家医院诊治不效。大便每日7~8次，质稀，量不多，纳食减少，舌质淡红苔白，指纹淡红。大便常规检查见有白细胞1~2个/HP。证系脾虚湿泻，治以健脾化湿止泻。方药：藿香6g，苍术6g，防风6g，茯苓10g，败酱草6g，白芍6g，生甘草3g，白扁豆6g，生薏米6g，乌梅6g，焦山楂3g。服药1剂泻止，再服1剂巩固，未再发。

泄泻是儿科临床常见病，可以单独发生，也可在其他疾病中出现。四季皆有，以夏秋季为多。宋老治疗泄泻经验方一则，供临床参考。本方适用于四时腹泻，尤以湿热泻为宜。

主证：大便次数多，便中兼有奶瓣及黄黏物，如蛋汤样或黄绿水沫，尿少腹胀，舌红苔白厚或黄腻，脉弦滑数。

辨证：内蕴湿热，阻滞脾运，清浊相干，脾胃失调，津液不得输布。

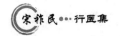

治则：清热化湿，分别清浊，健脾和胃。

方药：藿香、苍术、云茯苓、防风、焦楂、乌梅、黄连、白芍、甘草。

方中：以藿香芳香化湿祛浊，既通表又和里，有振奋脾阳止泻的作用；苍术燥湿健脾，辛香化浊，因小儿脾虚多由于脾阳一时不振，不同于成人的脾虚必须补中益气，如大补反易滞邪，脾阳振奋则脾运畅达，中焦得治而泻止；茯苓甘淡，益脾渗利，分别清浊，使水液从小便而排出，尿多则大便自实；防风可除湿止泻，以风能胜湿，并可升散透表，比葛根升提较为稳妥，不致引起因升提而呕吐；焦楂为消油腻肉积之主药，可化奶瓣行气而导黏浊；乌梅有祛暑生津、敛肺涩肠作用，其妙在敛津而不收邪；黄连苦寒清湿热止泻，调胃厚肠；白芍、甘草和阴止痛以缓脾急。本方仿痛泻要方、神术散、芍药汤方之义，取三方之精华。

加减法：夹有低热表邪者加苏叶、藿香、防风合力透邪。呕吐甚者加苏梗，顺气降逆，与黄连共同宣畅中焦；兼咳嗽者加苦梗、杏仁以宣肺利气。尿少加滑石块或通草以分利化湿。泻久不愈，湿邪偏盛者加炒扁豆、薏米以助苍术、云茯苓健脾化湿之力。久泻脾虚减黄连、焦楂加党参、灶心土或诃子或罂粟壳，以收敛肺肠止泻。婴幼儿久泻不止，除用收敛药外，适当加助脾阳益下焦之品，如吴茱萸、丁香等。秋季腹泻多偏寒湿，上方可减去黄连、焦楂，加灶心土、炒扁豆，或改白术、党参亦可用。

便 秘 验 案

贾某某，男，4.5 岁。1993 年 6 月 2 日初诊。主诉大便干燥 4 年。患儿自幼人工喂养，大便素干，时常 1～2 日 1 行，临厕常坐盆半日解下数个粪球，"叮当"作响，家长甚为忧虑。开塞露、牛黄散等时而用之，并不见效。患儿平素烦急易躁，尿黄少，舌红、苔少，脉弦细。中医辨证：阴津不足，腑气不畅。治以滋阴润燥通便。药用：藿香 10g，苏梗 10g，竹茹 10g，佛手 10g，焦四仙 10g，天花粉 15g，乌梅 3g，砂仁6g，鸡内金 6g，决明子 10g，生何首乌 10g，肉苁蓉 10g，鲜藕10g。7 剂，水煎服。

服完 7 剂后，大便已能 1 日 1 行，且转为软便，烦急好转，再以上方又服 14 剂，并嘱少食鱼肉，多食蔬菜等。4 年便秘，服药 21 剂，终于痊愈。

按语：便秘一病，有虚有实，临床中，尤其儿科临床中，纯虚证或纯实证的便秘较为少见，以虚实夹杂者居多，故治疗宜标本兼顾，扶正祛邪，是为大法。此患儿自幼便秘，常用泻下之品，如牛黄散等。此类药多苦寒，久用必伤真阴，使阴液愈加不足，胃肠无津液以润滑而濡动，故出现便秘一证。此为无水行舟之弊，故应滋阴养液生津，以润肠通便。在悦脾汤中，加入生何首乌、肉苁蓉、鲜藕，并将花粉加量应用以养脾生津，润肠通便而大获全功。

肠风便血医案

患者男，71 岁。2007 年 7 月 19 日初诊。

患者平素便秘，1 周一行，2007 年 6 月下旬突发大便泻血如涌，心慌气短，神疲乏力，欲扶案卧，便下血色鲜、暗兼有，初深红较多，近于大下欲脱，心慌气短乏力。经肠镜检查，诊为结肠溃疡，经用云南白药等止血剂治疗，肠红渐止。

现诊：瘦骨嶙峋，面黄失泽，胫部肌肤甲错，临冬皲揭尤甚，舌质紫红，苔黄较糙，中根稍多，口干少津，舌下紫瘀，脉左弦细，右弦大尺弱。诊为肠风便血。中医证属：脾胃失衡，脾燥过盛。刻下肠红虽止，余焰未息，燥邪尚存，先拟甘凉护津、清血和阴，继以健运中枢、滋养肠胃之法治之。处方：鲜茅根30g，椿根白皮30g，卷柏10g，生地榆10g，败酱草20g，大黄炭10g，荷叶炭10g，藕节10g，细生地20g，丹皮10g，金银花30g，三七粉3g（分冲）。水煎服，3剂，日服2次。

7月21日再诊：服上方后，舌质淡红苔白略厚，舌下紫瘀转为浅红，脉络见畅，两脉均匀，弦中显缓，浮大见收，面色润泽，今舌脉皆平，继服上方3剂。嘱下周复查肠镜。此亦观其外知诸内。于7月下旬经肠镜复查，溃疡面已愈合，至月底治愈出院，并带自拟之悦脾汤（藿香、苏梗、竹茹、佛手、焦三仙、花粉、乌梅、砂仁）加肉苁蓉、何首乌等，取10剂，回家调养。

按语： 本患者平素便秘，周日一行，如《儒门事亲》张从正谓："小肠结热，则血脉燥，大肠结热，则后不圊。"脾胃失衡，脾燥过盛，不为胃生津液，胃阴不充，燥热结久，血脉受灼，时值盛夏，津液匮乏，无水行舟，燥伤阴血，导致肠红。患者初发病时，泻血如涌，伴心慌气短，神疲乏力，有气随血脱之象，当急于救护，可用独参汤救逆，继用黄土汤止泻血。黄土汤宜选用新鲜黄土，用井水搅拌，待土沉淀后，取水煎药，效果较好。诊时经前医治疗便血虽止，但诊其脉右（主气）尚弦大，大则气浮，不得敛阴，易于动血；左脉（主血）弦细，阴血见虚，燥气未除；况舌下少阴之脉络，运行欠畅，血瘀未祛，须防复出；兼之面黄失泽，胫部肌肤甲错。先贤喻嘉言为《黄帝内经》病机十九条递补一则："干劲皲揭皆属于燥"，恰合此因。方中鲜茅根、细生地、生地榆甘凉清余焰，败酱草、金银花清肠热解毒疗伤（溃疡），丹皮、藕节凉血止血，椿白皮、卷柏、荷叶炭入肠道止血；大黄炭祛大黄苦降之性，存清肠腑而止血之性；三七粉出血则止血，有瘀可清瘀，平疮面祛瘢痕，既止血复养血。此方采用肠痈治法，但力缓而不峻，取《本事方》治肠风便血玉屑圆三皮之一的椿白皮收涩止血，愈合瘢痕。

患者经肠镜诊为结肠溃疡，经用云南白药等止血剂，血止后，经检便未见隐血，有待复查，疑而未定，经服上方后证象见稳，测后知愈。

结肠溃疡致病之因，可能与自体免疫反应有关，便结时久，内停蓄热，产生毒素，灼伤脉络，但亦不排除感染的可能性，如病毒细菌之类。中医病名之为肠风便血，风字从虫，亦可显示其致病之原因。本例由于津液亏虚，无水行舟，蓄浊时久，灼伤血脉，以致泻血。因此本次向愈之后，仍须维持大便通畅，内无燥结，为治其本，今选用悦脾汤加肉苁蓉、何首乌，既调养阴分复益其气于阳分，气充有力润滑通便，燥者濡之，阴液盈余便自不燥，将免其重蹈覆辙，当知脾之病伤及肾，宜先益肾，此即治未病之道。

睾丸鞘膜积液验案

刘某，男，3岁。1997年12月1日来诊。先天性左侧阴囊肿大，约3cm×3cm，平素烦急易哭，纳差，大便先干后软，尿清。西医诊为"睾丸鞘膜积液"。建议手术治疗，家长未予同意，故转来请中医治疗。诊见形体消瘦，面色少华，舌质淡、苔白厚，脉弦滑，指纹淡紫、长。证系脾虚湿盛，下注阴囊，而成水疝，致使肝络失和。故治以健脾化湿，疏肝理气，活血止痛。方药：路路通、怀牛膝、白芍、柴胡、川楝子、延胡索各 6g，橘核、山楂核、生薏仁、茯苓、决明子各 10g，甘草 3g。服药 6 剂后，睾丸积水减少，上方加通草 3g、橘叶 6g、荔枝核 10g。续服 6 剂后，睾丸积液减至约 1cm×1cm。在二诊之方基础上去白芍、甘草、橘叶，加乌药 6g，续服 12 剂后，积液彻底消失。半年后追访未再复发。

按：汪昂在《医方集解》中云："疝病由于寒淫，或在气，或在血，证虽见乎肾，病实本于肝，以厥阴肝脉络于阴器故也。"宋老认为，本案患儿先天不足，气化不利，后天失养，津失输布，肝失疏泄，气机失调，而致水湿循肝经积聚于阴器。故以柴胡、川楝子、延胡索疏肝理气、活血止痛；橘核、荔枝核、山楂核均入肝经，行气止痛，散结消肿；路路通行气活血，利水通络；生薏仁、茯苓健脾渗湿；怀牛膝补益肝肾、利尿活血；乌药辛开温通，散寒止痛。全方标本兼治，效果明显，宋老命名之为"二胡三核汤"，此乃宋老治疝之妙验方。

肾病综合征验案

付某，男，5 岁。1980 年 3 月 21 日初诊。患儿自 1 年前因感冒发热，眼睑浮肿，热退后即觉尿少，经化验尿有红、白细胞，蛋白（＋），经用抗生素治疗病已稳定。于去年 11 月份出现全身浮肿，即住某医院治疗，当时诊为肾病综合征。于 1980 年 3 月出院后来门诊就医。检查：面色黄白，头面全身浮肿，两眼肿胀睁不开，睾丸肿大光亮，尿少，烦躁不安，不思饮食，大便溏，日 2～3 次，舌质淡红，苔白略厚腻，脉沉细弱。化验尿蛋白（＋＋＋），红细胞 10～15 个/HP，白细胞 2～4 个/HP，管型 1～3 个/HP。辨证：脾肾两虚，三焦失利，水湿泛滥。治法：益气健脾，温补肾阳，化水利尿。方药：生黄芪 15g，党参 10g，茯苓皮 12g，生薏米 10g，白术 10g，淡附片 15g，川椒目 1.5g，北细辛 3g，川萆薢 10g，泽泻 6g。

上方服 7 剂后，尿量增多，浮肿见消，精神稍安，夜寐得安，胃纳略好转，大便日行一次，为软便，舌淡苔白，中根略厚腻，脉沉弱。化验尿蛋白（＋），再拟前方加龙葵 30g、石韦 10g，继服 10 剂，浮肿全消，尿量较前为多，胃纳尚可，舌质略红、苔薄白，化验尿蛋白（＋），于上方减细辛、川椒，加熟地 10g、金樱子 15g，继服 7 剂后，验尿蛋白（－），肾功正常，改服丸剂金匮肾气丸早晚各 1 丸，巩固前效。

按语：肾病综合征临床以"三高一低"为主证，但其临床症状：主要是高度浮肿，中医称之为水肿证，属阴水范畴，如《诸病源候论》说："水病者，由肾脾俱虚故也，肾虚不能宣通水气，脾虚又不能制水，故水气盈溢，渗液肌肤，流遍四肢，所以通身肿也。"因其病因病机为脾肾两虚，不能制水，故此治疗自当益气健脾，温肾利水。正如方中所用：生黄芪、党参、白术益气健脾；生薏米淡渗利湿，健脾养胃；附片温肾助阳化气利水；川椒、细辛行水化饮；萆薢、泽泻利水渗湿；故药到尿增，肿减，再服则肿消，最后以肾气丸收功。

水肿一病应注意其饮食禁忌。元危亦林《世医得效方》指出："凡水肿惟忌盐，虽毫未许，不得入口，若无以为味，即水病去后，宜以酢少许，调和饮食。"根据现代对水肿的研究，元朝危亦林的看法是十分正确的，但不可绝对忌盐，应限制盐的食量，并增加蛋白质丰富的饮食。

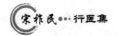

失 眠 验 案

郝某，女，42 岁，1999 年 3 月 19 日初诊。患者 1 个月前，因生气后一直入睡困难，睡亦多梦，伴急躁易怒，胃脘不适，饭后有烧灼感，周身乏力，大便不畅。曾服多种西药不效。B 超示：肝胆未见异常。舌质暗、苔薄白，脉弦寸滑。中医证属：肝胃失和。治宜疏肝和胃。方药：柴胡、川楝子、藿香、苏梗、竹茹、佛手、焦槟榔、大腹皮各 10g，五灵脂、黄连各 6g，延胡索 15g，吴茱萸 3g。服药 6 剂后，睡眠改善，做梦减少，胃脘烧灼感减轻，但又现呃逆。此乃肝气上冲，横逆犯胃。治以平肝清热，和胃降逆。上方去苏梗、竹茹、佛手，加生石决明 20g（先煎），白蒺藜、杭菊花、杭白芍、滑石各 10g，龙胆草、生甘草各 6g。再服 6 剂，诸症皆除，睡眠香甜。

按：《素问》曰："胃不和，则卧不安。"宋祚民老师认为，本患者胃失和降的原因是肝郁化火，横逆犯胃。故一方面以金铃子散疏肝清热，左金丸清肝泻火，降逆止呕。另一方面以宋氏悦脾汤（其中藿香、苏梗、竹茹、佛手、焦槟榔、大腹皮为主药）芳香醒脾，和胃降逆，协调中州。复诊时，宋老运用了常用药组生石决明、白蒺藜、杭菊花、杭白芍以育阴潜阳，平肝安神，诸药相合，则睡眠安矣。

传染性软疣验案

郭某，男，2 岁半。1979 年 7 月 6 日初诊。躯干四肢起小疙瘩十余日。患儿十余日前患感冒后，全身起小疙瘩，不痛，无水疱，日渐增多，在某医院诊为：传染性软疣。目前患儿躯干、四肢皮肤可见散在米粒大小软疣，为褐色，其中心有凹陷，未见有水疱，扪之碍手，不痒不痛。伴见轻度烦躁哭闹，纳差，尿黄少，舌质红，苔淡黄厚，脉滑数。辨证：湿热内蕴，外感时邪。治法：清热化湿，透邪解毒。方药：金银花10g，净连翘10g，蒲公英10g，紫花地丁6g，赤芍药6g，败酱草15g，地肤子3g，蛇床子6g，黄柏6g，通草3g，淡竹叶6g。水煎服。3剂。

患儿服3剂后，软疣渐清，疣体见平，扪之不碍手，时有痒感欲抓搔，舌淡红、苔薄白，脉滑数。再以清化湿热之法，上方加白鲜皮10g。又服3剂，软疣消失，皮肤如常，且伴见症状俱消失。

按语： 传染性软疣，中医又称之为"千日疮""疣目""鼠乳""瘊子""枯筋箭"等。其内因为体弱正虚，外因多缘于小儿玩耍而遇潮湿秽浊不洁之处，为秽浊所侵袭。又与患儿过食肥甘厚味，鱼腥生冷，致脾胃失调有关。患儿胃肠湿热，三焦失畅，更值暑湿季节，两邪相搏，气血郁滞，湿热毒邪外达肌腠，凝聚皮表，致生软疣。湿性黏腻，本不易解，故治宜轻扬透达，清热化湿，和血解毒。方中以金银花、连翘、蒲公英、地丁清热解毒；败酱草、黄柏清热祛湿浊；地肤子、蛇床子祛湿解毒；赤芍行血祛壅结；通草、竹叶通利三焦而收功。

此治法既不同于湿热毒发之水痘，需佐芳香化湿浊，亦不同于风湿相搏，风盛宣越外发之荨麻疹，须兼疏风解表。因此，用药不宜过寒，过寒则湿凝；亦不可过热，过热则发越徒伤表气。今遵从《黄帝内经·素问》之"平治权衡，去菀陈莝"之意，分清表里，去积化浊，除湿散聚，为此例之治法要点。

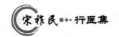

急性乳腺炎验案

李某，女，28岁。1982年9月16日初诊。右乳肿痛半月余。半月前患者右乳开始疼痛，逐渐加重，以胀痛为主，间或刺痛，伴见发热、头痛、心烦、口渴、恶心欲吐、纳差、尿黄、大便干。查：右乳较左乳明显肿大，表皮不红，压痛（＋），无波动感，舌质红，舌苔黄白，脉弦数。末梢白细胞13800/m³。西医诊断：急性乳腺炎。辨证：热毒壅盛。治法：清热解毒。方药：蒲公英30g，连翘15g，皂刺10g，大青叶10g，黄芩10g，橘叶10g，路路通15g，生薏米10g，川芎10g，桃仁10g，红花10g，川楝子10g。3剂，水煎服，芙蓉膏外敷，每日1次。

患者服药1剂后，发热即减。2剂热退，头痛消失。3剂服完右乳肿减，疼痛减轻，右乳有刺痒感。以上方加通草6g以清热通乳。又服5剂，患者右乳肿消，纳食正常，余症皆消，双乳查体正常。

按语： 急性乳腺炎，中医称之为乳痈，多发生于哺乳期的青年妇女。正如《外科精义》所云："乳子之母，不知调养，怒忿所逆，郁闷所遏，厚味所酿……阳明之血热沸腾，故热甚而化脓。"此患者胃火炽盛，灼津耗液，故见口渴、尿黄、便干等诸症。热毒内盛故发热，热扰清阳则头痛，热郁胃络，受纳失职，气机上逆故见恶心欲呕。热毒阻络，不通则痛，故见乳房肿痛。中医治则以清热解毒排脓为大法。方中蒲公英、连翘是治疗乳痈的要药，蒲公英清热解毒消痈，连翘清热解毒散结，二者相辅组成，共为主药。配用大青叶清热解毒凉血，散阳明经热毒，黄芩清利上焦火热，兼清他经之火，共为佐药。

再配以桃仁、红花活血化瘀，川芎为血中气药，可上行头巅，下达血海，活血行气，祛风止痛，橘叶疏肝行气，消肿散结，生薏米健脾利湿排脓，皂刺消肿排脓。诸药合用，共奏清热解毒，消肿排脓之功效。故药后症减。患者服3剂后病乳有刺痒感。此为热毒渐消，经脉郁阻欲开之兆，故加通草既清热，又通乳疏络。再配以芙蓉膏外用清热解毒消肿。患者经数日迅速痊愈。

乳腺增生验案

王某，女，49岁，1993年1月18初诊。患者两乳疼痛9年，加重2月。9年来，患者时有两乳疼痛，一般多在经前10天开始，经后痛止，后发现两乳内有数个肿物。近2月乳痛加重，经前经后均痛，痛时纠心，弯腰曲背，乳内肿块增大，荔枝大小数个，右乳外上方有一肿物如小儿拳头大小，软硬如熟桃。触之痛。伴见纳少、嗳气、脘闷不舒，患者平素时生气，好发脾气，其舌质红、苔白，脉弦滑。胸部B超：双乳腺可见导管扩张，数个直径1cm低回声区，右乳外上象限至腋前线可及2.8cm×1.9cm低回声区。示：乳腺增生。辨证：肝失疏泄，痰湿凝聚。治法：疏肝散结，活血化瘀。方药：柴胡6g，延胡索20g，橘叶20g，生牡蛎30g，夏枯草30g，山甲珠10g，浙贝10g，赤芍10g，紫丹参30g，元参30g，连翘10g，甘草6g。

服上方5剂，疼痛明显减轻，乳房内肿物减小。效不更方，再以上方服之。连服28剂，两乳疼痛消失，乳内小肿物消失，最大肿物亦减小，发脾气次数较前明显减少，大便仍较干。故以上方加瓜蒌10g清热化痰通便，鸡内金6g健脾消积

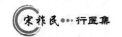

化瘀。又服10剂，乳内肿物皆消。余症亦消。复查胸部B超：正常。

按语： 乳腺增生是外科常见病。中医称之为"乳癖"。《外科正宗》曰："乳癖……形如丸卵，或垂坠作痛，或不痛，皮色不变，其核随喜怒消长，多由思虑伤脾，恼怒伤肝，郁结而成。"由此可知，本病多由情志内伤，冲任失调，肝郁气滞，痰凝积聚乳房胃络所致。

此妇人平素喜生气、好发脾气，其脉弦，故知其为肝郁气滞，木旺侮土。脾胃相表里，乳头属肝经，乳房属胃经。肝气郁结日久，则脾湿内盛，凝结积聚乳房，故乳房见肿物，肝气郁结经脉，痰湿郁阻络脉，经脉不通则痛，应用疏肝化痰之品治之，并因其患病日久，佐以活血化瘀赤芍、丹参等。5剂痛减，肿亦减。20余剂后，诸小肿物消散，仅余一个，亦减小。又服10剂而彻底痊愈。

治疗癥瘕痞块时，常应用穿山甲。此药咸，微寒，入肝经、胃经。可通经活络，行血散结，治疗气滞痰凝之癥瘕痞块，常配合行气、消痰、软坚之品，如本方中的柴胡、橘叶、牡蛎、贝母等。

悦脾汤儿科验案三则

小儿厌食

刘某，男，4岁。2000年7月7日初诊。患儿3年来一直食欲不振，每餐只吃四五口，喜喝饮料。大便干，每2~3日1次。患儿骨瘦如柴，体重仅14kg。头发打缕，面色黄白，气池青，鼻头黄，腹胀满，舌质淡红、苔白厚，指纹青长，脉沉细弱。证属脾胃失调，治以运脾开胃。方药：藿香10g，苏梗10g，竹茹10g，佛手10g，焦三仙10g，花粉10g，乌梅6g，砂仁3g，鸡内金10g，荷叶10g，佩兰叶10g，生谷芽10g，生麦芽10g。同时配合捏脊，每日1次。服第2剂药后，食欲大增。10剂后，每顿食量已增至两小碗米饭。面色转润，大便1日1行，体重增加1kg。续服5剂以巩固疗效。

小儿呕吐

窦某，男，3岁。1999年4月2日初诊。两年来经常呕吐，腹痛时作，性情烦急。平素喜食肥甘厚味，大便时干时稀，或3～4日1次，或1日二三行。形体虚胖，气池暗，鼻头黄，舌质淡红、苔薄黄，脉弦略滑。证系肝旺脾虚，胃失和降。治以疏肝理脾，和胃降逆。方药：藿香10g，苏梗10g，竹茹10g，佛手10g，焦槟榔10g，大腹皮10g，半夏6g，砂仁3g，吴茱萸3g，黄连6g，延胡索6g，香附6g，丁香3g，柿蒂6g，决明子10g，郁李仁10g。服药7剂后，呕吐、腹痛均止，大便2日1行。续服5剂巩固疗效。

小儿遗尿

王某，女，3岁。1999年4月28日来诊。自幼遗尿，每夜2～3次，曾服中西药物不效。体质较弱，经常感冒，纳差，偶有腹痛，大便干，舌质淡、苔白，指纹青长，四缝满，脉弱无力。证系脾肾两虚，下元不固。治以调脾固肾止遗。方药：藿香10g，苏梗10g，竹茹10g，佛手10g，焦三仙10g，花粉10g，乌梅6g，砂仁3g，佩兰叶10g，生龙骨20g（先煎），生牡蛎20g（先煎），金樱子10g，菟丝子10g，桑螵蛸10g。服药5剂后，每夜只遗尿1次，纳食增加，大便每日1次，腹痛

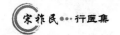

偶作。上方去乌梅、花粉、生龙骨、生牡蛎、佩兰叶、砂仁，加益智仁 10g、乌药 6g、石菖蒲 10g、远志 10g、鸡内金 10g。续服 7 剂，遗尿止，未再复发。

按语：悦脾汤是调理中焦脾胃之经验方。方中藿香入脾、胃、肺经，快气和中，芳香化湿，顺气宽胸；佛手和中理气，醒脾开胃；砂仁化湿醒脾，行气和胃；竹茹清胃止呕；花粉清热生津；乌梅开胃生津；焦三仙消食导滞。全方共奏调理脾气、行气畅中之功。

临床应用时可将本方随症加减。如兼恶心呕吐者则常加半夏、丁香、柿蒂、刀豆子；兼腹痛者可加延胡索、香附、木香、良姜；兼便秘者加决明子、郁李仁、大芸、何首乌；兼厌食者加鸡内金、荷叶、炒谷芽、炒麦芽；腹泻者加苍术、防风、白扁豆、茯苓。总之，只要有脾胃失调的症状，均可用此方加减，成人亦可用之。其特点是运脾而不呆补，效果都很理想。